L'HOMÉOPATHIE de A à Z

Dr Jean-Louis Masson

L'HOMÉOPATHIE de A à Z

MARABOUT

Avertissement : les conseils que vous trouverez dans les pages suivantes ne se substituent en aucun cas à l'avis de votre médecin homéopathe. Ils ne peuvent remplacer une consultation médicale. Il ne faut également jamais interrompre un traitement en cours, ni modifier soi-même les posologies.

SOMMAIRE

INTRODUCTION

« Dites-moi, Docteur...

• Je vais bientôt partir en vacances. Quels médicaments homéopathiques dois-je emporter, parce que je suis allergique au soleil ?

• Si mon fils a de nouveau de la fièvre un dimanche, que puis-je lui donner en attendant de pouvoir vous joindre le lundi ?

• Est-ce que l'homéopathie soigne toutes les maladies ?

• J'ai hésité longtemps avant de venir vous voir parce qu'on m'a dit que si je prenais un traitement homéopathique, il faudrait que j'arrête mon médicament pour la tension. C'est vrai ?

• Où s'achètent les médicaments que vous m'avez prescrits ?

• Existe-t-il des médicaments contre le mal de tête, le mal de gorge, le rhume, la « gastro », les nuits d'insomnie, etc., car je ne veux plus prendre d'autres médicaments ?

• L'homéopathie, c'est bien la médecine par les plantes ?

• L'homéopathie, il y a longtemps que ça existe ?

• Fait-on des travaux de recherche en homéopathie ?

• Etc. »

Voilà un échantillon des questions qui me sont posées quotidiennement depuis plus de 25 ans ! Sans compter le : « Quand faites-vous un bouquin pour qu'on puisse se soigner un peu seul ? »

C'est pourquoi, en m'appuyant sur les dernières mises à jour des connaissances médicales, j'ai écrit cet ouvrage pour répondre à l'ensemble de vos interrogations, que vous soyez ou non familiarisé(e) avec l'homéopathie en général et les médicaments homéopathiques en particulier. J'ai voulu que les conseils d'automédication figurant ici soient aussi simples, clairs, précis et fiables que ceux que je suis amené à donner à mes patients par téléphone. Pour chaque cas : éléments essentiels justifiant l'emploi de tel ou tel médicament, dénomination exacte des médicaments, quantité de médicament par prise (5 granules, 1 dose, etc.), fréquence des prises et durée du traitement. Et, bien entendu, au cas où les symptômes persisteraient, vous consulteriez votre médecin…

J'ai choisi de présenter cet ouvrage sous forme de dictionnaire afin de vous permettre un accès direct au renseignement cherché. C'est ainsi que vous trouverez :

- la plupart des maladies pour lesquelles il existe un traitement homéopathique ;
- les médicaments les plus fréquemment prescrits pour traiter chaque maladie abordée dans l'ouvrage ;
- les indications de plus de 280 médicaments homéopathiques usuels ;
- les critères de sélection essentiels justifiant l'emploi de chaque médicament ;
- une explication des termes propres au vocabulaire homéopathique ;
- un renvoi aux termes médicaux pour les appellations familières.

Enfin, parce que j'ai voulu rendre interactifs les sujets abordés dans ce livre, vous pourrez naviguer d'un article à l'autre grâce aux mots mis en **gras**, qui renvoient chacun à une entrée de ce dictionnaire.

Je souhaite donc que ***L'homéopathie de A à Z*** devienne un guide vous permettant d'aborder différemment les questions concernant votre santé : ayez toujours présent à l'esprit que l'homéopathie est une réponse efficace à de nombreuses situations pathologiques et que les médicaments homéopathiques n'ont aucune toxicité, aucune contre-indication, aucune intéraction médicamenteuse, et qu'ils n'entraînent ni effet indésirable grave ni élimination de métabolites polluants. Et n'oubliez jamais que les professionnels – médecins, pharmaciens, sages-femmes, chirurgiens-dentistes et docteurs vétérinaires – peuvent vous conseiller.

Docteur Jean-Louis MASSON

N.B. : le symbole ⚠ accompagne les maladies ou les circonstances pour lesquelles un avis médical et/ou un suivi médical sont indispensables.

ABCÈS

Infection débutant par une inflammation localisée et aboutissant à une collection purulente.

Au stade inflammatoire, pour éviter la formation de cette collection purulente, prendre :

***Belladonna* 5 CH,** 5 **granules** toutes les 2 heures,

***Hepar sulfuris calcareum* 30 CH,** 2 **doses** par jour pendant 2 jours, et

***Pyrogenium* 9 CH,** 2 doses par jour pendant 2 jours.

S'il s'agit d'une atteinte cutanée, l'emploi de soins locaux (compresses alcoolisées, *Hexomédine ® transcutanée*) est justifié.

S'il n'y a pas d'amélioration au bout de 48 heures, consulter un médecin pour adapter le traitement.

Au stade de la collection purulente, consulter un médecin.

Abcès dentaire ⚠

En attendant une **consultation** chez le dentiste, le même traitement est indiqué pour les abcès superficiels des gencives et les abcès dentaires. Toutefois, ces médicaments ne sont pas préventifs du risque d'**endocardite infectieuse,** qui nécessite un traitement antibiotique spécifique.

Abcès de la marge de l'anus ⚠

Après drainage chirurgical, la durée de la cicatrisation d'un abcès de la marge de l'anus peut être significativement raccourcie par la prise de :

***Calcarea sulfurica* 5 CH,** 5 granules matin et soir pendant 10 jours.

Dans le traitement des abcès, on utilise aussi les médicaments préparés à partir de : ***Myristica sebifera, Siegesbeckia orientalis.*** Voir également **Furoncle, Panaris.**

ACARIENS

Voir **Allergie.**

ACCIDENT

Voir **Traumatisme.**

Accident ischémique transitoire (AIT), accident vasculaire cérébral (AVC) : voir **Cardiovasculaire (prévention du risque).**

ACCOUCHEMENT

Anxiété

Les médicaments homéopathiques de l'**anxiété** sont parfaitement adaptés aux situations de fin de grossesse, que l'accouchement soit prévu par les voies naturelles ou par césarienne ; une femme enceinte peut donc prendre un traitement dès qu'elle le souhaite. De plus, les obstétriciens utilisant les médicaments homéopathiques ont remarqué une diminution de la durée du travail chez les femmes qui ont pris 1 **dose** de ***Gelsemium 15 CH*** dès la rupture de la poche des eaux.

Préparation à l'accouchement
Pendant la semaine qui précède la date théorique du terme, prendre :
Actaea racemosa 9 CH et ***Caulophyllum thalictroides 9 CH,*** 5 **granules** 2 fois par jour.

Douleur
La tolérance à la douleur est variable selon les individus. Aujourd'hui, une anesthésie péridurale est proposée à toutes les femmes. Dans les cas où celle-ci ne peut être pratiquée, l'intensité des douleurs peut être diminuée par la prise répétée aussi souvent que nécessaire de 5 granules de :
Coffea cruda 9 CH ou ***Coffea tosta 9 CH*** ou
Magnesia phosphorica 9 CH si la douleur est diminuée par la position en chien de fusil ou
Dioscorea villosa 9 CH dans le cas contraire.

Régulation du travail
Afin d'optimiser le travail, prendre :
Actaea racemosa 9 CH, 5 granules tous les quarts d'heure dès que la dilatation du col de l'utérus a atteint 2 centimètres.
En cas de rigidité du col et/ou d'inertie utérine, prendre :
Caulophyllum thalictroides 30 CH, 1 dose à répéter une demi-heure plus tard si nécessaire.

Épisiotomie
Prendre :
Apis mellifica 9 CH, Hypericum perforatum 5 CH et ***Staphysagria 9 CH,*** 5 granules de chaque, 2 fois par jour pendant 1 semaine.

Césarienne
Voir **Soins pré et post-opératoires.**

Tranchées utérines
Violentes douleurs se produisant après l'accouchement.
Prendre :
Magnesia phosphorica 9 CH, 5 granules aussi souvent que nécessaire.
Dans le traitement des tranchées, on utilise aussi les médicaments préparés à partir de : ***Cactus grandiflorus, Coffea cruda*** ou ***Coffea tosta, Pareira brava.***

Œdème de la vulve
Prendre :
Apis mellifica 9 CH, 5 granules toutes les heures pendant 6

heures, puis espacer progressivement les prises jusqu'à la disparition des symptômes.

Pétéchies

Petites taches rouge violacé au niveau du visage observées lorsque la parturiente a beaucoup « poussé » au moment de l'accouchement.
Prendre :
Arnica montana 9 CH, 5 granules 6 fois par jour pendant 3 jours.

Douleurs mammaires de la montée laiteuse

Prendre :
Apis mellifica 9 CH et
Bryonia alba 9 CH, 5 granules de chaque 4 fois par jour jusqu'à la disparition des douleurs.

Bosse séro-sanguine et céphalhématome du nouveau-né

Épanchement de sang pouvant survenir à l'occasion d'un accouchement difficile ; une bosse séro-sanguine est sous-cutanée (entre la peau et les os du crâne) tandis qu'un céphalhématome est localisé entre les os du crâne et leur périoste.
À l'aide d'un biberon ou d'une pipette, donner au nouveau-né :
Arnica montana 9 CH, 5 granules 3 fois par jour jusqu'à la résorption de l'hématome ; les granules auront été préalablement dissous dans un peu d'eau pure.

Suites de couches ⚠

La sensation d'endolorissement appelle la prise de :
Arnica montana 9 CH, 5 granules 2 fois par jour pendant 1 semaine.
La sensation de fatigue appelle la prise de :
China rubra 9 CH, 5 granules 2 fois par jour pendant 1 semaine.

Incontinence urinaire

L'émission involontaire d'urines dans les suites d'un accouchement nécessite au moins une rééducation des muscles du périnée. Pendant celle-ci, prendre :
Calcarea fluorica 7 CH et ***Causticum 9 CH,*** 5 granules de chaque par jour.

Fausse couche

Tous les médicaments précédents peuvent être indiqués.
Voir également **Grossesse, Lymphangite, Pubalgie.**

ACÉTONÉMIE

Caractérisée par des vomissements (accompagnés d'une haleine à odeur d'acétone ou de pomme reinette) et par la présence de corps cétoniques dans les urines (objectivée à l'aide d'un réactif), la « crise d'acétone » nécessite un régime ne comportant que des glucides (boissons sucrées, pâtes, pommes de terre, riz) et la prise de :

Senna 5 CH, 5 **granules** toutes les heures jusqu'à la disparition des symptômes.

Chez les enfants présentant des épisodes récidivant d'acétonémie, le traitement de **terrain** fera appel à des médicaments préparés à partir de : ***Lycopodium clavatum, Natrum muriaticum, Phosphorus.***

ACIDE URIQUE

Voir **Hyperuricémie.**

ACNÉ

Parmi toutes les variétés d'acné, on se limitera ici à l'acné juvénile et à l'acné rosacée.

Acné juvénile

Inflammation des follicules pileux observée à l'adolescence se traduisant par la présence de « boutons » au niveau du visage et du torse.

Contrairement à l'idée reçue, un traitement homéopathique n'est pas plus long qu'un traitement antibiotique.

En attendant la **consultation,** prendre chaque jour :

Selenium metallicum 9 CH, 5 **granules** pour le traitement des microkystes (« points noirs »), ainsi que

Eugenia jambosa 5 CH, 5 granules pour le traitement des microkystes infectés, et

Sulfur iodatum 15 CH, 5 granules pour le traitement de l'inflammation.

De plus, il faut éviter d'agresser la peau et n'utiliser de préférence en traitement local que des lotions faiblement alcoolisées.

En pratique, le traitement homéopathique de l'acné juvénile est un traitement de **terrain** adapté à chaque patient. Selon l'aspect de l'acné observé chez chaque patient, ce traitement fera aussi appel à des médicaments préparés à partir de : ***Antimonium tartaricum, Calcarea phosphorica, Calcarea sulfurica, Hepar sulfuris calcareum, Iodum, Kalium bromatum, Medorrhinum, Natrum muriaticum, Sepia officinalis, Siegesbeckia orientalis, Silicea, Sulfur, Thuya occidentalis,***

Tuberculinum, Tuberculinum residuum.

Acné rosacée

Complication habituelle de la couperose, cette affection de la peau atteint préférentiellement les femmes, particulièrement au moment de la ménopause.

En attendant la consultation, prendre chaque jour :

Carbo animalis 5 CH, 5 granules par jour, et ***Sanguinaria canadensis 9 CH,*** 5 granules par jour.

Le traitement homéopathique de l'acné rosacée comportera des médicaments préparés à partir de : ***Arnica montana, Calcarea fluorica, Lachesis mutus, Ledum palustre, Sulfur, Thuya occidentalis.***

ACONITUM NAPELLUS

Origine

Aconit ou char de Vénus.

Principales indications

• États fébriles : fièvres aiguës, isolées ou non (rhinopharyngites, angines non streptococciques, otites, laryngites, trachéites, diarrhées).

• Syndromes inflammatoires : érythèmes solaires, insolations.

• Neurologie : névralgies « a frigore », névralgies faciales, paralysies faciales.

• Troubles du comportement : insomnies, angoisses.

• Cardiologie : tachycardies paroxystiques, hypertension artérielle.

• Gynécologie : aménorrhées (arrêt des règles).

Sur quels critères ?

• Accélération du rythme cardiaque.

• Lorsqu'il existe une élévation de la température interne du corps, celle-ci est généralement mesurée entre 39 et 40 °C ; la peau du malade est alors chaude, rouge et sèche ; il existe la plupart du temps une sensation de soif (classiquement la soif est « vive pour de grandes quantités d'eau froide ») ; tardant à survenir, la transpiration procure au malade une sensation de mieux-être.

• Spasmes et névralgies.

• En cas de névralgie, les douleurs sont majorées par l'exposition au froid.

• Symptômes d'installation rapide et d'une grande intensité.

• Intensité maximale des symptômes vers minuit.

• Le patient peut ressentir une angoisse décrite habituellement

« comme une impression de mort imminente ». Mais, la plupart du temps, cette angoisse ne se traduit que par un réveil brutal (fréquemment dans la première partie de la nuit) accompagné de palpitations au décours d'un cauchemar ; chez le nourrisson et chez le jeune enfant, on observe des cris et/ou des pleurs, leur visage montrant volontiers un air effrayé.

• Ces manifestations se rencontrent volontiers :

- après une exposition à une variation brutale de la température extérieure : froid vif (par vent du nord, quand il gèle à pierre fendre, à la suite d'un bain dans une eau « glacée ») ou chaleur caniculaire ;
- à la suite d'une frayeur déclenchant des crises nocturnes d'angoisse. La **spécialité** *Acotinum composé* peut être utilisée comme médicament symptomatique dans tous les états fébriles aigus.

ACOUPHÈNE

Sensation auditive à type de sifflements ou de bourdonnements.

En attendant la **consultation** auprès d'un ORL, prendre :

***Chininum sulfuricum* 5 CH,** 5 **granules** 3 fois par jour.

Le traitement **symptomatique** des acouphènes peut également faire appel aux médicaments préparés à partir de ***Chenopodium anthelminticum***, de ***China rubra,*** et de ***Petroleum.***

ACTAEA RACEMOSA

Origine

Actée à grappes, herbe aux punaises.

Principales indications

• Gynécologie : syndromes prémenstruels (avant les règles), syndromes intermenstruels (au milieu du cycle menstruel), dysménorrhées (règles douloureuses), céphalées cataméniales (au moment des règles), régulation du travail au cours de l'accouchement.

• Rhumatologie : torticolis, névralgies cervicobrachiales (douleurs de la nuque irradiant dans un bras), cervicalgies posturales (douleurs de la nuque liées à une mauvaise position prolongée).

• Troubles du comportement : troubles de l'humeur, insomnies.

Sur quels critères ?

• Chez la femme, les douleurs abdominales sont d'autant plus importantes que les règles sont plus abondantes ; les règles peuvent contenir des caillots ; les cycles menstruels sont en général courts (inférieurs à 28 jours). Il peut exister un syndrome prémenstruel (ensemble de désagréments survenant avant les règles) se traduisant par des douleurs dans les seins et dans la partie haute du dos (entre les omoplates).

• Les douleurs musculaires intéressent les muscles de la nuque et du dos ; celles-ci surviennent principalement à la suite de certains travaux générateurs de contractures musculaires positionnelles : dactylographie, couture à la machine, piano, travail sur ordinateur, etc. Ces douleurs sont aggravées par le froid et par l'humidité.

• Céphalée occipitale irradiant aux yeux, améliorée au grand air.

• Troubles du comportement avec soupirs, volubilité et excitation alternant avec des phases d'abattement.

• Tendance générale à la frilosité.

ACTAEA SPICATA

Origine

Actée en épi.

Principales indications

• Rhumatologie : arthrites (douleurs) et arthrose (raidissement) des poignets et/ou des doigts.

Sur quels critères ?

• Douleurs inflammatoires des poignets et des articulations interphalangiennes proximales des doigts (articulations entre les premières et deuxièmes phalanges).

• Douleurs s'accompagnant d'un œdème (gonflement) et d'une sensation de raideur.

AÉROCOLIE

Accumulation de gaz dans le côlon (gros intestin) qui accompagne des troubles digestifs variés.

Voir **Dyspepsie.**

AÉROGASTRIE

Accumulation de gaz dans l'estomac provoquant des **éructations** (rots).

Le traitement **symptomatique** se compose de 2 médicaments principaux, dont la **posologie** est de 5 **granules** après chacun des 3 principaux repas ; traitement d'un mois renouvelable. Prendre :

Carbo vegetabilis 5 CH, à titre systématique ;

Argentum nitricum 7 CH, lorsque l'aérogastrie est conditionnée par une certaine nervosité ; ce médicament est également indiqué en cas de pyrosis (brûlures

gastro-œsophagiennes dues au reflux du liquide gastrique dans l'œsophage).
Les critères de l'aérogastrie peuvent, d'autre part, justifier l'emploi de médicaments préparés à partir de : ***Ambra grisea, Asa foetida, Kalium carbonicum, Nux moschata.***
En cas de persistance des symptômes, consulter un médecin.

ÆSCULUS HIPPOCASTANUM

Origine
Marronnier d'Inde.

Principales indications
Proctologie : hémorroïdes.
Angéiologie : varices et ulcères variqueux.

Sur quels critères ?
• Sensation de plénitude, de pesanteur, de pulsations.
• Douleurs piquantes « comme par une pelote d'épingles », en particulier dans le rectum.
• Douleurs aggravées par la chaleur et par la station debout.
• Douleurs améliorées par le frais et par l'exercice modéré. La **spécialité** *Æsculus composé* peut être utilisée comme médicament symtomatique dans les indications précédentes.

AGARICUS MUSCARIUS

Origine
Amanite tue-mouches, fausse oronge.

Principales indications
• Troubles du comportement : tics.
• Angéiologie : engelures, syndromes de Raynaud.

Sur quels critères ?
• Spasmes musculaires : sensation de fourmillement, de frissonnement « comme si des insectes rampaient sur la peau » ; la fréquence des mouvements spasmodiques est souvent augmentée au moment d'un effort intellectuel.
• Extrémités des membres : refroidissement, aspect violacé, sensation de piqûres « comme par une multitude d'aiguilles glacées » ; aggravation des symptômes par l'exposition au froid.

AGITATION PSYCHOMOTRICE ⚠

État d'excitation observé principalement chez des enfants jugés pénibles par l'entourage parce qu'ils éprouvent beaucoup de difficulté à se tenir tranquilles ; une **consultation** médicale est indispensable afin de distinguer l'agitation psychomotrice banale des pathologies justifiant un suivi médical, comme le déficit de l'attention avec hyperactivité (**TDAH**) qui nécessite une prise en charge par un psychiatre.

On observe régulièrement une diminution de l'agitation psychomotrice avec, pendant 3 mois :

Kalium bromatum 15 CH, 5 **granules** par jour chez des enfants qui ont toujours les mains en mouvement (ils tripotent en permanence tous les objets à leur portée) ;

Mercurius solubilis 15 CH, 5 granules par jour chez de jeunes enfants volontiers agressifs (ils mordent leurs camarades de crèche) et présentant une sialorrhée (exagération de la salivation).

Le **traitement de terrain** pourra également comporter des médicaments préparés à partir de : ***Medorrhinum, Natrum muriaticum, Stramonium, Tarentula hispana.***

AGRESSIVITÉ

Sous l'effet d'une contrariété ou d'un traitement médical (effet indésirable de certains médicaments antiviraux) par exemple, certains individus ne peuvent réprimer des actes de colère s'accompagnant de violences verbales et, parfois, de violences physiques.

Nux vomica 15 CH, 5 **granules** par jour pendant 3 mois les aidera à recouvrer leur état antérieur.

AILANTHUS GLANDULOSA

Origine

Ailante glanduleux, arbre-du-ciel.

Principales indications

• Infectiologie : angines, mononucléoses infectieuses.

Sur quels critères ?

• Rougeur intense de la gorge et des amygdales avec adénopathies (augmentation de volume des ganglions) de voisinage.

• Dysphagie (douleur lors de la déglutition) extrême avec irradiation de la douleur vers les oreilles.

• Asthénie (faiblesse) très marquée.

ALCOOL

Voir **Précautions d'emploi.**

ALCOOLISME

Voir **Conduite addictive.**

ALGODYSTROPHIE ⚠

Syndromes douloureux vasomoteurs et trophiques liés à une raréfaction osseuse d'origine vasculaire par voie réflexe survenant à la suite c⚠:raumatisme d'un membre et entraînant douleur, œdème et impotence. En plus du traitement allopathique spécifique et de la kinésithérapie, un traitement homéopathique permet d'observer un raccourcissement de l'évolution de cette pathologie. Ce traitement associe jusqu'à la guérison :

Calcarea fluorica 5 CH,
Calcarea phosphorica 5 CH et
Silicea 9 CH, 5 **granules** de chaque par jour.

ALLAITEMENT

On insiste régulièrement sur les avantages de l'allaitement maternel ; néanmoins, cinq problèmes peuvent survenir à l'occasion de l'allaitement d'un bébé.

Douleurs mammaires de la montée laiteuse ⚠

Prendre :

Apis mellifica 9 CH et
Bryonia alba 9 CH, 5 **granules** de chaque 4 fois par jour jusqu'à la disparition des douleurs.

Ce traitement est également indiqué dans les suites immédiates de couches chez les femmes qui n'allaitent pas.

Galactopoïèse (sécrétion de lait) insuffisante

Prendre :

Ricinus communis 5 CH, 5 granules 3 fois par jour jusqu'à la normalisation de la sécrétion.

Gerçures des mamelons

Traitement pour 15 jours à raison de 5 granules matin et soir :

Graphites 15 CH lorsque la fissure est recouverte d'une sérosité gluante ayant la couleur du miel ;

Nitricum acidum 15 CH lorsque les fissures saignent ;

Phytolacca decandra 9 CH lorsque les douleurs irradient « à tout le corps ».

Localement, il convient d'appliquer après chaque tétée :

pommade Ratanhia ® ou
pommade Castor equi ®.

Mastite ⚠ (congestion mammaire)

Un sein (parfois les 2) devient douloureux, chaud et dur ; il faut rapidement consulter un médecin car cette congestion peut évoluer vers une **lymphangite** ou un **abcès**

En attendant la **consultation,** prendre :
Bryonia alba 9 CH, 5 granules toutes les 2 heures ;
Pulsatilla 15 CH, 1 **dose** par 24 heures.

Persistance d'une galactorrhée ⚠ (écoulement de lait) après le sevrage

Prendre :
Ricinus communis 30 CH, 5 granules matin et soir pendant 10 jours et, en cas de douleurs,
Lac caninum 9 CH, 5 granules par jour.

ALLERGIE ⚠

Composé de 2 racines grecques (*allos*, autre, et *ergon*, réaction), ce terme désigne l'ensemble des réactions inflammatoires dont l'intensité dépasse l'objectif, à savoir défendre l'organisme contre un agresseur. Au terme « allergie », on devrait en fait préférer celui d'« hyperréactivité ». Ces réactions exubérantes ne sont pas toujours en relation directe avec un allergène ; elles peuvent dépendre de phénomènes immunitaires complexes. Dans cet ouvrage, les différentes variétés d'allergies sont traitées en fonction de leur expression clinique : **rhinites, asthme, eczéma,** etc.
En cas de manifestation allergique, prendre à titre systématique :
Poumon Histamine 9 CH, 5 **granules** toutes les heures, puis espacer avec l'amélioration.
En cas de persistance des troubles, consulter un médecin.

Allergie au venin d'hyménoptères

La guêpe et l'abeille appartiennent à la famille des hyménoptères. Les accidents allergiques aigus sont du ressort des corticoïdes, voire de la réanimation (SAMU).

ALLIUM CEPA

Origine

Oignon.

Principales indications

- Oto-rhino-laryngologie : rhinites allergiques ou infectieuses.

Sur quels critères ?

- Débute par de nombreux éternuements, bientôt suivis d'un écoulement nasal aqueux (liquide comme de l'eau) abondant, tombant goutte à goutte, brûlant et excoriant la lèvre supérieure et le pourtour des narines.
- Picotement oculaire accompagné

d'un larmoiement ne devenant pas purulent.

• Augmentation de l'écoulement nasal en passant du froid au chaud dans le cas d'une rhinite infectieuse (rhume de cerveau) ; diminution de l'écoulement dans la circonstance opposée. La **spécialité** *Allium cepa composé* peut être utilisée comme médicament symptomatique dans les indications précédentes.

ALLOPATHIE

Terme introduit au début du XIXe siècle par **Hahnemann** pour regrouper les médicaments qu'il ne pouvait ranger parmi ceux qui s'opposent à la maladie (médicaments antipathiques – cf. antibiotiques, antithermiques, anti-inflammatoires, etc.) ou parmi ceux qui sont préparés à partir de produits supposés provoquer une maladie semblable (médicaments homéopathiques). Le terme *antipathie* a fait partie du vocabulaire des alchimistes ; ce n'est qu'après avoir pris une connotation péjorative qu'il a été abandonné au profit du terme *allopathie*, lequel désigne aujourd'hui l'ensemble de la thérapeutique conventionnelle. Étymologiquement, le mot *allopathie* est un nom formé de 2 racines grecques : *allos* (autre, différent, le reste) et *pathos* (souffrance).

ALOE SOCOTRINA

Origine

Aloès du Cap.

Principales indications

• Proctologie : hémorroïdes, insécurité sphinctérienne.

• Gastro-entérologie : diarrhées aiguës et entérocolites.

Sur quels critères ?

• Diarrhées impérieuses souvent précédées de l'émission involontaire de matières fécales et/ou de mucus gélatineux en évacuant un gaz intestinal.

• Hémorroïdes externes brûlantes, douloureuses, de couleur bleuâtre, accompagnées d'émission involontaire de fèces ou de mucus.

• Aggravation des troubles digestifs et des douleurs hémorroïdaires par la chaleur et par l'ingestion de boissons alcoolisées (bière en particulier).

ALOPÉCIE

Une chute de cheveux doit entraîner une **consultation** auprès d'un médecin pour en déterminer

l'origine : teigne, hypothyroïdie, etc.
Un traitement homéopathique est justifié dans les chutes de cheveux survenant après une grossesse, après un traitement chimiothérapique, au cours d'un surmenage.
Prendre :
Eberthinum 15 CH ou ***Paratyphoidinum B 15 CH,*** 1 **dose** par semaine pendant 2 mois ;
Phosphoricum acidum 15 CH, 5 **granules** par jour en cas de fatigue associée ;
Selenium metallicum 9 CH, 5 granules par jour en cas de surmenage ;
On peut également traiter avec :
Thallium metallicum 5 CH, 5 granules par jour à titre systématique.

ALUMINA

Origine
Alumine.

Principales indications
• Gastro-entérologie : constipation, fissures anales.
• Dermatologie : eczémas lichénifiés, lichen plan.
• Ophtalmologie : syndrome de l'œil sec.

Sur quels critères ?
• Constipation par inertie rectale (même molle, une selle n'est expulsée qu'après de longs efforts).
• Sécheresse de la bouche avec gerçures des lèvres.
• Sécheresse de la peau avec absence de transpiration.
• Sécheresse oculaire.

AMAIGRISSEMENT

Un amaigrissement doit entraîner une **consultation** auprès d'un médecin pour en déterminer l'origine.
Lorsque la perte de poids est la conséquence d'une altération de l'état général accessible aux traitements **homéopathiques,** celui-ci peut comporter des médicaments préparés à partir de : ***Arsenicum album, Iodum*** ou ***Natrum muriaticum.***

AMBRA GRISEA

Origine
Ambre gris.

Principales indications
• Troubles du comportement : insomnies, toux spasmodiques, aérophagie, palpitations.
• Gynécologie : métrorragies intermenstruelles, métrorragies fonctionnelles.

Sur quels critères ?

• Perturbation du sommeil à type de somnolence disparaissant au moment du coucher.
• Sensation d'oppression avec palpitations, toux spasmodique et éructations au moindre stress.
• Métrorragies (saignement gynécologique en dehors des règles) en milieu du cycle menstruel, à la suite d'une contrariété ou après un léger effort.

AMBROSIA ARTEMISIAEFOLIA

Origine

Ambroisie à feuilles d'armoise.

Principales indications

• Allergologie : rhinites allergiques et coryzas spasmodiques par pollinose, blépharoconjonctivites (larmoiement avec rougeur de l'œil et irritation du bord libre des paupières).

Sur quels critères ?

• Début des crises en fin d'été, au moment de la pollinisation de l'ambroisie.
• Écoulement nasal aqueux (liquide comme de l'eau).
• Toux spasmodique parfois associée à une dyspnée (difficulté pour respirer).
• Larmoiement avec une très forte irritation des paupières.

AMÉNORRHÉE

L'absence de menstruation (règles) impose une **consultation** médicale pour en déterminer l'origine. Un traitement homéopathique peut être la réponse à un certain nombre de situations.

En cas d'interruption d'une menstruation à la suite d'une frayeur ou d'un refroidissement (bain froid, par exemple), prendre :

***Aconitum napellus* 9 CH,** 1 dose le 1er jour ;

***Aconitum napellus* 15 CH,** 1 dose le 2e jour ;

***Aconitum napellus* 30 CH,** 1 dose le 3e jour.

En cas d'allongement des cycles menstruels dans le cadre de la ménopause, prendre :

***Lachesis mutus* 15 CH,** 5 **granules** par jour jusqu'au retour des règles.

En cas d'arrêt de la menstruation chez la jeune fille dans une situation de stress (et après avoir vérifié l'absence de grossesse), prendre :

***Natrum muriaticum* 30 CH,** 5 granules par jour.

***Senecio aureus* 5 CH,** 5 granules par jour, peut aussi être indiqué à titre systématique.

AMMONIUM CARBONICUM

Origine

Carbonate d'ammonium officinal.

Principales indications

• Oto-rhino-laryngologie : rhinites aiguës, épistaxis.

• Pneumologie : emphysèmes pulmonaires, bronchites chroniques.

• Stomatologie : gingivites.

• Gynécologie : ménorragies.

• Néphrologie : insuffisance rénale chronique.

Sur quels critères ?

• Inflammation ORL avec obstruction nasale augmentée pendant la nuit, imposant de respirer par la bouche.

• Toux irritante maximale vers 3 heures du matin, avec gêne respiratoire par accumulation de sécrétions bronchiques épaisses, difficiles à éliminer ; cette gêne respiratoire se traduit souvent par une sensation de suffocation, notamment au moment de l'endormissement.

• Inflammation des gencives avec gingivorragie (saignement des gencives).

• Épistaxis (saignement de nez) fréquentes, prolongées, très fluides.

• Ecchymoses (bleus) spontanées chez des femmes ayant des ménorragies (règles abondantes) répétées et épuisantes.

• Asthénie (grande faiblesse) avec palpitations et essoufflement le plus souvent en relation avec une anémie (consécutive aux ménorragies répétées ou à une insuffisance rénale).

• Diminution progressive de la fonction d'épuration rénale (augmentation du taux sanguin de créatinine, diminution de la clairance).

AMMONIUM MURIATICUM

Origine

Chlorure d'ammonium.

Principales indications

• Oto-rhino-laryngologie : rhinites aiguës.

• Gastro-entérologie : constipation..

• Rhumatologie : sciatique, tendinite du tendon d'Achille.

Sur quels critères ?

• Écoulement nasal aqueux, abondant, excoriant rapidement la lèvre supérieure avec éternuements, anosmie (perte de l'odorat) et impression de nez bouché malgré l'écoulement.

• Constipation opiniâtre avec

flatulence importante ; la défécation nécessite de grands efforts et les selles, très dures, irritent l'anus.

• Douleurs sur le trajet du nerf sciatique (depuis le haut de la fesse jusqu'au talon, en passant par la face postérieure du membre inférieur ; ces douleurs sont aggravées en position assise, améliorées en marchant et soulagées en position couchée).

• Inflammation des tendons avec impression de tendons trop courts pour permettre l'amplitude maximale du mouvement naturel des articulations concernées.

AMPOULE

Phlyctène consécutive à une brûlure par frottement.

Voir **Brûlure du 2e degré.**

AMPOULE BUVABLE

Forme pharmaceutique sous laquelle existent certains **médicaments homéopathiques.**

Les ampoules buvables se prennent par la bouche, pures ou diluées dans un peu d'eau pure.

AMYGDALITE ⚠

Voir **Angine.**

Amygdalite caséeuse

Cas particulier d'inflammation généralement peu douloureuse des amygdales, dans lequel les amygdales sont recouvertes d'une pellicule blanchâtre.

Le traitement fait la plupart du temps appel à :

***Kalium muriaticum* 9 CH,** 5 **granules** 2 fois par jour jusqu'à la disparition du caséum.

AMYLIUM NITROSUM

Origine

Nitrite d'amyle.

Principale indication

• Gynécologie : bouffées de chaleur de la ménopause.

Sur quels critères ?

• Augmentation de l'intensité des battements cardiaques sans accélération notable de leur rythme.

• Rougeur du visage accompagnée ou non de transpiration.

• Intolérance à toute sensation de constriction au niveau du cou.

• Sensation de battement dans les carotides accompagnée d'une anxiété légère.

ANACARDIUM ORIENTALE

Origine

Fève de Malac.

Principales indications

• Gastro-entérologie : dyspepsies, ulcères gastroduodénaux (traitement de la douleur).

• Troubles du comportement : fatigue, troubles de la mémoire et céphalées.

• Dermatologie : dermatites atopiques, eczémas de contact.

Sur quels critères ?

• Sensation parfois douloureuse de « vide au niveau de l'estomac » améliorée en mangeant.

• Mauvaise haleine, goût fétide dans la bouche, faux besoins d'aller à la selle, excrétion difficile de selles molles.

• Troubles de la mémoire en relation avec un surmenage intellectuel.

• Céphalée (mal de tête) après effort intellectuel, disparaissant après avoir mangé.

• Prurit (démangeaison entraînant un grattage) violent au niveau de lésions cutanées sous forme d'éruptions vésiculeuses et/ou pustuleuses.

Commentaires

Certains auteurs indiquent ***Anacardium orientale*** dans le traitement :

• de surcharges pondérales par boulimie chez les personnes qui déclarent « manger malgré elles, contre leur volonté, malgré leurs résolutions… », parce que « manger les calme ou les soulage » ;

• de troubles psychiques évoquant de près ou de loin une schizophrénie ; ces auteurs s'appuient sur des écrits rapportant à propos d'***Anacardium orientale*** des impulsions contradictoires (« il semble que l'on soit en proie à une double volonté, l'une qui pousse à avancer, l'autre à reculer ») ou une sensation « comme si l'esprit était séparé du corps ».

Ces 2 indications doivent être envisagées avec circonspection car :

• dans le premier cas ***Anacardium orientale*** n'a pas d'action « coupe-faim »,

• dans le second cas la schizophrénie n'est pas du ressort de la thérapeutique homéopathique.

ANAGALLIS ARVENSIS

Origine

Mouron rouge.

Principale indication

• Dermatologie : dyshidrose.

Sur quel critère ?

• Éruptions de petites vésicules groupées, accompagnées d'un prurit (démangeaisons) violent et localisées aux mains, principalement au niveau des doigts.

ANÉMIE

Un manque de globules rouges et/ou de fer dans le sang nécessite avant tout une **consultation** auprès d'un médecin pour en définir l'origine : carence d'apport en fer (alimentation déséquilibrée par exemple) ? Mauvaise assimilation du fer apporté par l'alimentation (maladie digestive par exemple) ? Entrave dans les étapes de la synthèse de l'hémoglobine (manque de vitamine B_{12} par exemple) ? Hémorragie macroscopique (règles trop abondantes par exemple) ? ou hémorragie occulte (tumeur digestive par exemple) ?

Dans les cas où il faudra apporter du fer à l'organisme, l'indispensable traitement martial (apport de fer à doses **pondérables**) pourra être complété par la prise de :

***Ferrum metallicum* 5 CH,** 5 **granules** par jour jusqu'à la normalisation de la numération globulaire.

ANESTHÉSIE

Voir **Céphalée après anesthésie péridurale, Soins pré et post-opératoires.**

ANGINE

Inflammation douloureuse du pharynx (la gorge), souvent fébrile, généralement en relation avec un microbe (bactérie ou virus) infectant les voies aériennes supérieures. Les angines ont une réputation de dangerosité en raison des complications observées naguère lorsque la bactérie en cause était un streptocoque du groupe A. Cette variété de streptocoque a été responsable d'endocardites (souffle au cœur), de rhumatismes articulaires aigus, de glomérulonéphites aiguës (albumine dans les urines) et de la chorée de Sydenham, que tout le monde connaît sous une autre appellation : la danse de Saint-Guy. C'est pourquoi, devant une suspicion d'angine, il reste impératif de consulter un médecin.

Aujourd'hui, grâce au test de diagnostic rapide, votre médecin est à même de savoir immédiatement si une angine est d'origine streptococcique (dans ce cas, il prescrira vraisemblablement un antibiotique) ou non (ce qui représente environ 90 % des cas d'angines chez l'adulte).

Dans le cas d'une angine non streptococcique, les médicaments homéopathiques représentent un traitement de choix.

En attendant la **consultation,** prendre :

Aconitum napellus 9 CH, 5 **granules** toutes les heures en cas de survenue brutale d'une douleur dans la gorge et d'une fièvre entre 39 et 40 °C sans transpiration ;

Apis mellifica 9 CH, 5 granules toutes les heures en cas de douleur dans la gorge soulagée en buvant une boisson fraîche ; la fièvre est souvent présente ;

Belladonna 9 CH, 5 granules toutes les heures en cas de survenue brutale d'une douleur dans la gorge et d'une fièvre entre 39 et 40 °C avec transpiration ; la gorge est sèche, la soif vive et la déglutition douloureuse ;

Mercurius solubilis 9 CH, 5 granules toutes les heures en cas de douleur dans la gorge avec des adénopathies (ganglions) douloureuses ; la salivation est augmentée, la langue est festonnée par l'empreinte des dents, l'haleine est fétide ;

Phytolacca decandra 9 CH, 5 granules toutes les heures en cas de douleur dans la gorge avec des adénopathies (ganglions) douloureuses ; la déglutition augmente la douleur, qui irradie vers les oreilles.

On trouve la plupart de ces médicaments dans des **spécialités** comme :

Homéogène 9 ® et *Angipax* ®.

Votre médecin peut aussi vous conseiller un ou plusieurs des médicaments préparés à partir de : ***Ailanthus glandulosa, Arum triphyllum, Hepar sulfuris calcareum, Kalium bichromicum, Lachesis mutus, Lycopodium clavatum, Mercurius corrosivus, Mercurius cyanatus.***

Les médicaments homéopathiques sont également une réponse adaptée à la prévention des angines récidivantes ; les principaux médicaments utilisés sont alors ceux préparés à partir de : ***Baryta carbonica, Calcarea carbonica ostrearum, Calcarea phosphorica, Diphterotoxinum, Hepar sulfuris calcareum, Lycopodium clavatum, Medorrhinum, Silicea, Sulfur iodatum, Thuya occidentalis et Tuberculinum.***

Angine cataméniale
Cas particulier d'inflammation douloureuse du pharynx se reproduisant chez la femme en activité génitale au moment de la menstruation (cataméniale = pendant les règles).
Le traitement préventif et curatif fait appel à des médicaments préparés à partir de ***Lachesis mutus*** et ***Magnesia carbonica.***

ANGOISSE

Peur irraisonnée se traduisant par une sensation de mal-être, qui s'exprime la plupart du temps par une oppression thoracique et des palpitations. Contrairement à l'anxiété, les crises d'angoisse ont la particularité de survenir sans mobile apparent ; une **consultation** auprès d'un médecin s'avère nécessaire pour adapter la thérapeutique en fonction de la présence ou non d'un terrain névrotique sous-jacent ; un traitement homéopathique peut diminuer l'intensité des phénomènes.
Voir **Anxiété.**

ANGUSTURA VERA

Origine
Angusture vraie.

Principales indications
Rhumatologie : douleurs tendino-musculaires, fibromyalgie, maladie d'Osgood-Schlatter.

Sur quels critères ?
• Crampes musculaires portant sur les muscles extenseurs, améliorées par l'étirement.
• Douleurs au niveau des os longs, surtout ceux des membres inférieurs.

ANIMAUX

Voir **Vétérinaires homéopathes.**

ANITE

Inflammation aiguë ou chronique de la région anale.
À raison de 5 **granules** 4 fois par jour pendant 10 jours, les médicaments les plus souvent prescrits sont :
***Hura brasiliensis* 5 CH** en cas de sensation de brûlure ;
***Paeonia officinalis* 5 CH** en cas de sensation de piqûres augmentées par la défécation.
Localement, l'application de :
Pommade Ratanhia ® matin et soir contribuera à soulager la gêne.
Lorsque cette anite est récidivante, le traitement de **terrain** fera souvent appel à ***Sulfur.***

ANTALGIQUE (médicament…)

Médicament destiné à calmer la douleur (*anti*, contre ; *algos*, douleur). De nombreux médicaments homéopathiques permettent d'observer une diminution de l'intensité des douleurs.

ANTI-INFLAMMATOIRE (médicament…)

Médicament destiné à calmer l'inflammation d'un ou de plusieurs organes. L'affection dudit organe en cause se termine généralement par le suffixe «*it*» (artrite, gastrite, otite, etc.). De nombreux médicaments homéopathiques, permettent d'observer une diminution de l'intensité de l'inflammation ; ceux-ci n'entraînant pas d'inflammation au niveau de l'estomac, leur usage n'impose donc pas la coprescription d'un autre médicament ayant une action anti-flammatoire au niveau de l'estomac (inhibiteur de la pompe à protons, etc.).

ANTIMONIUM CRUDUM

Origine

Trisulfure d'antimoine.

Principales indications

- Gastro-entérologie : indigestions à la suite d'excès alimentaires, vomissements, diarrhées estivales, diarrhées liées à des intolérances alimentaires, diarrhées des colectomisés (sujets ayant subi une abblation partielle du gros intestin).
- Dermatologie : verrues, verrues plantaires, eczéma, impétigo, kératoses.

Sur quels critères ?

- Langue recouverte d'un enduit blanchâtre, épais, crayeux, « comme si l'on avait bu du lait ».
- Éructations ayant l'odeur des aliments ingérés.
- Nausées et vomissements alimentaires abondants.
- Diarrhée aqueuse mêlée de matières solides.
- Troubles digestifs liés aux excès alimentaires.
- Impression d'avoir trop mangé.
- Éruptions cutanées vésiculeuses ou pustuleuses, notamment au niveau du visage et autour de la bouche.
- Éruptions suintantes et croûteuses au niveau du cuir chevelu.
- Épaississement corné de la peau (kératose).

• Ongles épais, durs, noirâtres, déformés, cassants, se fendant facilement dans le sens longitudinal.

Commentaires

Indiqué dans le traitement des troubles digestifs consécutifs aux excès alimentaires, ***Antimonium crudum*** a été recommandé chez les gros mangeurs ; une extrapolation abusive a conduit certains auteurs à considérer à tort ***Antimonium crudum*** comme un coupe-faim.

ANTIMONIUM TARTARICUM

Origine

Antimoniotartrate acide de potassium.

Principales indications

• Pneumologie : bronchiolites, bronchites aiguës, bronchites chroniques, asthme, insuffisances respiratoires chroniques, encombrement des voies respiratoires après chirurgie abdominale.

• Dermatologie : acnés, cicatrices cutanées de la varicelle.

Sur quels critères ?

• Encombrement des bronches et/ou des alvéoles pulmonaires par une grande quantité de mucus, se traduisant par une gêne respiratoire audible, augmentée en position couchée.

• Toux avec peu d'expectoration.

• Traditionnellement, la langue du patient est recouverte d'un enduit blanchâtre, épais, crayeux, « comme si l'on avait bu du lait ».

• Dans les cas extrêmes, battement des ailes du nez lors des mouvements respiratoires, cyanose des lèvres, cernes bleuâtres autour des yeux, abattement.

• Éruptions pustuleuses, purulentes, laissant des cicatrices bleuâtres.

ANXIÉTÉ

Peur irraisonnée se traduisant par une sensation de mal-être, qui s'exprime la plupart du temps par une oppression thoracique et des palpitations. L'anxiété se manifeste souvent lorsqu'un événement (examen par exemple) est redouté et, plus généralement, devant toute situation stressante.

Dénués de toxicité chimique et d'effet indésirable dépendant de la quantité ingérée, sans accoutumance, sans **contre-indication** et sans **interaction** médicamenteuse, les médicaments **homéopathiques** constituent un traitement de choix pour diminuer les manifestations anxieuses.

L'**automédication** permet de gérer nombre de ces situations désagréables ; prendre jusqu'à la disparition des symptômes :

Ignatia amara 9 CH, 5 **granules** à répéter aussi souvent que nécessaire lorsqu'il existe une oppression thoracique et/ou une impression de « boule dans la gorge » entraînant l'impression de ne plus pouvoir inspirer à fond ;

Gelsemium 15 CH, 5 granules à répéter aussi souvent que nécessaire lorsqu'il existe un tremblement et des envies pressantes d'uriner – voire une diarrhée – qui accompagnent une considérable diminution de ses moyens ;

Argentum nitricum 9 CH, 5 granules à répéter aussi souvent que nécessaire lorsqu'il existe une augmentation d'un comportement naturel habituellement pressé, une sensation vertigineuse et des éructations fréquentes.

Aconitum napellus 15 CH, 5 granules au coucher lorsqu'il existe des réveils brutaux (souvent vers une heure du matin) accompagnés d'une sensation intense d'anxiété et de palpitations au décours d'un cauchemar. Ce médicament est également indiqué chez l'enfant (même **posologie**) devant des réveils en pleurs avec un regard traduisant un sentiment de panique.

On peut aussi faire appel à des **spécialités** homéopathiques comme *Zenalia®*, *Homéogène 46®*, *L. 72®*, *Sédatif PC®*, *Stressdoron®*, *Anxietum®* ou aux nombreuses spécialités phytothérapiques.

Le traitement de **terrain** des patients souffrant d'anxiété fait souvent appel à des médicaments préparés à partir de : ***Causticum, Silicea, Tuberculinum.***

APHONIE

Voir **Dysphonie.**

APHTE, APHTOSE ⚠

Un aphte est une ulcération douloureuse et superficielle siégeant sur la muqueuse buccale ; une aphtose est une affection caractérisée par la présence d'aphtes évoluant par poussées récurrentes.

À raison de 5 **granules** toutes les 2 heures dès les 1ers symptômes (prises à espacer selon l'amélioration), les principaux médicaments sont :

***Borax* 9 CH** à titre systématique ;

***Kalium bichromicum* 9 CH** lorsque les aphtes se présentent sous la forme d'ulcérations arrondies, comme découpées par un emporte-pièce ;

***Sulfuricum acidum* 5 CH** lorsqu'il existe une sensation de brûlure diminuée en buvant des liquides chauds.

Compléter par des bains de bouche 3 fois par jour avec :

***Calendula officinalis* TM** et

***Hydrastis canadensis* TM, 10 gouttes** de chaque diluées dans un demi-verre d'eau tiède.

On peut aussi faire appel à des **spécialités** comme *Homéoaftyl*®.

Le traitement **symptomatique** des aphtes peut comporter des médicaments préparés à partir de : ***Cantharis vesicatoria, Iodum, Mercurius cyanatus, Mercurius solubilis, Muriaticum acidum.***

Les traitements de **terrain** font souvent appel à des médicaments préparés à partir de : ***Nitricum acidum, Sulfur.***

APIS MELLIFICA

Origine

Abeille.

Principales indications

• Dermatologie : œdèmes et prurits d'origine allergique ou inflammatoire tels qu'urticaires, œdèmes post-traumatiques, érythèmes solaires (coups de soleil), lucites estivales bénignes (allergies au soleil), brûlures du premier degré, piqûres d'insectes, œdèmes des paupières, œdèmes vulvaires, radiodermites, etc.

• Oto-rhino-laryngologie : rhinites œdémateuses, pharyngites et angines non streptococciques.

• Ophtalmologie : conjonctivites, chémosis.

• Rhumatologie : hydarthroses post-traumatiques et arthrites inflammatoires aiguës.

• Infectiologie : fièvres avec ou sans signes de localisation, zonas, oreillons.

• Urologie : cystites interstitielles.

• Gynécologie, obstétrique : douleurs de la montée laiteuse, douleur des kystes ovariens, œdème de la vulve.

• Traitement de la douleur : céphalées, migraines, chirurgie.

Sur quels critères ?

• Au niveau de la peau, survenue rapide d'un œdème rose-rouge, piquant, brûlant, démangeant, amélioré par des applications froides ; la superficie et les localisations de cet œdème sont variables.

• Au niveau de la bouche, augmentation de volume douloureuse des amygdales qui sont de couleur rose pâle ; l'œdème atteint généralement aussi la luette.

• Au niveau du nez, gêne ventilatoire allant jusqu'à l'obstruction des narines par l'œdème ; la muqueuse prend alors une couleur « lilas ».

• Au niveau des yeux, œdème des paupières limitant leur ouverture et/ou chémosis (bourrelet circulaire d'aspect gélatineux autour de l'iris par infiltration de la conjonctive).

• Au niveau des articulations, douleur, gonflement, chaleur et rougeur la plupart du temps discrète ; l'épanchement intra-articulaire est habituel.

• Au niveau génital, œdème de la vulve, douleur des ovaires par mécanisme inflammatoire.

• Au niveau de la vessie, sensation de brûlure gênant la miction.

• L'inflammation peut également se traduire par une céphalée dont l'intensité est diminuée par l'application locale d'un gant d'eau froide.

• Classiquement, quand il existe une réaction fébrile, on note une alternance sécheresse/transpiration au niveau de la peau et le patient n'est pas assoiffé ; toutefois, l'ingestion de boissons fraîches peut améliorer temporairement une sensation de brûlure perçue dans la bouche.

Commentaires

Apis mellifica a aussi un intérêt comme médicament d'appoint dans les pathologies lourdes comme certains épanchements pleuraux, certains épanchements péricardiques, certains œdèmes cérébraux ou méningés, certaines maladies rénales.

APNÉE DU SOMMEIL ⚠

Pauses respiratoires survenant au cours du sommeil.

Lorsqu'il est justifié, le traitement **homéopathique** fait appel à des médicaments préparés à partir de : ***Hydrocyanicum acidum, Opium.***

Voir **Somnolence**.

APPÉTIT (troubles de l'...)

La polyphagie avec l'impression de ne jamais être rassasié(e) peut être diminuée avec ***Foenum graecum***

30 CH, 5 granules vingt minutes au moins avant les principaux repas (pour obtenir rapidement une sensation de satiété) et/ou au moment des fringales.

Inversement, chez l'enfant, un traitement d'un mois renouvelable de : ***Lycopodium clavatum* 5 CH, 5 granules** par jour, permet souvent de réduire l'inappétence ; traitement d'un mois renouvelable.

ARALIA RACEMOSA

Origine

Aralia à grappes, salsepareille de Virginie.

Principales indications

- Oto-rhino-laryngologie : rhinites infectieuses, rhinites allergiques périodiques et apériodiques.
- Toux, bronchospasmes.

Sur quels critères ?

- Écoulement nasal clair, aqueux, irritant et excoriant, accompagné d'éternuements.
- Sensibilité aux courants d'air qui déclenchent les éternuements et/ou le coryza.
- Toux survenant dès que le patient adopte une position allongée.
- Gêne respiratoire avec encombrement des voies aériennes compliquant la toux ou se manifestant dans la première partie de la nuit.

ARANEA DIADEMA

Origine

Épeire diadème, araignée à croix papale.

Principales indications

- Neurologie : acroparesthésies, névralgies, douleurs dentaires.

Sur quels critères ?

- Engourdissement et/ou douleurs au niveau des mains et des avant-bras ; sensation concomitante de gonflement des territoires concernés.
- Névralgies à caractère périodique.
- Aggravation nocturne des troubles.
- Frilosité avec sensibilité au froid humide se traduisant par une sensation de froid « jusque dans les os » entraînant des frissons.

ARGENTUM METALLICUM

Origine

Argent.

Principales indications

- Oto-rhino-laryngologie : laryngites.
- Gynécologie : vaginites récidivantes à *Gardnerella vaginalis*.

Sur quels critères ?

• Au niveau du larynx : enrouement accompagné de quintes de toux ; aggravation en forçant la voix (en parlant, en chantant, en criant).

• Au niveau vaginal : leucorrhée (pertes blanches) malodorante.

ARGENTUM NITRICUM

Origine

Nitrate d'argent.

Principales indications

• Gastro-entérologie : aérogastrie, gastrites, reflux gastro-œsophagiens, ulcères gastroduodénaux, diarrhées du nourrisson, entérocolites, rectocolites hémorragiques.

• Oto-rhino-laryngologie : pharyngites, laryngites.

• Ophtalmologie : blépharoconjonctivites, conjonctivites.

• Urologie et gynécologie : cervicites, vaginites.

• Troubles du comportement : anxiété, trac par anticipation, insomnie, vertiges, céphalées, tremblements.

Sur quels critères ?

• Au niveau digestif : ballonnements, éructations, gastrite (maux d'estomac), diarrhées parfois sanguinolentes ; sensation de brûlure aggravée par les sucreries.

• Au niveau ORL : enrouement avec « sensation d'écharde piquée dans la gorge » génératrice de quintes de toux.

• Au niveau oculaire : conjonctivite avec larmoiement purulent.

• Au niveau urogénital : écoulement jaunâtre, irritant, avec douleur « comme par une écharde ».

• Au niveau comportemental : exagération d'une anxiété préexistante se traduisant par une agitation désordonnée et inefficace, des tremblements, des crampes musculaires, une difficulté de l'endormissement par hyperidéation, une céphalée diminuée par la pression.

ARNDT-SCHULTZ (loi ou phénomène d'...)

Portant le nom de son inventeur, ce phénomène décrit l'inversion de l'effet **pharmacologique** d'une substance médicamenteuse en fonction de la dose administrée. Ainsi le bismuth et le sulfate de soude ont été utilisés en quantités **pondérables** différentes pour traiter des constipations et des diarrhées :

• 1 dose de 15 grammes de sulfate de soude entraîne une inflammation de l'appareil digestif avec une diarrhée profuse ;

• inversement, 1 dose d'un gramme provoque une constipation plus ou moins sévère suivant les individus. Le phénomène d'Arndt-Schultz n'est cependant pas généralisable à toutes les substances et ne rend pas compte de la complexité de l'action pharmacologique des différentes dilutions utilisées en **homéopathie.**

ARNICA MONTANA

Origine

Arnica.

Principales indications

• Traumatologie : chocs, chutes, plaies, accidents et traumatismes de toute nature, ecchymoses (bleus), hémorragies, soins pré et post-opératoires, suites de couches, bosses séro-sanguines et céphalhématomes des nouveau-nés, hématuries d'effort, fatigue, surmenage, douleurs articulaires et musculaires consécutives aux efforts physiques inhabituels.

• Phlébologie : ecchymoses ou hématomes survenant après un choc minime, varices, hémorroïdes, phlébites des veines superficielles, périphlébites.

• Cardiologie : prévention du risque cardiovasculaire.

• Immunologie : purpura rhumatoïde, néphrite hématurique.

• Neurologie : céphalées et migraines.

• Ophtalmologie : hémorragies conjonctivales, rétinopathies, dégénérescences maculaires liées à l'âge (DMLA).

• Dermatologie : acné rosacée.

Sur quels critères ?

• Tous les traumatismes physiques quels qu'en soient la localisation, le mécanisme et les conséquences.

• Toutes les conséquences des efforts musculaires.

• Toutes les fragilités vasculaires, antécédents familiaux ou personnels d'infarctus du myocarde, d'accident vasculaire cérébral ou d'accident ischémique transitoire.

• Certains syndromes infectieux.

• Sensations de courbature, de meurtrissure.

ARSENICUM ALBUM

Origine

Anhydride arsénieux.

Principales indications

• Fièvres : toutes les fièvres aiguës, qu'elles soient isolées ou qu'elles inaugurent une maladie infectieuse fébrile telle qu'une rhinopharyngite, une laryngite, une angine, une otite, une grippe, une gastro-entérite, une diarrhée, etc.

• Gastro-entérologie : gastro-entérites aiguës, diarrhées fébriles aiguës, hépatites aiguës, gastrites chroniques, ulcères gastroduodénaux, colopathies.

• Oto-rhino-laryngologie : rhinites aiguës ou chroniques, infectieuses ou allergiques, otalgies, otites moyennes aiguës.

• Pneumologie : asthme.

• Dermatologie : zonas, furoncles, érysipèles, eczéma, psoriasis, ulcères variqueux.

• Neurologie : névralgies.

• Urologie : cystites, néphrites.

• Gynécologie : vaginites.

• Cardiologie : artériopathies, cardiopathies.

• État général : asthénies, amaigrissement.

• Psychiatrie : dépressions nerveuses réactionnelles.

Sur quels critères ?

• Au niveau de l'appareil digestif : vomissements, brûlures d'estomac, diarrhées brûlantes d'odeur incommodante ; les vomissements ont tendance à se renouveler après chaque ingestion de liquide ou de nourriture solide.

• Au niveau de la sphère ORL :

– écoulement nasal aqueux (liquide comme de l'eau), brûlant, abondant, tombant goutte à goutte, excoriant la lèvre supérieure et le pourtour des narines ; quand il s'agit d'une rhinite infectieuse, l'écoulement est majoré en passant du chaud au froid et diminué dans la circonstance opposée ; cette rhinite peut être déclenchée à la suite de l'exposition à une température froide, « saisissante » ;

– otalgies (douleurs de l'oreille) faisant appliquer spontanément la main sur le pavillon de l'oreille car ce geste procure une sensation momentanée de soulagement (amélioration par la chaleur locale).

• Au niveau de l'appareil respiratoire : gêne respiratoire avec toux et sensation de brûlure.

• Au niveau de la peau : inflammation dans les cas aigus avec soulagement de la douleur par la chaleur locale, dermatose sèche dans les cas chroniques.

• Au niveau de l'appareil urinaire : brûlures mictionnelles (en urinant), sensations de brûlure au niveau des reins.

• Au niveau gynécologique : leucorrhée (pertes blanches) brûlante, d'odeur désagréable.

• Au niveau sensoriel : douleurs à caractère névralgique avec sensation de brûlure (classiquement « comme par des charbons ardents »).

• Toutes ces manifestations peuvent évoluer dans un contexte de maladie aiguë, fébrile ou non, ou de maladie chronique.

• Dans les cas de maladies aiguës, on observe fréquemment une soif (classiquement « vive pour de petites quantités d'eau froide fréquemment répétées »), une intensité maximale nocturne des symptômes (classiquement vers une heure du matin), une frilosité et une alternance de phases d'abattement et de phases d'agitation anxieuse.

ARSENICUM IODATUM

Origine

Triiodure d'arsenic.

Principales indications

• Oto-rhino-laryngologie et pneumologie : rhinites itératives, rhinites chroniques, rhinites allergiques, asthme, toux spasmodiques.

• Dermatologie : eczémas, mycoses cutanées, psoriasis, lichens.

• Cardiologie : artériopathies et cardiopathies de la sénescence.

• Métabolisme et nutrition : asthénies, convalescence.

Sur quels critères ?

• Au niveau de la sphère ORL :

– écoulement nasal aqueux (comme de l'eau), brûlant et irritant dans les affections aiguës ; le patient décrit néanmoins une sensation d'obstruction nasale ;

– sécrétions épaisses et jaunâtres, d'allure purulente dans les affections chroniques.

• Au niveau cutané : existence de placards de peau sèche, peu inflammatoire (coloration rose), sur lesquels on perçoit de fines stries très proches les unes des autres et perpendiculaires entre elles ; la lisière de ces placards est recouverte de fines squames d'un mm^2 environ ; le patient décrit une sensation de brûlure mais la peau n'est pas chaude au toucher.

• Au niveau lymphatique : ganglions fermes, roulant sous le doigt, dans le territoire de drainage des régions inflammatoires.

• Au niveau cardiovasculaire : accélération du rythme cardiaque, tendance à la sclérose.

• Du point de vue métabolique : tendance à l'amaigrissement sans diminution de l'appétit, faiblesse, absence de frilosité.

ARTÉRIOPATHIE ⚠

Encore appelée « artérite », l'oblitération progressive des artères est actuellement traitée par des médicaments vasodilatateurs (augmentant le débit artériel) et anti-ischémiques (luttant contre le manque d'oxygène) ou par des traitements chirurgicaux (désoblitération, pontage, pose de stent).
Le traitement médical peut également comporter des médicaments homéopathiques préparés à partir de : ***Arsenicum album, Arsenicum iodatum, Secale cornutum.***

ARTHRALGIE

Douleur articulaire.
L'**automédication** permet de limiter la consommation d'**antalgiques** et d'anti-inflammatoires. Prendre :
Bryonia alba 5 CH, 5 **granules** 1 à 4 fois par jour selon l'intensité des symptômes lorsque les douleurs sont aggravées par le mouvement et améliorées par le repos ;
Rhus toxicodendron 9 CH, 5 granules 1 à 4 fois par jour selon l'intensité des symptômes lorsque les douleurs sont manifestement aggravées par l'immobilité et améliorées par le mouvement avec une sensation de dérouillage favorisée par la chaleur (douche, bain) ;
Dulcamara 9 CH, 5 granules par jour lorsque les douleurs sont aggravées par l'humidité.
On peut aussi faire appel à des **spécialités** homéopathiques comme *Arthro-drainol®* et *Urarthone* ®.
Les douleurs articulaires peuvent d'autre part être traitées par des médicaments préparés à partir de : ***Berberis vulgaris, Caulophyllum thalictroides, Causticum, Ferrum metallicum, Ferrum phosphoricum, Formica rufa, Kalium iodatum, Phytolacca decandra, Polygonum aviculare, Rhododendron chrysanthum, Viola odorata.***
Le traitement de **terrain** comportera des médicaments préparés à partir de : ***Aurum muriaticum, Calcarea phosphorica, Causticum, Ledum palustre, Luesinum, Medorrhinum, Natrum sulfuricum, Thuya occidentalis.***
Voir également **Arthrose, Cervicalgie.**

ARTHRITE

Inflammation aiguë ou chronique des articulations nécessitant un **diagnostic.**

Arthrite inflammatoire aiguë

Inflammation caractérisée par la douleur, la tuméfaction, la rougeur et la chaleur de l'articulation.

En attendant la **consultation,** prendre :

***Apis mellifica* 9 CH,** 5 **granules** 4 fois par jour pour diminuer la tuméfaction, la rougeur et la chaleur ;

***Bryonia alba* 9 CH,** 5 granules 3 fois par jour pour diminuer la douleur liée à la mobilisation de l'articulation.

Le traitement pourra aussi faire appel à ***Sulfur* 15 CH,** 1 **dose** en début de traitement.

Arthrite des doigts et des poignets

Les poussées douloureuses peuvent être soulagées par :

***Actaea spicata* 5 CH,** 5 granules 3 fois par jour.

Arthrite réactionnelle

Inflammation de plusieurs articulations avec épanchement articulaire survenant une ou plusieurs semaines après une infection digestive, respiratoire ou génito-urinaire. Cette inflammation peut durer plusieurs semaines, ou plusieurs mois. Le traitement homéopathique de terrain fera souvent appel à des médicaments préparés à partir de : ***Medorrhinum, Sulfur iodatum.***

Arthrite juvénile

Maladie caractérisée par une inflammation persistante des articulations, la plupart du temps d'origine auto-immune. Un traitement homéopathique de **terrain** peut permettre de diminuer la posologie des médicaments **allopathiques**.

ARTHROSE ⚠

Affection dégénérative des articulations correspondant à une disparition progressive du cartilage. Limitation progressive de l'amplitude des mouvements et poussées douloureuses marquent l'évolution de cette pathologie liée à l'usure du temps. Les médicaments homéopathiques permettent de ralentir cette évolution inexorable et de diminuer la consommation de médicaments **antalgiques.**

Les poussées douloureuses peuvent être limitées par :

***Radium bromatum* 9 CH,** 5 **granules** 1 à 3 fois par jour selon l'intensité des symptômes lorsqu'il existe une recrudescence nocturne des douleurs et un soulagement par des douches très chaudes.

***Causticum* 9 CH** (même **posologie**) est indiqué dans les coxarthroses (arthrose de la hanche). En fonction des critères justifiant leurs indications, les médicaments cités à l'article **arthralgie** peuvent aussi être indiqués.

Le traitement de **terrain** des patients arthrosiques fait appel à des médicaments préparés à partir de : ***Calcarea carbonica ostrearum, Calcarea fluorica, Calcarea phosphorica, Causticum, Medorrhinum, Natrum sulfuricum, Sulfur, Sulfur iodatum, Tuberculinum residuum.***

Arthrose des doigts

L'atteinte arthrosique des doigts est commune chez la plupart des sujets ayant atteint la soixantaine, voire la cinquantaine. Ceux-ci se réveillent avec une raideur et des douleurs qui seront soulagées par :

***Actaea spicata* 5 CH** et

***Polygonum aviculare* 5 CH,** 5 granules de chaque médicament au moment du coucher. Traitement d'un mois renouvelable.

ARTICULATION

Voir **Arthralgie** et **Hydarthrose.**

ARUM TRIPHYLLUM

Origine

Gouet à trois feuilles, navet indien.

Principales indications

- Oto-rhino-laryngologie : laryngites, dysphonies, angines non streptococciques.

Sur quels critères ?

- Dysphonie (altération du timbre de la voix) se traduisant par un enrouement, une voix rauque, une voix bitonale ou une aphonie.
- Rougeur intense de la gorge avec sensation de brûlure.
- Gonflement des ganglions sous-maxillaires.
- Obstruction nasale.
- Écoulement nasal peu important.
- Sécheresse des lèvres.

Commentaire

La **spécialité** *Arum triphyllum composé* peut être utilisée comme médicament symptomatique dans les indications précédentes.

ARUNDO DONAX

Origine

Canne de Provence.

Principale indication

- Oto-rhino-laryngologie : rhinites allergiques.

Sur quel critère ?

• Rhinite allergique avec démangeaisons au niveau des narines, de la voûte du palais et des conduits auditifs.

ASA FOETIDA

Origine

Ase fétide.

Principales indications

• Gastro-entérologie : aérogastries, dyspepsies.

• Troubles du comportement : spasmophilies.

Sur quels critères ?

• Spasmes de l'œsophage avec « impression de boule » au niveau de la gorge ou de l'œsophage.

• Ballonnement perçu au niveau de l'estomac.

• Aérophagie se traduisant par des éructations (rots) bruyantes, difficiles à provoquer.

• Impression d'évanouissement imminent pour la moindre contrariété.

• Engourdissements et fourmillements.

• Hypersensibilité à la douleur.

ASTERIAS RUBENS

Origine

Étoile de mer.

Principales indications

• Gynécologie : bouffées de chaleur, mastodynies.

• Cardiologie : céphalées.

Sur quels critères ?

• Rougeur du visage avec sensation de congestion et de battements au niveau de la tête pouvant être associée à une hypertension artérielle.

• Douleurs mammaires évoluant avec les perturbations du cycle menstruel.

ASTHÉNIE

Diminution de l'état général avec altération des performances physiques et intellectuelles s'accompagnant la plupart du temps d'une sensation de fatigue. La survenue d'une asthénie inexpliquée impose une **consultation** médicale pour rechercher une hypothyroïdie, une hépatite virale chronique, etc. L'asthénie peut être traitée par **automédication** dans les cas suivants :

Convalescence de maladies infectieuses

Après une grippe, une gastro-entérite, une mononucléose infectieuse, etc., pour retrouver rapidement une bonne forme, prendre :

***China rubra* 9 CH,** 5 **granules** 3 fois par jour pendant une dizaine de jours dans les cas où l'asthénie est consécutive à une déplétion (perte de liquides organiques) liée à des sueurs profuses et/ou une diarrhée abondante.

Avena sativa est indiqué lorsque l'asthénie s'accompagne d'inappétence. ***Avena sativa*** entre dans la composition de *Céréales germées TM*, médicament qui s'utilise à raison de 10 **gouttes buvables** diluées dans un peu d'eau 3 fois par jour pendant 15 jours.

Surmenage

Prendre :

***Anacardium orientale* 9 CH,** 5 granules matin et soir par cure d'un mois renouvelable ; ce médicament rend service aux étudiants qui croient surmonter leur fatigue en grignotant en permanence ;

***Kalium phosphoricum* 15 CH,** 5 granules par jour par cure d'un mois renouvelable lorsqu'il existe des troubles de la mémorisation et des céphalées.

***Phosphoricum acidum* 30 CH,** 1 **dose** par semaine pendant 2 ou 3 mois lorsque, en plus des troubles de la mémorisation et des céphalées, le patient constate des diarrhées fréquentes et une chute de cheveux ;

***Selenium metallicum* 9 CH,** 5 granules par jour pendant 2 ou 3 mois pour les étudiants qui ont une recrudescence de leur acné et des troubles du sommeil.

La **spécialité** *Acidum phosphoricum composé* est le médicament passe-partout du surmenage : 20 gouttes buvables diluées dans un peu d'eau pure pendant 1 mois.

Lorsque l'asthénie nécessite un traitement de **terrain,** votre médecin peut faire appel à des médicaments préparés à partir de : ***Arsenicum album, Arsenicum iodatum, Calcarea phosphorica, Kalium carbonicum, Natrum muriaticum, Phosphorus, Radium bromatum.***

ASTHÉNOPIE

Fatigue oculaire rendant difficile une attention soutenue.

Le travail sur ordinateur est un grand pourvoyeur d'asthénopies ; les médicaments suivants seront pris à raison de 5 **granules** par jour par cure d'un mois renouvelable :

***Jaborandi* 5 CH** est indiqué lorsqu'il existe une sensation de brouillard visuel ;

***Paris quadrifolia* 5 CH** lorsqu'il existe une **céphalée ;**
***Ruta graveolens* 5 CH** lorsqu'il existe une douleur oculaire.

ASTHME ⚠

Affection respiratoire caractérisée par des crises de dyspnée (gêne respiratoire) avec des sifflements expiratoires ; au cours de ces crises, la conjugaison de trois phénomènes contribue à diminuer la circulation de l'air : spasmes des bronches + œdème de la muqueuse bronchique + augmentation de la sécrétion de mucus.

Une exploration fonctionnelle respiratoire auprès d'un pneumologue est vivement recommandée afin d'apprécier le degré de l'atteinte bronchique et donc de proposer au patient le traitement le plus adapté ; pour évaluer l'efficacité du traitement, la surveillance régulière de la qualité de la ventilation à l'aide d'un débitmètre de pointe est indispensable. Selon les cas, le traitement de l'asthmatique ne comportera que des médicaments **homéopathiques,** que des médicaments **allopathiques** ou une association de médicaments allopathiques et homéopathiques ; la plupart des traitements allopathiques font aujourd'hui appel à des bronchodilatateurs et à des corticoïdes inhalés.

En cas de détresse respiratoire, il faut faire appel au SAMU.

Nombre de crises d'asthme peuvent être rapidement jugulées par les seuls médicaments homéopathiques, à condition de débuter le traitement de la crise dès les premiers symptômes (ne jamais dire : « on verra demain comment ça ira » !). La liste des médicaments homéopathiques susceptibles d'améliorer l'état des asthmatiques est longue ; néanmoins, certains médicaments sont fréquemment prescrits dans le traitement des crises :

***Carbo vegetabilis* 15 CH,** 1 **dose** dès le début de la crise améliore très rapidement la fonction respiratoire et fait donc cesser la sensation d'étouffement ;

***Ignatia amara* 9 CH,** 5 **granules** au début d'une crise lorsque celle-ci est déclenchée ou majorée par une contrariété ;

***Blatta orientalis* 15 CH,** 5 granules toutes les 10 minutes (prises à espacer selon l'amélioration) est le médicament des asthmatiques sensibles aux pneumallergènes (poussières de maison, acariens,

poils d'animaux, pollens, etc.) ;
Ipeca 9 CH, 5 granules toutes les 10 minutes lorsque la crise d'asthme s'accompagne d'une toux grasse (prises à espacer selon l'amélioration) ;
Lachesis mutus 9 CH, 5 granules toutes les 10 minutes (prises à espacer selon l'amélioration) lorsque la crise d'asthme survient après qu'une rhinorrhée (écoulement nasal) s'est brutalement interrompue ;
Kalium carbonicum 9 CH, 5 granules au coucher pour prévenir les crises nocturnes (vers 2 heures du matin) obligeant le patient à s'asseoir au bord du lit avec les coudes sur les genoux pour mieux respirer ; traitement de 2 mois renouvelable ;
Dulcamara 9 CH, 5 granules par jour pour prévenir les crises d'asthme majorées par temps humide ; traitement de 2 mois renouvelable ;
Pollens 15 CH (autre dénomination : ***Pollantinum 15 CH***), 5 granules par jour pendant la période de pollinisation chez les patients présentant un asthme pollinique.
Poumon Histamine 15 CH, 5 granules par jour chez les patients présentant un asthme allergique ; traitement de 3 mois renouvelable.
Les autres médicaments de crise sont préparés à partir de : ***Ambrosia artemisiaefolia, Antimonium tartaricum, Aralia racemosa, Arsenicum album, Bromum, Grindelia, Sambucus nigra, Senega, Stramonium.***
Le traitement de **terrain** fait le plus souvent appel à des médicaments préparés à partir de : ***Arsenicum album, Arsenicum iodatum, Calcarea carbonica ostrearum, Dulcamara, Kalium carbonicum, Lachesis mutus, Medorrhinum, Natrum muriaticum, Natrum sulfuricum, Psorinum, Sulfur, Thuya occidentalis, Tuberculinum.***

ATTAQUE D'APOPLEXIE

Voir **Cardiovasculaire (prévention du risque...).**

AURUM METALLICUM et AURUM MURIATICUM

Origine

Respectivement, l'or métallique et le chlorure d'or brun.

Principales indications

• Cardiologie : hypertension artérielle spasmodique, extrasystoles.

• Troubles du comportement : syndrome dépressif réactionnel de l'adulte, éthylisme.
• Oto-rhino-laryngologie : rhinites, sinusites et otorrhées purulentes chroniques.
• Rhumatologie : arthralgies.

Sur quels critères ?

• Palpitations, céphalées, oppression thoracique, importante anxiété accompagnant les poussées de tension artérielle.
• Bouffées congestives avec rougeur du visage faisant rechercher l'air frais.
• Sclérose vasculaire.
• Variations brusques de l'activité et surtout de l'émotivité.
• Troubles du comportement sous forme de colères violentes alternant avec des phases de dépression.
• Conduites addictives (alcoolisme), idées suicidaires.
• Rhinorrhée (écoulement nasal) purulente chronique.
• Otorrhée purulente (écoulement de pus par le conduit auditif) chronique.
• Ostéites dentaires avec adénopathies (ganglions).
• Douleurs rhumatismales chroniques, articulaires, voire osseuses, profondes, aggravées la nuit, par le froid ou l'hiver.
• Troubles digestifs des sujets ayant une hépatopathie (maladie du foie) : haleine fétide, langue sale, soif intense, sensation de gonflement épigastrique, brûlures, régurgitations, nausées, flatulences incarcérées, hémorroïdes saignant en allant à la selle.

AUTOMÉDICATION

Traitement d'une maladie établi par le malade lui-même en fonction de la connaissance qu'il en a. L'automédication suffit a priori pour soigner les maladies aiguës banales, et les médicaments **homéopathiques** apportent la plupart du temps une solution fiable, rapide et adaptée à la circonstance. Mais si aucune amélioration n'est visible rapidement, il est alors impératif de consulter un médecin afin d'obtenir un diagnostic précis et d'établir un traitement adapté ; celui-ci pourra être homéopathique et/ou **allopathique.**

AVENA SATIVA

Origine

Avoine fourragère.

Principales indications

• Troubles du comportement : convalescence, surmenage.

Sur quels critères ?

• Fatigue physique, intellectuelle et parfois sexuelle.

• Insomnie et agitation.

• Céphalées de siège surtout occipital.

AVIAIRE

Origine

Tuberculine brute obtenue à partir de cultures pures de *Mycobacterium tuberculosis* prélevé sur les oiseaux.

Principales indications

• Oto-rhino-laryngologie : rhino-pharygites et otites.

• Pneumologie : bronchites et trachéites.

Sur quel critère ?

• Fragilité de la sphère ORL et des voies respiratoires, principalement chez des enfants asthéniques et sans appétit, présentant des adénopathies (ganglions) cervicales.

AVOGADRO-AMPÈRE (nombre d'…)

Quantité de molécules contenue dans une mole (ou molécule-gramme) ; constante, cette valeur est égale à 6,023 x 10^{23}. Que tous ceux qui sont définitivement brouillés avec la physique se risquent à imaginer ce que représentent 602 300 milliards de milliards, c'est-à-dire – en arrondissant – 23 zéros derrière le chiffre 6.

Aujourd'hui, si elle étonne encore, la **pharmacologie** des médicaments homéopathiques est admise, y compris pour les **dilutions** débordant la limite fatidique du nombre d'Avogadro-Ampère (15 CH, 30 CH) : des travaux de **recherche** entrepris depuis maintenant plus de soixante ans mettent en situation difficile ceux qui continuent de prétendre le contraire ; c'est un peu comme s'ils soutenaient encore que la Terre est plate…

AVULSION DENTAIRE

Voir **Soins pré et post-opératoires.**

BADIAGA

Origine

Éponge à spicules siliceux.

Principales indications

• Oto-rhino-laryngologie : rhinites, toux allergiques.

Sur quels critères ?

- Écoulement nasal aqueux (liquide comme de l'eau) abondant, majoré en passant du chaud au froid.
- Éternuements.
- Toux spasmodique accompagnée d'éternuements.
- Expiration sifflante.

BALLONNEMENT

Voir **Dyspepsie.**

BAPTISIA TINCTORIA

Origine

Indigo sauvage.

Principale indication

- Infectiologie : syndromes grippaux avec troubles digestifs.

Sur quels critères ?

- Élévation de la température interne du corps.
- Courbatures musculaires.
- Diarrhée.
- Douleurs abdominales.
- Enduit jaunâtre sur la langue, constriction douloureuse de la gorge.
- Soif d'eau froide.
- Fétidité de la sueur, de l'haleine, des selles, des urines.
- Céphalée avec visage chaud et congestionné, douleurs des globes oculaires.
- Prostration.

BARYTA CARBONICA

Origine

Carbonate de baryum.

Principales indications

- Oto-rhino-laryngologie : angines.
- Pathologie de la sénescence : hypertensions artérielles, hypertrophies de la prostate, maladie de Dupuytren.

Sur quels critères ?

- Hypertrophie des amygdales et des ganglions satellites.
- Inflammation fréquente des amygdales.
- Sensibilité au temps froid et humide.
- Scléroses tissulaires (cœur, vaisseaux, prostate, etc.).
- Retard des acquisitions psychomotrices.

BÉCÉGITE ⚠

Accident consécutif à l'inoculation de BCG ® ; au niveau local, la vaccination déclenche une suppuration traînante généralement accompagnée d'adénopathies (ganglions) qui peut perdurer pendant des semaines.

Silicea 15 CH, 5 **granules** par jour pendant 3 mois permet de diminuer la durée d'évolution de cette bécégite.

BELLADONNA

Origine

Belladone.

Principales indications

• Infectiologie : fièvres, rhinopharyngites, angines non streptococciques, laryngites, trachéites, otites, abcès, rashs scarlatinformes.

• Syndromes inflammatoires : céphalées, brûlures du premier degré, érythèmes solaires, insolations, radiodermites,
spasmes, hoquet.

• Gynécologie : bouffées de chaleur.

• Cardiologie : tachycardies paroxystiques, hypertension artérielle.

• Ophtalmologie : conjonctivites, orgelets, syndromes de l'œil sec, photophobies.

• Neurologie : céphalées et migraines.

Sur quels critères ?

• Inflammation avec tuméfaction, rougeur, douleur battante et chaleur locale.

• Fièvre d'installation rapide, oscillante par la suite, avec visage rouge, chaud et moite, sueurs importantes et photophobie (éblouissement par la lumière). Soif vive.

• La fièvre peut être accompagnée d'un délire, d'hallucinations, de convulsions.

• Sécheresse intense de toutes les muqueuses : bouche, pharynx (gorge), nez, trachée, yeux.

• Céphalée battante avec rougeur du visage.

• Bouffées vasomotrices.

• Tachycardie (accélération des battements du cœur).

• Douleurs majorées par le toucher (voire par le simple effleurement), par la lumière, par le bruit.

• Éruption cutanée scarlatiniforme (formant de minuscules granulations).

BELLIS PERENNIS

Origine

Pâquerette.

Principales indications

• Traumatologie : traumatismes, ecchymoses.

Sur quels critères ?

• Ecchymoses (bleus) au niveau des seins et/ou des membres inférieurs.

• Sensation de courbature générale ou de meurtrissure semblable au niveau des muscles abdominaux et/ou du bassin.

BENZOICUM ACIDUM

Origine

Acide benzoïque.

Principales indications

• Urologie : cystites, prostatisme, lithiases urinaires.

• Troubles métaboliques : hyperuricémie.

Sur quels critères ?

• Cystite avec urines foncées d'odeur ammoniacale.

• Douleurs articulaires erratiques (changeant souvent d'emplacement) et fugaces, principalement localisées au tendon d'Achille, aux genoux et aux poignets.

• Douleurs articulaires en relation avec une hyperuricémie (augmentation de l'acide urique dans le sang).

BERBERIS VULGARIS

Origine

Épine vinette.

Principales indications

• Urologie : lithiases urinaires.

• Hépato-gastro-entérologie : dyspepsies, lithiases vésiculaires.

• Dermatologie : eczémas, mycoses cutanées, eczémas marginés de Hebra, herpès circiné, pityriasis rosé de Gibert, pityriasis versicolor, psoriasis.

• Rhumatologie : arthralgies, lombalgies.

Sur quels critères ?

• Douleurs lombaires hautes, principalement localisées à gauche.

• Douleurs à type de meurtrissure, irradiant le long d'un uretère (canal reliant le rein à la vessie).

• Grande variabilité de l'abondance et de l'aspect des urines.

• Hyperuricémie (augmentation du taux d'acide urique dans le sang).

• Troubles digestifs avec nausées, salive épaisse, somnolence postprandiale (après les repas), selles jaunâtres et décolorées avec alternance constipation et diarrhée.

• Dermatoses circinées (maladies de la peau se traduisant par des lésions en forme de cercles), prurigineuses (démangeaisons) avec desquamation.

• Douleurs lombaires irradiant aux cuisses, aux genoux, aux talons.

BLATTA ORIENTALIS

Origine

Cafard, cancrelat.

Principales indications

• Pneumologie : asthmes, bronchiolites, bronchites chroniques.

Sur quels critères ?

• Gêne respiratoire avec encombrement bronchique et sifflements expiratoires.

• Accumulation de mucosités, toux et expectoration difficile de mucus.

• Expectoration améliorant la fonction ventilatoire.

BLÉPHARITE

Inflammation des paupières ; lorsque cette inflammation atteint également la conjonctive, on parle de **blépharoconjonctivite.** Le traitement **homéopathique** est identique dans les deux affections.

BLÉPHARO-CONJONCTIVITE

Inflammation de la paupière et de la conjonctive (membrane invisible recouvrant l'œil). Une **consultation** auprès d'un ophtalmologiste est recommandée. Cette affection a une tendance certaine à la chronicité et, de ce fait, nécessite un traitement de **terrain.**

En attendant la consultation, prendre : ***Mercurius corrosivus* 9 CH,** 5 **granules** 3 fois par jour si l'inflammation domine au niveau de la conjonctive (larmoiement avec gêne oculaire à la lumière), ou ***Staphysagria* 9 CH,** 5 granules 3 fois par jour si l'inflammation domine au niveau de la paupière.

Le traitement **symptomatique** peut faire appel à des médicaments préparés à partir de : ***Argentum nitricum, Graphites, Mercurius solubilis, Pulsatilla.***

Le traitement de **terrain** fera le plus souvent appel à des médicaments préparés à partir de : ***Calcarea sulfurica, Silicea, Sulfur, Sulfur iodatum, Thuya occidentalis, Tuberculinum.***

BLEU

Voir **Ecchymose, Purpura sénile de Bateman.**

BORAX

Origine

Borate de sodium.

Principales indications

• Stomatologie : aphtoses buccales.

• Dermatologie : herpès génital.
• Troubles du comportement : mal des transports.

Sur quels critères ?

• Lésions buccales brûlantes gênant l'alimentation.
• Diarrhée jaunâtre.
• Éruptions de petites vésicules groupées contenant un liquide trouble, translucide, devenant ensuite opalescent.
• Hypersensibilité aux bruits brusques et aigus.
• Réaction de peur lors de tout mouvement d'inclinaison en avant, de chute ou de descente (escalier, ascenseur, etc.).

BOSSE SÉRO-SANGUINE

Voir **Accouchement.**

BOTHROPS LANCEOLATUS

Origine

Bothrops fer de lance.

Principales indications

• Cardiologie, angéiologie : thromboses, hémorragies.

Sur quels critères ?

• Hémorragies : épistaxis (saignement de nez), gingivorragies (saignement des gencives), ecchymoses (bleus) et, dans les cas sévères, hémorragie cérébrale ou digestive.
• Œdème considérable rapidement extensif.
• Thromboses artérielles profondes.
• Peau marbrée.
• Phlyctènes séro-hémorragiques (bulles sous-cutanées renfermant un mélange de sérum et de sang).
• Douleur vive, à type de brûlure, irradiant à la racine du membre avec engourdissement.
• Vomissements, diarrhées, douleurs abdominales.
• Dyspnée (gêne respiratoire), tendance au collapsus (évanouissement par ralentissement des pulsations cardiaques).
• Anxiété, asthénie intense.

BOUFFÉES DE CHALEUR ⚠

Considérées la plupart du temps comme l'un des symptômes particulièrement gênants chez les femmes qui en sont atteintes au moment de la **ménopause,** les médicaments homéopathiques constituent un traitement de choix en particulier pour les patientes chez lesquelles un traitement hormonal substitutif est contre-indiqué ou tout simplement redouté.La prise en charge de ces bouffées de chaleur ne peut être dissociée du traitement homéopathique de la ménopause.

On recommande habituellement de prendre pendant la durée de la ménopause 5 **granules** de l'un des médicaments suivants au moment de chaque bouffée de chaleur :

***Amylium nitrosum* 5 CH** lorsque le visage devient rouge et que la patiente perçoit une augmentation de l'intensité des battements cardiaques ; chaque bouffée de chaleur est suivie d'une sensation de froid ;

***Asterias rubens* 5 CH** lorsque les bouffées de chaleur surviennent dans un contexte de tension mammaire ;

***Belladonna* 5 CH** lorsque la bouffée de chaleur se traduit par une rougeur du visage, une accélération du rythme cardiaque et des sueurs profuses ;

***Glonoinum* 5 CH** lorsque la rougeur du visage et l'accélération du rythme cardiaque s'accompagnent de céphalée et/ou de striction thoracique ;

***Sanguinaria canadensis* 5 CH** lorsque la congestion du visage s'accompagne d'une sensation de picotement au niveau des pommettes et des oreilles.

Glonoinum, Lachesis mutus et ***Sanguinaria canadensis*** entrent dans la composition de la **spécialité** *Ménocynésine*®.

Le traitement de **terrain** fait appel à des médicaments préparés à partir de : ***Folliculinum, FSH, Graphites, Lachesis mutus, Sepia officinalis, Sulfur.***

BOURDONNEMENT D'OREILLE

Voir **Acouphène.**

BOVISTA GIGANTEA

Origine

Vesse-de-loup géante.

Principales indications

• Gynécologie : syndrome intermenstruel, syndrome prémenstruel, ménométrorragie.

• Troubles circulatoires : acroparesthésies, lymphœdèmes, angelures, syndrome de Raynaud, céphalées.

• Dermatologie : urticaires, eczémas.

Sur quels critères ?

• Métrorragies intermenstruelles

fonctionnelles (pertes sanglantes sans gravité au moment de l'ovulation).

• Ménorragies (règles abondantes) et raccourcissement du cycle menstruel.

• Diarrhée fréquente avant et pendant les règles.

• Céphalée congestive matinale avec vertige et tendance aux épistaxis (saignement de nez).

• Œdème cutané tel que la compression exercée par les instruments de travail (ciseaux, couteaux, etc.) sur la peau laisse un sillon au niveau des doigts.

• Œdème et infiltration accompagnant souvent des sensations de bouffissure.

BROMUM

Origine

Brome.

Principales indications

• Oto-rhino-laryngologie : laryngites, rhinoconjonctivites.

• Pneumologie : asthme.

• Gynécologie : dysménorrhées, mastoses.

Sur quels critères ?

• Écoulement nasal abondant avec éternuements continuels et irritation du bord des narines ; larmoiement et picotement oculaire concomitants.

• Enrouement et aphonie.

• Toux spasmodique déclenchée par l'inspiration profonde ou par le passage du froid au chaud ; gêne respiratoire disparaissant au bord de la mer.

• Gonflement et induration indolores des ganglions lymphatiques, des glandes salivaires, des testicules, de la thyroïde, etc.

• Mastose (nodosités dans les seins) indolore.

• Dysménorrhée (règles douloureuses) avec migraine.

• Asthénie avec tristesse et morosité.

BRONCHIOLITE

Inflammation des bronchioles (dernières ramifications des bronches) la plupart du temps en relation avec une infection virale qui touche les nourrissons en période hivernale principalement. Une **consultation** médicale est nécessaire. Le traitement classique ne propose que des séances de kinésithérapie respiratoire pour drainer le mucus accumulé dans les voies respiratoires. Ce drainage peut être facilité – voire évité si le traitement

homéopathique est mis en place suffisamment tôt – en administrant à l'enfant :
***Blatta orientalis* 5 CH** et
***Ipeca* 7 CH** à raison de 5 **granules** de chaque médicament toutes les heures. On espacera progressivement les prises avec la diminution de l'intensité des symptômes.
Dans certaines formes cliniques de bronchiolites, les médicaments préparés à partir de ***Antimonium tartaricum*** ou ***Drosera rotundifolia*** peuvent être indiqués.
Face à des bronchiolites récidivantes, il est nécessaire de faire un traitement préventif ; celui-ci comportera en général un médicament préparé à partir de : ***Calcarea carbonica ostrearum, Lachesis mutus, Medorrhinum, Morbillinum, Pertussinum, Sulfur.***

BRONCHITE

Inflammation de la muqueuse des bronches provoquant une toux d'abord sèche, puis une toux grasse lorsque la muqueuse réagit en sécrétant du mucus. Si les quintes de toux ne diminuent pas rapidement, une **consultation** auprès d'un médecin est nécessaire.

Bronchite aiguë
Pendant la phase où la toux est sèche, prendre :
***Hepar sulfuris calcareum* 15 CH,** 1 **dose** unique, car il existe toujours en pratique une sensation de brûlure au niveau du pharynx (gorge), et
***Bryonia alba* 9 CH,** 5 **granules** toutes les 2 heures devant une toux sèche, rapidement douloureuse (l'enfant pleure quand il tousse) et déclenchée en parlant et/ou en inspirant profondément, ainsi que
***Ferrum phosphoricum* 9 CH,** 5 granules 4 fois par jour devant une fièvre modérée (38 – 38,5 °C) accompagnée d'abattement.
Lorsque la toux est grasse, prendre :
***Aviaire* 9 CH,** 1 dose unique à titre systématique en début de traitement, puis, 4 à 6 fois par jour selon l'intensité des symptômes, 5 granules de :
***Antimonium tartaricum* 9 CH** si le patient est encombré et a de la difficulté pour cracher ;
***Blatta orientalis* 5 CH** si le patient décrit une sensation d'étouffement ;
***Corallium rubrum* 5 CH** lorsque

la toux est explosive, suffocante, déclenchée par l'exposition à l'air froid et aggravée la nuit ;
***Ipeca* 9 CH** lorsque les quintes de toux sont accompagnées de nausées.
Peuvent être indiqués d'autres médicaments préparés à partir de : ***Hepar sulfuris calcareum, Mercurius solubilis, Pertussinum, Pyrogenium.***
Dans les cas de bronchites récidivantes, le traitement préventif fait le plus souvent appel à des médicaments préparés à partir de : ***Calcarea carbonica ostrearum, Calcarea phosphorica, Hepar sulfuris calcareum, Medorrhinum, Morbillinum, Pertussinum, Psorinum, Pulsatilla, Pyrogenium, Sérum de Yersin, Silicea, Sulfur, Sulfur iodatum, Thuya occidentalis, Tuberculinum, VAB.***
Voir également **Trachéite** et **Trachéobronchite.**

Bronchite chronique

La bronchite chronique est un trouble ventilatoire obstructif dû à une augmentation de la sécrétion de mucus au niveau de la paroi des bronches. Son évolution spontanée se fait vers l'**insuffisance respiratoire chronique.** Une exploration fonctionnelle respiratoire auprès d'un pneumologue est recommandée. La bronchite chronique est caractérisée par des épisodes de toux et d'expectoration durant plus de 3 mois par an. Le traitement homéopathique permet de limiter le nombre et l'intensité des épisodes infectieux qui émaillent l'hiver et qui débutent par une augmentation de la gêne respiratoire.
En attendant la consultation, prendre :
***Carbo vegetabilis* 15 CH,** 1 dose dès que possible améliore très rapidement la fonction respiratoire et fait donc diminuer la sensation de suffocation ;
***Antimonium tartaricum* 9 CH,** 5 granules toutes les heures si le patient est encombré et a de la difficulté pour cracher ;
***Kalium carbonicum* 9 CH,** 5 granules toutes les heures lorsque la gêne respiratoire est maximale entre 2 heures et 4 heures du matin, obligeant le patient à s'asseoir, le thorax incliné vers l'avant, les coudes posés sur les genoux ; l'expectoration est grisâtre, comparée habituellement à des grains de tapioca.

En plus de ces médicaments, le traitement de **terrain** fait le plus souvent appel à des médicaments préparés à partir de : ***Ammonium carbonicum, Blatta orientalis, Carbo vegetabilis, Grindelia, Hydrastis canadensis, Medorrhinum, Natrum sulfuricum, Pertussinum, Pyrogenium, Senega, Silicea, Stannum metallicum, Sulfur, Sulfur iodatum, Thuya occidentalis, Tuberculinum.***

BRONCHO-PNEUMOPATHIE ⚠

Affection touchant simultanément les bronches et les poumons ; son traitement se confond avec celui des **pneumopathies.**

Bronchopneumopathie chronique obstructive

Cette maladie nécessite un suivi médical régulier. Les sensations de suffocation peuvent être diminuées par la prise d'1 **dose** de :
Carbo vegetabilis 15 CH, à répéter en fonction des besoins.

BRONCHOSPASME

Contraction spasmodique des bronches observée entre autres dans les crises d'**asthme.**

BRÛLURE

Provoquées par la chaleur ou par un rayonnement (ultraviolets, rayons X), on distingue :

- les brûlures du 1er degré, caractérisées par un érythème (rougeur) douloureux,
- les brûlures du 2e degré, caractérisées par la présence d'une ou de plusieurs phlyctènes (bulles emplies d'une sérosité transparente),
- les brûlures du 3e degré, caractérisées par la carbonisation et qui nécessitent des soins spécifiques.

Localement, il convient en premier lieu de refroidir à l'aide d'eau fraîche la région brûlée, en second lieu d'appliquer localement *Cicaderma* ®.

Brûlure du 1er degré

Dès que possible, prendre :
Apis mellifica 9 CH et
Belladonna 5 CH, 5 **granules** toutes les 10 minutes. Espacer progressivement les prises avec la diminution de la sensation douloureuse.

Brûlure du 2e degré

Dès que possible, prendre :
Cantharis vesicatoria 9 CH, 5 granules toutes les 10 minutes, puis espacer les prises en fonction de la diminution de la douleur.

Les brûlures du visage et des mains ainsi que les brûlures étendues du 2e degré nécessitent un avis médical pour évaluer leur profondeur (risque infectieux après rupture de la phlyctène).
Voir également **Radiodermite.**

BRÛLURES DIGESTIVES

Voir **Dyspepsie.**

BRUXISME

Grincement des dents, pathologie fréquente chez les jeunes enfants provoquant une usure prématurée des dents de lait qui sont frottées les unes contre les autres, au cours du sommeil dans la plupart des cas.
Le bruxisme est fréquemment en relation avec une oxyurase, parasitisme intestinal dû aux oxyures familièrement décrit sous l'appellation « avoir des vers ».
En plus d'un traitement vermifuge classique, de préférence à base de pyrantel, il est recommandé de donner à l'enfant pendant un mois (traitement renouvelable) :
Cina 30 CH, 1 **dose** par semaine, et
Kalium bromatum 9 CH, 5 **granules** au coucher.

BRYONIA ALBA

Origine

Bryone blanche.

Principales indications

• Infectiologie : fièvres, grippes, rhinopharyngites, trachéites, bronchites, pneumopathies, oreillons, syndromes méningés.
• Rhumatologie : arthralgies, hydarthroses, arthrites rhumatismales, synovites aiguës transitoires de la hanche, sciatalgies.
• Gastro-entérologie : constipations, dyspepsies.
• Gynécologie : mastites.
• Syndromes inflammatoires : toux, douleurs abdominales, céphalées, cholécystites, péricardites, pleurites.
• Ophtalmologie : syndromes de l'œil sec.
• Autre indication : vertiges.

Sur quels critères ?

• Inflammation s'accompagnant de douleurs majorées au moindre mouvement, d'où une recherche de l'immobilité.
• Inflammation pouvant atteindre toutes les muqueuses (bouche, voies aériennes, appareil digestif, œil, etc.) avec sécheresse des muqueuses concernées.
• Inflammation pouvant atteindre

toutes les séreuses (articulations, plèvre, péricarde, péritoine, méninges, etc.) et les glandes mammaires.

• Soif intense pour de grandes quantités d'eau froide dans les états fébriles aigus, en rapport avec la sécheresse de la bouche.

• Douleurs diminuées par l'immobilité et la contention (pression sur la région douloureuse).

• Fièvre avec soif intense, céphalée ou douleurs oculaires, douleurs articulaires, sueurs.

• Sensation vertigineuse en passant de la position couchée à la position assise ou debout.

BUFO BUFO

Origine
Crapaud commun.

Principale indication
• Infectiologie : lymphangites.

Sur quels critères ?
• Éruptions cutanées érythémateuses (rouges), vésiculeuses et/ou bulleuses, avec traînées congestives (rouge) en direction des ganglions inflammatoires.

Commentaire
La dénomination exacte et complète de la **souche** est ***Bufo bufo*** **;** on trouve parfois une appellation erronée : ***Rana bufo*****.** La souche ***Bufo bufo*** est appelée familièrement « ***Bufo*** ».

CACTUS GRANDIFLORUS

Origine
Cactus à grandes fleurs roses.

Principales indications
• Cardiologie : précordialgies pseudo-angineuses, céphalées.

• Gynécologie, obstétrique : dysménorrhées, métrorragies, tranchées.

Sur quels critères ?
• Précordialgies (douleurs thoraciques) constrictives, avec irradiation de la douleur dans le membre supérieur gauche ou dans la région cervicale gauche, décrites comme une « impression d'étau, de cercle de fer au niveau du cœur ».

• Tachycardie (accélération du rythme cardiaque), palpitations et/ou extrasystoles (battements cardiaques anarchiques perçus par le patient).

• Céphalées avec sensation de constriction.

• Sensations de crampes au niveau de la vessie.

• Douleurs pelviennes (douleurs au niveau du bas-ventre) crampoïdes irradiant dans les cuisses.
• Flux menstruel noirâtre « comme du goudron ».

CAFÉ

Voir **Précautions d'emploi.**

CALADIUM SEGUINUM

Origine
Arum des Antilles.

Principales indications
• Dermatologie : prurit des organes génitaux, hypersensibilité aux piqûres de moustiques.
• Troubles du comportement : sevrage du tabagisme.

Sur quels critères ?
• Démangeaisons.
• Sensation d'ébriété, troubles de l'humeur.

Commentaire
L'emploi de ce médicament ne constitue pas un traitement préventif du **paludisme.**

CALCAREA CARBONICA OSTREARUM

Origine
Calcaire d'huître.

Principales indications
• Oto-rhino-laryngologie : rhinopharyngites, otites, angines, polyposes naso-sinusiennes.
• Pneumologie : bronchites, bronchiolites, asthme.
• Dermatologie : dermatites atopiques, eczémas, dermites séborrhéiques, érythèmes fessiers, verrues.
• Gastro-entérologie : dyspepsies, lithiases biliaires.
• Urologie : lithiases urinaires, polyposes vésicales.
• Métabolisme et nutrition : surcharges pondérales, hyperlipidémies, hyperuricémies, prédiabètes.
• Pathologie de la croissance : retards de la marche ou de la dentition, anomalies pubertaires chez la jeune fille.
• Pathologie dégénérative : hypertensions artérielles, arthroses, polyposes récidivantes.

Sur quels critères ?
• Perturbations du métabolisme des sucres, des graisses et de l'acide urique chez l'adulte (maladies dites de « surcharge »).
• Surcharge pondérale.
• Alternance, concomitance ou succession de manifestations pathologiques au niveau de la peau, des muqueuses, de l'appareil digestif et des articulations.

• Hypertrophie des ganglions cervicaux liée à la présence d'une pathologie ORL ou cutanée.
• Caractère répétitif des manifestations pathologiques.
• Hypersensibilité au froid humide en relation avec les maladies de la sphère ORL et de l'appareil respiratoire ainsi qu'avec les douleurs articulaires.
• Transpiration du cuir chevelu chez le nourrisson et le jeune enfant.
• Physique trapu avec hypolaxité articulaire (manque de souplesse).

CALCAREA FLUORICA

Origine

Fluorure de calcium.

Principales indications

• Rhumatologie : douleurs arthrosiques, entorses, lumbagos, maladie d'Osgood-Schlatter, maladie de Scheuermann, maladie de Sever, maladie de Dupuytren, algodystrophies.
• Gynécologie : mastoses, fibromes utérins, hypotonie des muscles du périnée.
• Phlébologie : varices des membres inférieurs, hypodermites variqueuses.
• Endocrinologie : nodules thyroïdiens, goitres.
• Dermatologie : eczémas, varicosités, couperose, acné rosacée.

Sur quels critères ?

• Dystrophies osseuses généralement accompagnées d'une déformation (les plus connues sont les « becs de perroquet »).
• Douleurs articulaires aggravées par l'humidité et par le repos.
• Diminution de l'efficacité des tissus de soutien (vergetures, varices, ptôses viscérales).
• Induration chronique bénigne des ganglions lymphatiques.
• Nodules bénins de la glande thyroïde, des seins, etc.
• Sécheresse et fissures de la peau.
• Prurit brûlant de la plante des pieds.
• Hyperlaxité ligamentaire se traduisant par un excès de souplesse articulaire.

CALCAREA PHOSPHORICA

Origine

Phosphate neutre de calcium.

Principales indications

Rhumatologie et traumatologie :

• Arthralgies sacro-iliaques, pubalgies, algodystrophies.
• Fractures.

Pathologies survenant au cours de la croissance :
• Troubles digestifs du nourrisson.
• Affections à répétition de la sphère ORL (rhinopharyngites, otites, angines) et des voies respiratoires (bronchites).
• Cyphoses dorsales, maladie d'Osgood-Schlatter, maladie de Scheuermann, maladie de Sever.
• Asthénies accompagnant les croissances rapides.
• Céphalées par surmenage intellectuel.
• Acné, leucorrhée, dysménorrhée et hyperménorrhée des adolescentes.
• Convalescence des maladies anergisantes (mononucléose infectieuse, etc.).

Sur quels critères ?
• Douleurs articulaires et/ou osseuses en période de croissance.
• Douleurs articulaires aggravées par le froid et par l'humidité.
• Consolidation de fractures.
• Fatigabilité.
• Hypertrophie des ganglions lymphatiques concomitante d'une inflammation de la sphère ORL.
• Pathologie de la croissance.
• Physique longiligne.

Commentaire

La **spécialité** *Calcarea composé* peut être utilisée pour traiter des troubles du métabolisme du calcium. Demandez conseil à votre pharmacien ou à votre médecin homéopathe.

CALCAREA SULFURICA

Origine

Sulfate de calcium dihydraté.

Principales indications
• Dermatologie : acné, sycosis, dermatoses infectées.
• Ophtalmologie : conjonctivites, blépharoconjonctivites, dacryocystites.
• Oto-rhino-laryngologie : rhinorrhées purulentes.
• Stomatologie : pyorrhée alvéolo-dentaire.
• Proctologie : abcès de la marge de l'anus.

Sur quels critères ?
• Suppuration au niveau de la peau, des muqueuses, des ganglions.
• Processus suppuratifs peu douloureux.
• Sensation de prurit brûlant au niveau de la plante des pieds.

CALENDULA OFFICINALIS

Origine

Souci des jardins.

Principales indications

- Dermatologie : antisepsie des plaies de la peau et des muqueuses ainsi que des ulcères cutanés, piqûres d'insectes, réactions inflammatoires locales après contact avec les méduses et les anémones de mer.
- Stomatologie : aphtoses buccales.
- Gynécologie : leucorrhées (pertes blanches).
- Ophtalmologie : conjonctivites.

Commentaire

Plusieurs spécialités pharmaceutiques à base de ***Calendula officinalis*** sont disponibles pour un usage local (crèmes, pommades, etc.)

CAMBOGIA

Origine

Gomme-gutte.

Principales indications

- Gastro-entérologie : colites.
- Ophtalmologie : conjonctivites, dacryocystites.

Sur quels critères ?

- Borborygmes bruyants et douleurs périombilicales.
- Diarrhée urgente, soudaine, douloureuse, expulsée en un seul jet prolongé qui procure un soulagement général immédiat.
- Prurit anal brûlant.
- Prurit de la commissure palpébrale interne.

Commentaire

Gambogia est un synonyme de ***Cambogia.***

CANCER ⚠

Il n'existe pas de traitement **homéopathique** des cancers quels qu'ils soient ; ceux-ci sont du ressort des médecins spécialisés qui, une fois le diagnostic posé, appliqueront le protocole qui assure au malade les meilleures chances de guérison. Néanmoins, un traitement homéopathique bien conduit apporte une aide appréciée par les patients pour diminuer les effets indésirables de la chimiothérapie et/ou de la radiothérapie, pour optimiser les suites chirurgicales et pour traiter l'anxiété engendrée par ce type de maladies. Qu'elles soient homéopathiques ou autres (phytothérapie, sophrologie, yoga, etc.), ces prises en charges complémentaires sont regroupées sous la locution *soins de support.*

Voir **Alopécie, Anxiété, Aphtose** (ou mucite), **Arthralgie, Asthénie, Dyspepsie, Lymphœdème, Nausées, Radiodermite, Soins pré et post-opératoires.**

CANTHARIS VESICATORIA

Origine

Cantharide, mouche espagnole.

Principales indications

• Dermatologie : brûlures du 2e de-gré (par liquides chauds, par « coups de soleil », etc.), lucites, herpès.

• Urologie : cystites.

• Oto-rhino-laryngologie : otites phlycténulaires.

• Ophtalmologie : kératoconjonctivites, dégénérescences maculaires liées à l'âge (DMLA) dans leur forme exsudative.

• Gastro-entérologie : aphtoses buccales.

Sur quels critères ?

• Lésions vésiculo-bulleuses douloureuses reposant sur une peau ou sur une muqueuse saine.

• Douleurs au niveau des voies urinaires augmentées pendant la miction (en urinant).

• Présence d'une hématurie (sang dans les urines).

• Douleurs très intenses comparables à celles ressenties lors d'une brûlure.

CAPSICUM ANNUUM

Origine

Piment des jardins, piment doux.

Principales indications

• Oto-rhino-laryngologie : otites.

• Urologie : inflammations du méat urétral et de l'urètre.

Sur quels critères ?

• Otalgie (douleur de l'oreille) en « coup de poignard ».

• Douleur au niveau du méat urinaire.

• Sensation de brûlure « cuisante comme par du poivre », non soulagée par la chaleur.

CARBO ANIMALIS

Origine

Charbon animal purifié.

Principale indication

• Dermatologie : acnés rosacées, rhinophymas.

Sur quels critères ?

• Coloration violacée de la peau du visage avec couperose.

• Rougeur et enflure du nez.

• Sensation de brûlure.

CARBO VEGETABILIS

Origine

Charbon végétal officinal.

Principales indications

• Gastro-entérologie : dyspepsies, aérogastries.

• Pneumologie : bronchopneumopathies chroniques obstructives (asthme, emphysème, bronchite chronique), broncho-spasmes (crises d'asthme, toux suffocantes, coqueluche).

• Dermatologie : hypodermites variqueuses, ulcères variqueux, escarres.

• Cardiologie : dyspnée (gêne respiratoire) de l'insuffisance cardiaque.

Sur quels critères ?

• Flatulence post-prandiale (après les repas) accompagnée d'une congestion (rougeur) du visage ; éructations.

• Mauvaise tolérance des boissons alcoolisées et des aliments gras.

• Troubles circulatoires des membres inférieurs caractérisés par une cyanose (coloration bleutée) et un refroidissement des extrémités.

• Troubles ventilatoires avec périodes de suffocation.

• Fatigue.

CARDIOPATHIE ⚠

Terme général concernant toutes les affections du cœur.

Aujourd'hui, les progrès réalisés par les traitements **allopathiques** et par la chirurgie cardiaque permettent de faire face à la plupart des situations. Toutefois, on rencontre des patients mauvais répondeurs aux traitements bien indiqués ; ceux-ci peuvent alors bénéficier – en plus du traitement allopathique – d'un traitement **homéopathique** de **terrain** dans lequel, selon les patients, seront prescrits des médicaments préparés à partir de : ***Arnica montana, Arsenicum album, Arsenicum iodatum, Kalium carbonicum, Phosphorus.***

CARDIO-VASCULAIRE ⚠ (prévention du risque…)

À titre de prévention des accidents cardiovasculaires (infarctus du myocarde, accident vasculaire cérébral, accident ischémique transitoire), le traitement **allopathique** restant le plus répandu à l'heure actuelle consiste en une prise quotidienne d'aspirine ou de clopidrogrel.

De nombreuses observations rapportent les bons résultats constatés sur plusieurs décennies avec le traitement homéopathique ininterrompu suivant :

***Arnica montana* 9 CH,** 1 **dose** tous les 15 jours (par exemple 1 dimanche sur 2), en alternance avec

***Phosphorus* 9 CH,** 1 dose tous les 15 jours.

Commentaire

Le traitement allopathique et le traitement homéopathique peuvent être conduits simultanément.

CARDUUS MARIANUS

Origine

Le chardon-Marie.

Principale indication

• Hépato-gastro-entérologie : douleurs de la vésicule biliaire.

Sur quels critères ?

• Douleurs de l'hypocondre droit (région du foie).

CASÉUM

Voir **Amygdalite.**

CATARACTE ⚠

Opacité du cristallin (ou de sa capsule) congénitale ou acquise progressivement, aboutissant à l'ablation de celui-ci et, dans la plupart des cas, à son remplacement par un implant.

Pour retarder l'évolution inexorable de cette affection, en plus du traitement classique, prendre de façon ininterrompue :

***Naphtalinum* 5 CH,** 5 **granules** par jour.

CAUCHEMAR

Voir **Terreur nocturne.**

CAULOPHYLLUM THALICTROIDES

Origine

Léontice.

Principales indications

• Gynécologie : dysménorrhées.

• Obstétrique : contractions utérines, accouchement.

• Rhumatologie : arthralgies interphalangiennes.

Sur quels critères ?

• Règles peu abondantes mais contenant souvent des caillots.

• Douleurs pelviennes (du bas-ventre) spasmodiques au moment de la menstruation ou pendant la grossesse.

• Au moment de l'accouchement, rigidité du col avec diminution des contractions et arrêt de la dilatation.
• Douleurs des articulations interphalangiennes (au niveau des doigts) des mains et des pieds sans déformation de ces articulations.

CAUSTICUM

Origine

Produit inventé par **Hahnemann,** obtenu par la distillation d'un mélange de chaux fraîchement éteinte et de bisulfate de potassium.

Principales indications

• Neurologie : dysphonies, paralysies faciales dites « a frigore », zonas, ptosis, incontinences urinaires, constipation.
• Rhumatologie : arthralgies, arthroses, tendinites, maladie de Dupuytren.
• Dermatologie : verrues, eczémas, cicatrices vicieuses, prurits.
• Oto-rhino-laryngologie : laryngites, trachéites.
• Urologie : cystalgies, incontinences urinaires.
• Troubles du comportement : anxiété.

Sur quels critères ?

• Paralysies ou parésies (paralysies légères) pouvant intéresser les muscles du visage, du pharynx (organe de la voix), de la vessie, de l'intestin.
• Douleurs brûlantes et engourdissantes.
• Rétractions tendineuses et contractures musculaires.
• Raideurs articulaires douloureuses aggravées par temps froid et sec.
• Indurations cornées de la peau.
• Prurit (démangeaisons).
• Suintement au niveau d'une lésion cutanée.
• Inflammation avec sensation de brûlure au niveau des muqueuses.
• Toux augmentée en passant du froid au chaud, calmée en buvant une gorgée d'eau froide.
• Hypersensibilité émotionnelle.
• Sensation de faiblesse.

CEDRON

Origine

Cédron.

Principales indications

• Traitement de la douleur et de l'inflammation : céphalées, névralgies, douleurs dentaires. Accès fébriles chez les anciens paludéens ou épisodes récurrents pseudo-paludéens.

Sur quel critère ?

• Névralgies et/ou élévation de la température interne du corps revenant avec une « périodicité d'horloge ».

CÉNESTHOPATHIE

Perception plus gênante que douloureuse de sensations anormales au niveau du corps et ne relevant pas de la psychiatrie : impression de difformités, d'avoir une maladie incurable ou, plus simplement, borborygmes abdominaux, etc.

Sabadilla 15 CH, 5 **granules** par jour jusqu'à la disparition des troubles.

Le traitement de **terrain** fait souvent appel à un médicament préparé à partir de ***Thuya occidentalis.***

Voir **Paresthésie.**

CENTÉSIMALE HAHNEMANNIENNE (dilution)

Technique de fabrication de médicaments homéopathiques par déconcentrations au centième selon le procédé inventé par **Hahnemann ;** une **souche** est ainsi progressivement déconcentrée par une série d'opérations aujourd'hui mécanisées et standardisées.

À partir d'une **teinture mère,** le principe est le suivant :

On mélange 1 partie de la teinture mère à 99 parties d'alcool, puis on agite vivement selon un procédé aujourd'hui standardisé appelé « dynamisation ». On obtient ainsi la première dilution centésimale hahnemannienne ou 1 CH.

On mélange ensuite 1 partie de cette dilution 1 CH à 99 parties d'alcool dans un autre flacon. Après dynamisation, on obtient la 2e dilution centésimale hahnemannienne ou 2 CH.

Et ainsi de suite pour chaque nouvelle dilution jusqu'à 30 CH, hauteur de dilution maximale autorisée en France.

Chacune de ces dilutions liquides peut être incorporée à un support neutre, des granules par exemple.

Commentaire

La technique de fabrication diffère légèrement lorsque la souche est insoluble dans l'eau et/ou dans l'alcool : les premières déconcentrations sont effectuées en remplaçant dans les mêmes proportions l'alcool par du lactose pulvérulent, le mélange subissant alors une longue trituration dans un mortier. Dès que le produit à diluer est soluble (au-delà de 3 CH), les opérations de déconcentration suivantes sont effectuées dans un milieu liquide.

Parmi les techniques de déconcentration existant pour la fabrication des médicaments homéopathiques, les dilutions centésimales hahnemanniennes sont les plus utilisées ; les autres techniques sont les dilutions **décimales hahnemanniennes** et les dilutions **korsakoviennes.**

Voir également **Fabrication des médicaments homéopathiques, Avogadro-Ampère (nombre d').**

CÉPHALÉE ⚠

La classification internationale actuelle permet de différencier plusieurs formes de céphalées ainsi que leurs critères diagnostiques. Les céphalées primaires sont des maladies indépendantes tandis que les céphalées secondaires sont l'une des conséquences d'autres maladies qui doivent être traitées spécifiquement. Parmi les formes primaires, on distingue les migraines, les céphalées de tension et les céphalées sans lésion organique (par ex. provoquées par le froid, la toux ou les efforts intenses). La réponse **homéopathique** au « mal de tête » est plus complexe que la réponse **allopathique,** qui se résume à la prise itérative d'un antalgique (aspirine, paracétamol, ibuprofène, etc.) : il est en effet indispensable d'en préciser les critères concomitants pour déterminer le(s) médicament(s) homéopathique(s) adéquat(s). Les céphalées récidivantes nécessitent un traitement de **terrain** afin d'obtenir dans la plupart des cas une guérison.

Céphalées de tension

Il s'agit de la céphalée banale pour laquelle, la plupart du temps, la douleur s'accompagne d'une rougeur congestive du visage plus ou moins importante. Le traitement sera instauré dès que possible à raison d'une prise de 5 **granules** (à répéter toutes les heures si nécessaire) de :

Belladonna 5 CH lorsque la céphalée est battante et que le patient recherche l'obscurité ;

Bryonia alba 5 CH lorsque le patient recherche l'immobilité et qu'il est soulagé par une pression sur la région douloureuse ;

Sanguinaria canadensis 7 CH lorsque le patient perçoit une sensation de brûlure au niveau des joues et des oreilles.

Peuvent être également indiqués les médicaments préparés à partir de : ***Apis mellifica, Cactus grandiflorus, Cedron, Coffea cruda*** ou ***Coffea tosta, Glonoi-num, Secale cornutum.***

Céphalées avec troubles digestifs

Nux vomica 9 CH, 5 granules à répéter toutes les heures si nécessaire, est le médicament des céphalées survenant après des excès de table.

Peuvent être également indiqués les médicaments préparés à partir de : ***Chelidolium majus, Cyclamen europaeum, Iris versicolor, Lycopodium clavatum, Sepia officinalis.***

Céphalées cataméniales (pendant les règles)

Prendre :

Actaea racemosa 9 CH, 5 granules toutes les heures lorsque la douleur est proportionnelle à l'abondance des règles.

Céphalées prémenstruelles

Prendre :

Bovista gigantea 5 CH, 5 granules 3 fois par jour lorsqu'on ressent une impression de gonflement de la tête ;

Lachesis mutus 9 CH, 5 granules 3 fois par jour lorsque la douleur cède avec la survenue des règles ;

Asterias rubens 5 CH, 5 granules 3 fois par jour lorsque la céphalée s'accompagne d'une tension mammaire.

Voir également **Ménopause, Syndrome prémenstruel.**

Céphalées par surmenage intellectuel

Prendre 5 granules 2 fois par jour (traitement de 15 jours renouvelable) de :

Anacardium orientale 9 CH lorsque le surmenage entraîne également un besoin quasi permanent de grignoter ;

Kalium phosphoricum 15 CH lorsque le surmenage s'accompagne de troubles de la mémorisation.

Le traitement de **terrain** fait souvent appel à des médicaments préparés à partir de : ***Calcarea phosphorica, Phosphoricum acidum, Silicea.***

Céphalées et fatigue visuelle

Prendre :

Paris quadrifolia 5 CH, 5 granules 3 fois par jour lorsqu'on ressent une douleur rétro-orbitaire (derrière l'œil).

Le traitement de terrain fait souvent appel à des médicaments préparés à partir de : ***Gelsemium, Secale cornutum, Tuberculinum.*** Voir également **Asthénopie.**

Céphalées avec anxiété

Prendre :

Argentum nitricum 9 CH, 5 granules 2 fois par jour lorsque l'anxiété majore une agitation inefficace et/ou déclenche des éructations ;

Ignatia amara 9 CH, 5 granules 2 fois par jour lorsque l'anxiété déclenche des sensations de spasme au niveau de la gorge et/ou de l'estomac.

Céphalées après anesthésie péridurale

Prendre :

Bryonia alba 7 CH et

Hypericum perforatum 5 CH, 5 granules de chaque 3 fois par jour jusqu'à la disparition des douleurs. ***Natrum sulfuricum 15 CH*** peut également être indiqué (même **posologie**).

Commentaire

Pour des résultats équivalents, on peut diminuer à 330 milligrammes (au lieu de 500 mg ou 1 g) la quantité d'aspirine par prise en utilisant la **spécialité** *Cephyl* ®.

CÉPHALHÉMATOME

Voir **Accouchement.**

CERVICALGIE

Trois mécanismes principaux sont à l'origine des douleurs au niveau du cou : inflammation, contrariétés, contracture. Prendre :

Actaea racemosa 5 CH, 5 **granules** à la demande lorsque la douleur est en relation avec une inflammation au niveau des vertèbres cervicales ;

Ignatia amara 9 CH, 5 granules à la demande lorsque la douleur est déclenchée par une contrariété qui entraîne une contracture des muscles paravertébraux ;

Lachnantes tinctoria 5 CH, 5 granules toutes les heures en cas de **torticolis**.

CERVICITE

Inflammation du col utérin dont il faut déterminer l'origine par un prélèvement.

Lorsque la cause est infectieuse, en cas de récidive après un traitement spécifique, des médicaments **homéopathiques** préparés à partir de : ***Argentum nitricum, Kalium bichromicum, Kreosotum,***

Nitricum acidum peuvent être indiqués.

CÉSARIENNE

Voir **Accouchement, Soins pré et post-opératoires.**

CH

Abréviation de dilution **centésimale hahnemannienne** indiquant que le **médicament** a été préparé selon le procédé de **fabrication** des **dilutions** inventé par le docteur Samuel **Hahnemann.** Le nombre (1 ou 2 chiffres) qui précède les lettres CH indique le nombre de dilutions subies par la **souche.**
Le respect de la dilution prescrite par votre **médecin** est fondamental.

CHALAZION

Tuméfaction du bord libre d'une paupière en relation avec une inflammation durable et souvent récidivante d'une glande située contre le cartilage de la paupière.
Prendre :
Staphysagria 9 CH, 5 **granules** par jour pendant un mois environ.
Graphites 15 CH (même **posologie**) est indiqué lorsqu'il existe conjointement une **blépharite.**
Le traitement de **terrain** fait la plupart du temps appel à un médicament préparé à partir de ***Thuya occidentalis.***

CHAMOMILLA VULGARIS

Origine

Camomille allemande.

Principales indications

• Pédiatrie : traitement de la douleur (poussées dentaires en particulier), fièvres, otites, gastro-entérites, bronchites.

• Troubles du comportement : agressivité, spasmes du sanglot.

• Traitement de la douleur : hyperalgies (douleurs insupportables) de toutes origines : névralgies dentaires, sciatalgies, coliques hépatiques, coliques néphrétiques, coliques intestinales, dysménorrhée, etc.

Sur quels critères ?

• Hypersensibilité à la douleur : l'intensité de la douleur est disproportionnée avec la gravité du cas.

• Douleurs spasmodiques.

• Troubles comportementaux : colère, agitation et/ou irritabilité inhabituelles, aggravées à la moindre contrariété ; les nourrissons sont calmés par le bercement.

• Perturbation du sommeil avec somnolence diurne.

• Douleurs dentaires améliorées par le froid.

• Otalgie (douleur de l'oreille).

• Diarrhée aqueuse et nauséabonde avec coliques « pliant les malades en deux ».

• Coryzas ou bronchites généralement en relation avec la dentition ; aggravation nocturne de la toux.

• Élévation de la température interne du corps avec sueurs, soif, douleurs spasmodiques, une joue rouge et chaude, l'autre pâle et froide.

CHAMP D'ACTION DES MÉDICAMENTS HOMÉOPATHIQUES

L'**homéopathie** ne traite pas toutes les maladies. Habituellement qualifiée de « médecine douce », de « médecine parallèle », de « thérapeutique complémentaire » ou de « thérapeutique alternative », l'homéopathie permet en réalité d'apporter souvent une réponse thérapeutique adaptée à chacun des 5 cas de figure suivants :

• maladies aiguës pour lesquelles il existe une alternative entre homéopathie et **allopathie** (diarrhées, coryzas, etc.) ;

• maladies récurrentes survenant sur un **terrain** particulier (allergies, herpès, etc.) ;

• affections chroniques vis-à-vis desquelles certains patients s'avèrent être de mauvais répondeurs au traitement allopathique spécifique ;

• polypathologies (atteinte simultanée de plusieurs organes ou fonctions organiques) nécessitant, en thérapeutique allopathique, l'intervention de plusieurs spécialistes, d'où des prescriptions multiples (avec risque d'**interactions médicamenteuses**) ;

• pathologies lourdes nécessitant des traitements allopathiques (chimiothérapie, etc.) engendrant régulièrement des effets indésirables qu'un traitement homéopathique peut diminuer. On parle dans ce cas de soins de support.

CHEIRANTHUS CHEIRI

Origine

Giroflée violier, giroflée des murailles.

Principale indication

• Stomatologie : trismus.

Sur quels critères ?

• Douleur et contracture des

masséters (muscles de la mâchoire permettant la mastication) liées à une inflammation.

CHELIDONIUM MAJUS

Origine

Grande chélidoine, herbe aux verrues.

Principales indications

• Hépatologie : constipation, migraines, douleurs de la vésicule biliaire, coliques hépatiques, lithiases biliaires, hépatites aiguës.

Sur quels critères ?

• Douleurs de l'hypocondre droit (moitié supérieure droite de l'abdomen) irradiant dans le dos, au niveau de l'angle inférieur (= la pointe) de l'omoplate droite ; douleur majorée par la palpation.

• Langue recouverte d'un enduit jaunâtre.

• Nausées, goût amer, mauvaise haleine.

• Selles décolorées (couleur de mastic) pouvant s'accompagner d'une coloration jaune des conjonctives (= le « blanc des yeux ») et/ou de la peau (jaunisse ou ictère).

• Céphalée concomitante (migraine droite principalement).

Sur quels critères ?

La **spécialité** *Chelidonium composé* peut être utilisée comme médicament symptomatique dans les indications précédentes.

CHÉLOÏDE

Voir **Cicatrice.**

CHÉMOSIS

Œdème de la conjonctive (membrane invisible recouvrant l'œil) observé à l'occasion de réactions allergiques, donnant l'aspect d'un bourrelet gélatineux autour de l'iris.

En attendant la **consultation,** donner :

Apis mellifica 15 CH, 5 **granules** toutes les heures.

CHELOPODIUM ANTHELMINTICUM

Origine

Chénopode.

Principales indications

• Gastro-entérologie : dyspepsies.

• ORL : acouphènes.

Sur quels critères ?

• Douleur de l'hypocondre droit (« mal au foie ») avec syndrome vertigineux.

• Sifflements d'intensité variable avec, souvent, syndrome vertigineux.

CHEVEUX

Voir **Alopécie (chute des cheveux), Dermite séborrhéique.**

CHIMAPHILA UMBELLATA

Origine

Herbe à pisser.

Principales indications

Urologie : prostatites, prostatisme.

Sur quels critères ?

• Envies fréquentes d'uriner majorées par le froid.
• Mictions difficiles à déclencher.
• Sensation de cuisson en urinant, ténesme (douleur) après.
• Perception de la prostate en position assise (impression d'être « assis sur une balle »).

CHINA RUBRA

Origine

Quinquina rouge.

Principales indications

• Hémorragies : épistaxis, ménométrorragies, gingivorragies, etc. ; prévention des hémorragies concomitantes des interventions chirurgicales réputées sanglantes.
• Gastro-entérologie : diarrhées, colites, aérocolies.
• Syndromes fébriles : syndromes grippaux ou pseudo-grippaux.
• Asthénies en relation avec les maladies infectieuses (grippes, gastro-entérites, etc.), les hémorragies, les accouchements, etc.
• Troubles du sommeil : hyperhidrose (transpiration profuse), insomnie.
• Oto-rhino-laryngologie : acouphènes.

Sur quels critères ?

• Ballonnement abdominal avec borborygmes.
• Diarrhée épuisante, aggravée par l'ingestion de fruits et de lait.
• Amertume buccale.
• Hypersensibilité au bruit, à la lumière, aux odeurs et au toucher.
• Acouphènes (sifflements ou bourdonnements d'oreilles) et troubles visuels.
• Céphalées à type de battements.
• Hémorragies entraînant une anémie.
• Fièvre intermittente avec hypersensibilité au froid ; fièvre récurrente.
• Sueurs abondantes.
• Asthénie, en particulier

consécutive aux diarrhées, aux hémorragies, aux fièvres ayant entraîné des sueurs profuses, etc.

CHININUM SULFURICUM

Origine

Sulfate de quinine.

Principales indications

- Oto-rhino-laryngologie : acouphènes.
- Neurologie : névralgies faciales.
- Syndromes inflammatoires : syndromes fébriles.

Sur quels critères ?

- Hypoacousie (diminution de l'audition) avec acouphènes (bourdonnements ou sifflements d'oreilles) et vertiges.
- Névralgies faciales de périodicité très marquée.
- Syndrome fébrile avec sueurs profuses et douleurs dorsales, de périodicité très marquée.

CHIRURGIE

Voir **Soins pré et post-opératoires.**

CHLOASMA

Voir **Grossesse.**

CHOC

Voir **Traumatisme.**

CHOLÉCYSTITE ⚠

Inflammation des voies biliaires, généralement fébrile, se traduisant par une vive douleur abdominale sous les côtes, du côté droit. Un avis médical est indispensable car il peut s'agir d'une urgence chirurgicale.

En attendant la **consultation,** prendre :

***Bryonia alba* 9 CH,** 5 **granules** tous les quarts d'heure.

La prévention des récidives de cholécystite subaiguë fait appel à un traitement de **terrain.**

CHOLESTÉROL

Voir **Hyperlipidémie.**

CHUTE

Voir **Traumatisme.**

CICATRICE ⚠

Toute **plaie** nécessite des soins locaux (asepsie ; parage et suture si nécessaire) afin d'optimiser sa cicatrisation. Néan-moins, malgré tous les soins prodigués, un certain nombre de plaies vont se compliquer en cicatrices vicieuses, rétractiles ou hypertrophiques, appelées chéloïdes.

Débuté dès les premiers signes, un traitement homéopathique (traitement de 2 mois renouvelable) permet de limiter l'importance des séquelles.

***Causticum* 9 CH,** 5 **granules** par jour, est le médicament des rétractions telles qu'on les observe après des **brûlures ;** une application quotidienne de *pommade Cicaderma* ® est recommandée ;

***Graphites* 9 CH,** 5 granules par jour, est le médicament des cicatrices hypertrophiques ;

***Fluoricum acidum* 9 CH,** 5 granules à la demande, est le médicament des démangeaisons pendant la cicatrisation ;

***Hypericum perforatum* 15 CH,** 5 granules à la demande, est le médicament des plaies douloureuses ;

***Antimonium tartaricum* 5 CH,** 5 granules par jour, est le médicament des cicatrices de varicelle et des cicatrices d'acné tubéreuse.

CIMICIFUGA

Voir ***Actaea racemosa.***

CINA

Origine

Armoise d'Alep, semen contra.

Principales indications

- Conséquences des oxyurases : douleurs abdominales, toux, bruxisme.
- Troubles du comportement : tics de la face, énurésie, insomnies, terreurs nocturnes, somnambulisme.

Sur quels critères ?

- Douleurs abdominales périombilicales (au niveau du nombril) à type de spasmes, aggravées la nuit, améliorées par le décubitus ventral (position couchée sur le ventre).
- Prurit (démangeaisons entraînant un grattage) nasal, prurit anal.
- Toux sèche spasmodique, aggravée la nuit.
- Rythmies (mouvements de balancement) d'endormissement, terreurs nocturnes, somnambulisme, énurésie (« pipi au lit ») itérative.
- Bruxisme (grincement de dents). Faim insatiable avec goût prononcé pour les sucreries.
- Enfants au faciès pâle avec les yeux cernés.

• Enfants irritables avec exagération de la mauvaise humeur quand on les regarde ou après une remontrance.
• Augmentation des troubles au cours de la nuit, principalement au moment des changements de lune (pleine ou nouvelle lune).

Commentaire
Ce médicament n'est pas un vermifuge.

CINNABARIS

Origine
Sulfure mercurique rouge.

Principales indications
• Oto-rhino-laryngologie : sinusites.
• Dermatologie et vénéréologie : verrues, molluscums contagiosums, condylomes, crêtes de coq.

Sur quels critères ?
• Inflammation des sinus de la face avec douleurs périorbitaires (autour de l'œil) et rougeur écarlate de l'œil et avec douleur de la racine du nez.
• Rhinorrhée postérieure (écoulement dans la gorge) collante.
• Inflammation souvent prurigineuse (démangeaisons) de la peau et/ou des muqueuses des organes génitaux qui se recouvrent de néoformations.

CIRCULATION

Voir **Insuffisance veino-lymphatique.**

CIRRHOSE HÉPATIQUE ⚠

Groupe de maladies dues à une sclérose des cellules du foie en relation la plupart du temps avec l'**alcoolisme** et/ou avec une **hépatite chronique** active. Le traitement **allopathique** peut être complété par un traitement **homéopathique** de fond dans lequel ***Phosphorus*** est le chef de file des médicaments employés.

CLINIQUE

Ce terme connaît trois acceptions :
1 • Relatif à l'art médical (adjectif) : examen clinique, signe clinique.
2 • Service hospitalier où se dispense l'enseignement de la médecine au lit du malade (nom).
3 • Établissement privé destiné aux soins des malades (nom).

Commentaires
Un examen clinique comporte 4 temps : inspection, palpation, percussion et auscultation.
Un signe clinique est la traduction en terme de santé d'un

renseignement obtenu par un ou plusieurs temps de l'examen clinique.
Voir **Consultation.**

COCCULUS INDICUS

Origine
Coque du Levant.
Principales indications
• Neurologie : vertiges.
• Troubles du comportement : mal des transports, conséquences du décalage horaire, insomnies.
• Gynécologie-obstétrique : dysménorrhées, vomissements de la grossesse.
Sur quels critères ?
• Vertiges avec nausées et vomissements, aggravés par les mouvements brutaux de la tête.
• Asthénie avec impression de faiblesse au niveau du cou, des lombes et des genoux, avec impression d'évanouissement imminent.
• Engourdissement des membres supérieurs.
• Crampes abdominales.
• Perturbations du rythme veille/sommeil.
• Pâleur et sialorrhée (augmentation de la sécrétion de la salive).
• Dégoût de la nourriture et de l'odeur du tabac ; envie de boissons fraîches.

COCCUS CACTI

Origine
Cochenille.
Principales indications
• Pneumologie : toux.
• Infectiologie : coqueluche.
Sur quels critères ?
• Importante irritation des muqueuses respiratoires avec encombrement et rejet d'abondantes mucosités.
• Toux quinteuse par chatouillement laryngé avec expectoration de mucus filant et visqueux, surtout le soir tard (avant minuit) et le matin au réveil.
• Toux améliorée en buvant une gorgée d'eau froide.
• Nausées au moment des quintes de toux.
• Visage empourpré au moment des quintes de toux.

CŒUR

Mal au cœur : voir **Nausées.**
Maladies cardiaques : voir **Cardiopathie, Cardiovasculaire (prévention du risque...), Insuffisance cardiaque**.

COFFEA CRUDA

Origine

Café vert.

Principales indications

• Neurologie et troubles du comportement : insomnie, intolérance à la douleur (douleurs dentaires, névralgies périphériques, travail de l'accouchement, tranchées utérines), céphalées.

• Gynécologie : prurit vulvaire.

Sur quels critères ?

• Hyperactivité cérébrale.

• Optimisme et euphorie, mais aussi irritabilité.

• Insomnie par hyperidéation (profusion d'idées) et agitation.

• Éréthisme cardiaque (palpitations).

• Intolérance à la douleur.

• Hypersensibilité tactile.

Commentaires

Il existe un médicament homéopathique préparé à partir de la graine torréfiée, ***Coffea tosta ;*** malgré la transformation opérée par la torréfaction, la teneur en caféine à l'état libre est sensiblement la même dans le café vert que dans le café torréfié.

Certains sujets réagissent mieux à ***Coffea tosta*** qu'à ***Coffea cruda.***

Lorsqu'on demande ***Coffea*** sans autre précision, le pharmacien délivre ***Coffea cruda.***

COLCHICUM AUTUMNALE

Origine

Colchique, safran des prés.

Principales indications

• Gastro-entérologie : dyspepsie, entérocolites, nausées iatrogéniques (engendrées par certains traitements).

• Obstétrique : nausées de la grossesse.

Sur quels critères ?

• État de faiblesse pouvant aller jusqu'à la prostration.

• Hyperesthésie de l'odorat (extrême sensibilité aux odeurs).

• Nausées déclenchées par l'odeur des aliments.

• Langue très saburrale (blanche), soif.

• Nausées et/ou vomissements.

• Météorisme (ballonnement abdominal) important.

• Diarrhée d'aspect dysentérique.

• Douleurs articulaires majorées par le mouvement et par le froid humide.

Commentaire

Dans la crise de goutte, l'indication thérapeutique de ***Colchicum autumnale*** est d'ordre phytothérapique.

COLÈRE

Voir **Comportement (troubles du).**

COLIBACILLINUM

Origine

Lysat de cultures pures d'*Escherichia coli.*

Principale indication

- Urologie : cystites récidivantes.

Sur quels critères ?

- Brûlures mictionnelles (douleurs en urinant) itératives ou récidivantes.

COLIQUE

À proprement parler, une colique est une affection du côlon (le gros intestin) qui se traduit par des spasmes, sans tenir compte de l'existence de troubles du transit intestinal (constipation ou diarrhée).

Les médicaments suivants sont indiqués à raison de prises de 5 **granules** à renouveler aussi souvent que nécessaire :

Cuprum metallicum 9 CH lorsque le patient décrit des crampes abdominales très douloureuses ;

Colocynthis 9 CH et ***Magnesia phosphorica 9 CH*** lorsque les spasmes font se plier en deux le patient ;

Dioscorea villosa 9 CH quand, au contraire, le patient est aggravé lorsqu'il est plié en deux (bien souvent c'est la présence de gaz intestinaux qui en est la cause) ;

Chamomilla vulgaris 15 CH, 5 granules aussi souvent que nécessaire peut compléter le traitement chez des sujets particulièrement intolérants à la douleur.

En cas de persistance des douleurs, il convient de consulter un médecin.

Commentaire

Le terme colique a été étendu à un certain nombre d'affections spasmodiques intéressant les organes creux (voies biliaires, uretères, etc.).

COLIQUE HÉPATIQUE ⚠

Manifestation spasmodique au niveau des voies biliaires en relation la plupart du temps avec la migration d'un calcul biliaire et se traduisant par une vive douleur abdominale sous les côtes, du côté droit. Un avis médical est indispensable, car il peut s'agir d'une urgence chirurgicale.

En attendant la **consultation,** prendre :

Colocynthis 9 CH et

Magnesia phosphorica 9 CH, 5 **granules** de chaque tous les quarts d'heure.

Un certain nombre de patients présentent des accès récurrents de colique hépatique a minima, pour lesquels il n'y a pas d'indication chirurgicale. Un traitement de **fond** permet de les éviter. Celui-ci fait appel le plus souvent à des médicaments préparés à partir de : ***Berberis vulgaris, Calcarea carbonica ostrearum, Chamomilla vulgaris, Chelidonium majus, Ricinus communis.***

La **spécialité** *Chelidonium composé* est un médicament des douleurs itératives liées aux spasmes de la vésicule biliaire. Elle s'utilise à raison de 20 **gouttes buvables** diluées dans un peu d'eau, dont on répète les prises aussi souvent que nécessaire.

COLIQUE NÉPHRÉTIQUE ⚠

Manifestation spasmodique au niveau d'un uretère en relation la plupart du temps avec la migration d'un calcul rénal et se traduisant par une vive douleur abdominale. L'intensité de la douleur amène rapidement le patient à demander un avis médical ; la solution est parfois chirurgicale.

Calcarea carbonica ostrearum 30 CH, 5 **granules** toutes les 10 minutes, contribue régulièrement à diminuer une douleur que, souvent, même les médicaments allopathiques ont de la difficulté à apaiser rapidement.

Un certain nombre de patients présentent des coliques néphrétiques itératives ; un traitement de **terrain** permet d'espacer – voire d'éviter – les récidives avec des médicaments préparés à partir de : ***Benzoicum acidum, Berberis vulgaris, Calcarea carbonica ostrearum, Chamomilla vulgaris, Colocynthis, Lycopodium clavatum, Magnesia phosphorica, Oxalicum acidum, Pareira brava, Phosphoricum acidum, Sarsaparilla.***

COLIQUE DU NOURRISSON ⚠

Phénomène banal des premières semaines de la vie se traduisant par des pleurs survenant après la tétée chez le nourrisson.

Tous les médicaments suivants seront donnés au biberon à raison de 5 **granules** dissous dans une cuillerée à dessert d'eau pure avant chaque tétée :

Cuprum metallicum 9 CH lorsque l'enfant présente régulièrement un hoquet après chaque repas ;

Lycopodium clavatum 5 CH chez les enfants évacuant beaucoup de gaz intestinaux ;

Nux vomica 9 CH chez les enfants constipés et pleurant beaucoup ;

Colocynthis 9 CH ou

Magnesia phosphorica 9 CH quand on n'observe aucun des critères en justifiant les indications.

COLITE

Voir **Colopathie.**

COLLINSONIA CANADENSIS

Origine

Baume de cheval.

Principales indications

Proctologie : hémorroïdes/constipation, constipation de la grossesse.

Sur quels critères ?

• Coexistence d'une constipation et d'hémorroïdes.

• Coexistence d'une constipation et d'une sensation de congestion du petit bassin.

COLOCYNTHIS

Origine

Coloquinte

Principales indications

• Gastro-entérologie : gastrites, ulcères gastroduodénaux, coliques hépatiques, colopathies spasmodiques, coliques du nourrisson, diarrhées.

• Urologie : coliques néphrétiques.

• Gynécologie : dysménorrhées.

• Neurologie : névralgies faciales, sciatalgies, cruralgies.

Sur quels critères ?

• Douleurs crampoïdes de l'estomac (accompagnées ou non de nausées et de vomissements) et/ou de l'intestin (accompagnées ou non de diarrhée).

• Douleurs crampoïdes de la sphère urogénitale (uretères, utérus).

• Névralgies localisées au territoire du nerf trijumeau (visage), du nerf crural (face antérieure du membre inférieur) et du nerf sciatique (face postérieure du membre inférieur).
• Douleurs diminuées par la flexion d'une (des) cuisse(s) sur le bassin.
• Douleurs soulagées par l'application locale de chaleur.
• Douleurs pouvant être déclenchées par une vexation, la colère ou l'indignation.

COLOPATHIE FONCTIONNELLE ⚠

Affection non organique du côlon (gros intestin) regroupant des troubles digestifs variables : douleurs abdominales, **ballonnements,** trouble du transit (**constipation** ou **diarrhée**).
Sans présumer de la cause, le traitement de la crise douloureuse peut faire appel à des médicaments préparés à partir de : ***Colocynthis, Dioscorea villosa, Magnesia phosphorica*** (voir **Colique**).
Prendre :
China rubra 9 CH, 5 **granules** après chaque repas en cas de ballonnements ;
Ignatia amara 9 CH, 5 granules à la demande lorsque les douleurs sont consécutives à une contrariété.
Peuvent également être indiqués des médicaments préparés à partir de : ***Cambogia, Iris tenax, Mercurius solubilis, Momordica balsamina.***
Le traitement de **terrain** fait la plupart du temps appel à des médicaments préparés à partir de : ***Arsenicum album, Lycopodium clavatum, Nux vomica, Sepia officinalis, Sulfur.***

COLUBRINA

Voir ***Nux vomica.***

COMÉDON

Voir **Acné.**

COMPATIBILITÉ HOMÉOPATHIE/ ALLOPATHIE

Il n'y a généralement pas de contre-indication concernant la prise simultanée de médicaments **allopathiques** et **homéopathiques.**
En cas de doute, votre médecin et votre pharmacien sont là pour vous conseiller.
Même si les **médicaments**

homéopathiques sont capables de soigner seuls de nombreuses affections, votre **médecin** pourra être amené, le cas échéant, à prescrire d'autres médicaments que des médicaments homéopathiques. Ces différents médicaments peuvent être complémentaires.

COMPÉTITION SPORTIVE

***Arnica montana* 9 CH, 1 dose** avant l'épreuve permet de diminuer la sensation de fatigue consécutive à un effort physique prolongé.
On peut également utiliser *Sporténine*®.

COMPLÉMENTS ALIMENTAIRES

Pour fonctionner correctement, tout organisme vivant a besoin d'un apport extérieur de quantités plus ou moins importantes de substances indispensables : vitamines, oligo-éléments, etc. De plus, certains dysfonctionnements peuvent être corrigés par la prise régulière de produits (levures, antioxydants, etc.) qui ont une action favorable sur le métabolisme. Les distinguant des médicaments, la réglementation actuelle classe ces produits sous l'appellation *compléments alimentaires*.
Voir **Micronutriments.**

COMPLEXISME

Technique de **prescription** des **médicaments homéopathiques** émise dans les années 1920 par un médecin nommé Marçais, reposant sur le postulat suivant : l'être humain étant compliqué, il est impossible de le soigner avec un seul médicament (!). Les traitements comprenaient des prises provenant de plusieurs mélanges de nombreux médicaments homéopathiques.
Voir : **Histoire de l'homéopathie, Pluralisme, Unicisme**.

COMPORTEMENT ⚠ (troubles du…)

Ceux-ci sont variés ; en dehors de manifestations nécessitant un avis psychiatrique, certaines situations occasionnelles peuvent bénéficier de :

***Lachesis mutus* 15 CH,** 5 **granules** par jour en cas de jalousie (naissance d'un petit frère par exemple) ;

***Nux vomica* 15 CH,** 5 granules par jour lorsqu'une situation mal vécue engendre des réactions de colère souvent violentes mais brèves ;

Staphysagria 15 CH, 5 granules par jour lorsqu'une situation mal vécue engendre un sentiment de frustration, d'humiliation, d'indignation ou d'injustice.

Le traitement sera arrêté lorsque les troubles auront disparu.

Voir également **Agitation psychomotrice, Agressivité, Anxiété, Conduite addictive, Hyperactivité, Lipothymie, Poussée dentaire.**

CONDUITE ADDICTIVE ⚠

« Asservissement d'un sujet à l'usage d'une drogue dont il a contracté l'habitude par un emploi plus ou moins répété » (L. Hallion). Cette pathologie nécessite une prise en charge complexe qui dépend beaucoup de la coopération de l'intéressé(e). Les médicaments préparés à partir de ***Nux vomica*** peuvent être indiqués.

CONDURANGO

Origine

Condurango.

Principales indications

• Gastro-entérologie / Dermatologie : perlèches, fissures anales, gastralgies.

Sur quels critères ?

• Fissures des commissures labiales et de l'anus.

• Douleurs spasmodiques de l'œsophage et de l'estomac avec sensation de brûlure.

CONDYLOME ⚠

Tumeur cutanée ayant l'aspect d'une verrue et siégeant au niveau de l'anus et/ou des organes génitaux.

Les traitements **homéopathiques** ont l'avantage d'être efficaces sans être traumatisants et de limiter les récidives. Les médicaments les plus utilisés sont préparés à partir de : ***Cinnabaris, Medorrhi-num, Nitricum acidum, Sabina, Staphysagria, Thuya occidentalis.***

CONIUM MACULATUM

Origine

Grande ciguë.

Principales indications

• Neurologie : vertiges, paralysies faciales.

• Gynécologie : mastodynies, traumatismes du sein.

• Urologie : prostatisme.

Sur quels critères ?

• Syndrome vertigineux aggravé par les mouvements de la tête.

• Paralysie des nerfs moteurs et sensitifs.

• Sclérose et/ou induration de la prostate ou des seins.

• Troubles de l'humeur à composante dépressive et troubles de la sexualité.

CONJONCTIVITE

Inflammation de la conjonctive (membrane transparente recouvrant l'œil et la face interne des paupières) d'origine infectieuse, allergique ou traumatique (corps étranger, ultraviolets) qui provoque une rougeur oculaire.

***Euphrasia officinalis* 5 CH,** 5 **granules** toutes les heures, est le médicament symptomatique des conjonctivites. En cas de persistance des symptômes, il faut consulter un médecin.

Les conjonctivites allergiques sont généralement traitées avec des médicaments préparés à partir de : ***Ambrosia artemisiaefolia, Apis mellifica*** (voir **Chémosis**), ***Belladonna, Pollens*** ou ***Pollantinum ;*** les conjonctivites infectieuses avec ***Argentum nitricum, Calcarea sulfurica, Cambogia, Hepar sulfuris calcareum.***

Le traitement de **terrain** fera la plupart du temps appel à des médicaments préparés à partir de : ***Morbillinum, Pulsatilla, Sulfur, Thuya occidentalis.***

Un traitement local avec un collyre contenant ***Calendula officinalis*** est un appoint indispensable (*Homéoptic®*).

Voir également **Blépharoconjonctivite, Kératoconjonctivite, Rhinoconjonctivite.**

CONSTIPATION ⚠

Retard dans l'évacuation de selles déshydratées, donc dures, éliminées en quantité jugée insuffisante par le patient.

Les règles hygiéno-diététiques de base doivent être suivies : alimentation riche en légumes et boissons en quantité abondante.

Le traitement **homéopathique** des constipations chroniques est du ressort du médecin et ces constipations seront d'autant plus faciles à traiter que ce trouble du viendra s'intégrer dans une pathologie polymorphe chez un même patient.

L'**automédication** peut, en revanche, s'appliquer lorsqu'il s'agit d'une constipation occasionnelle. Prendre :

Collinsonia canadensis 5 CH, 5 **granules** 2 fois par jour lorsque chaque épisode de constipation s'accompagne d'une poussée hémorroïdaire ;

Nux vomica 9 CH, 5 granules 2 fois par jour lorsque chaque épisode de constipation fait suite à des erreurs alimentaires ;

Platina 5 CH, 5 granules 2 fois par jour lorsqu'il s'agit d'une constipation se produisant essentiellement en voyage.

Les autres médicaments de la constipation sont préparés à partir de : ***Alumina, Ammonium muriaticum, Bryonia alba, Causticum, Chelidonium majus, Hydrastis canadensis, Magnesia carbonica, Magnesia muriatica, Opium, Plumbum metallicum, Raphanus sativus niger, Ratanhia.***

Le traitement de **terrain** fera le plus souvent appel aux médicaments préparés à partir de : ***Graphites, Kalium carbonicum, Lycopodium clavatum, Natrum muriaticum, Psorinum, Sepia officinalis, Silicea.***

CONSULTATION MÉDICALE

Acte dispensé par un médecin dans le but de préserver ou de rétablir l'état de santé d'un sujet.

Une consultation comporte un **interrogatoire** et un **examen clinique ;** s'il y a lieu, des **examens complémentaires** apportent les renseignements nécessaires pour que le médecin puisse émettre un avis.

Cet avis comporte un ou plusieurs des éléments suivants :

- un diagnostic,
- une proposition de traitement,
- des conseils hygiéno-diététiques,
- la réalisation d'un geste thérapeutique (petite chirurgie, pansement, etc.) et/ou d'un geste de prévention (traitement de **terrain**, vaccination, etc.).

Le diagnostic comporte l'identification des critères communs à tous les patients présentant la même maladie.

Consultation homéopathique

Pour établir un traitement homéopathique, en plus des critères précédents, le médecin recherche deux autres types de critères :

- les symptômes apparus depuis le début de la maladie et propres au malade (par exemple, la survenue d'une soif au mo-ment d'une fièvre),

• l'historique des maladies passées et/ou présentes, indispensable pour un traitement de **terrain**.

CONTACTS

Pour obtenir les coordonnées d'un médecin homéopathe, interrogez votre pharmacien, consultez les pages jaunes de l'annuaire téléphonique à la rubrique « médecine générale, orientation homéopathie » ou contactez le Syndicat national des médecins homéopathes français (SNMHF) :
79, rue de Tocqueville
75017 Paris
Tél. : 01 44 29 01 31
Fax : 01 40 54 00 66
http://www.snmhf.org
rubrique « annuaire des médecins homéopathes ».

CONTRACTIONS UTÉRINES

Voir **Grossesse.**

CONTRE-INDICATION

Circonstance qui empêche l'utilisation d'un traitement (exemple : prise d'un anti-inflammatoire comme l'aspirine avec antécédent d'ulcère d'estomac).

Les médicaments **homéopathiques** n'ont aucune contre-indication connue pour les dilutions égales ou supérieures à 4 **CH.**

CONVALESCENCE

Période plus ou moins longue faisant suite à la fin de l'évolution d'une maladie et pendant laquelle on se rétablit progressivement.

Avena sativa est particulièrement indiqué après une maladie infectieuse épuisante (par exemple la **grippe**) lorsque se conjuguent **asthénie** et inappétence. ***Avena sativa*** entre dans la composition de : *Céréales germées TM*, médicament qui s'utilise à raison de 10 **gouttes buvables** diluées dans un peu d'eau 3 fois par jour.

On peut également faire appel à des médicaments préparés à partir de ***Arsenicum iodatum, Calcarea phosphorica*** et ***Sulfur iodatum.***

CONVULSION HYPERTHERMIQUE

Voir ***Fièvre.***

COQUELUCHE ⚠

Même si cette maladie contagieuse est aujourd'hui en recul, on observe encore des quintes de toux à caractère suffocant liées à une infection présente ou passée par le bacille de la coqueluche. Le diagnostic ne peut être affirmé que par des examens complémentaires effectués au laboratoire d'analyses médicales.

Carbo vegetabilis 15 CH, 1 **dose** dès que possible, améliore très rapidement la fonction respiratoire et fait donc cesser la sensation d'étouffement ;

Pertussinum 30 CH, 1 dose par jour pendant 3 jours, est indiqué lorsqu'il existe des quintes de toux répétées ;

Corallium rubrum 9 CH, 5 **granules** après chaque quinte de toux, est indiqué lorsque, en présence de glaires, il existe de violents accès de toux spasmodique, explosive, continuelle, suffocante, déclenchés par l'exposition à l'air froid et aggravés la nuit.

Peuvent être indiqués des médicaments préparés à partir de : ***Coccus cacti, Drosera rotundifolia, Ipeca, Sambucus nigra.***

COR

Si les cors, durillons et œils-de-perdrix sont du ressort de la pédicurie, la douleur provoquée par ces indurations cornées est soulagée par la prise de :

Ranunculus bulbosus 5 CH, 5 **granules** 3 fois par jour (traitement de 15 jours renouvelable).

CORALLIUM RUBRUM

Origine

Corail rouge.

Principales indications

• Oto-rhino-laryngologie : rhinopharyngites, sinusites, bronchites.

• Infectiologie : toux liées au virus respiratoire syncytial, coqueluche.

Sur quels critères ?

• Rhinorrhée muqueuse (écoulement de mucus glaireux) postérieure.

• Irritation du cavum, du pharynx, du larynx et des bronches.

• Violents accès de toux spasmodique, explosive, continuelle, suffocante, déclenchés par l'exposition à l'air froid et aggravés la nuit.

• Sensation de froid glacial pour l'air inspiré au niveau des voies aériennes supérieures.

CORYZA

Voir **Rhinite.**

Commentaire

Le coryza désigne une affection d'origine virale, caractérisée par une obstruction nasale, des éternuements, un écoulement nasal et une irritation de la gorge.

COU (douleur du...)

Voir **Cervicalgie, Torticolis.**

COUCHES

Voir **Accouchement.**

COUP

Voir **Traumatisme.**

COUP DE CHALEUR

Voir **Insolation.**

COUP DE SOLEIL

Voir **Brûlures du 2e degré** et **Érythème solaire.**

COUPEROSE

Voir **Acné rosacée.**

COURBATURE

Voir **Effort physique, Grippe, Traumatisme.**

COXARTHROSE

Arthrose de la hanche. Voir **Arthrose.**

CRAMPE

Contraction douloureuse, involontaire et temporaire d'un ou de plusieurs muscles, siégeant fréquemment au niveau des membres inférieurs.

Cuprum metallicum 9 CH, 5 **granules** au coucher, est un médicament recommandé chez les sujets qui sont régulièrement tirés de leur sommeil par une crampe (traitement d'un mois renouvelable) ;

Sarcolacticum acidum 5 CH, 5 granules 3 fois par jour après une journée active, convient aux crampes survenant chez les sportifs ;

Magnesia phosphorica 15 CH, 5 granules à la demande, est indiqué dans le traitement des crampes survenant chez les spasmophiles.

Commentaires

Zincum sarcolacticum, produit voisin de ***Sarcolacticum acidum,*** entre dans la composition de *Sporténine®*.

Les patients sous diurétiques doivent signaler à leur médecin la survenue de crampes afin que celui-ci procède à la mesure de leur kaliémie (taux de potassium dans le sang).

CRÉATININE

Voir **Insuffisance rénale chronique.**

CRÊTE DE COQ

Voir **Condylome.**

CREVASSE

Voir **Gerçure.**

CROISSANCE

Certains troubles de la croissance peuvent être l'objet d'un traitement de **fond** avec des médicaments préparés à partir de : ***Calcarea carbonica ostrearum, Calcarea fluorica, Calcarea phosphorica, Natrum muriaticum.***
Consultez votre médecin.

CROTON TIGLIUM

Origine

Graine de Tilly.

Principales indications

• Gastro-entérologie : diarrhées.
• Dermatologie : prurits, eczémas, herpès.
• Infectiologie : varicelle.

Sur quels critères ?

• Diarrhée aqueuse, jaune, expulsée en jets, irritant l'anus.
• Diarrhée accompagnée de l'expulsion de beaucoup de gaz.
• Diarrhée aggravée par l'ingestion de la moindre quantité de nourriture ou de boisson.
• Inflammation de la peau caractérisée par une rougeur et surtout par un prurit (démangeaison) très intense.
• Vésicules au contenu d'abord transparent, puis d'aspect purulent.
• Croûtes jaunâtres recouvrant secondairement les vésicules.

CROÛTE DE LAIT

Voir **Dermite séborrhéique.**

CRURALGIE

Douleur siégeant au niveau de la face antérieure de la cuisse (la sciatique intéresse la face postérieure) nécessitant un avis médical.
En attendant la **consultation,** prendre :
Colocynthis 15 CH, 5 **granules** aussi souvent que nécessaire lorsque la douleur oblige à fléchir la cuisse sur le bassin ;

***Kalmia latifolia* 15 CH,** 5 granules aussi souvent que nécessaire lorsque la douleur survient par accès fulgurants.

CUPRUM ARSENICOSUM

Origine

Arsenite de cuivre.

Principale indication

• Obstétrique : contractions utérines au cours de la grossesse.

CUPRUM METALLICUM

Origine

Cuivre métallique.

Principales indications

• Gastro-entérologie : diarrhées, coliques abdominales, hoquet, coliques du nourrisson.

• Pneumologie : toux.

• Troubles du comportement : spasmophilie, crampes musculaires.

Sur quels critères ?

• Spasmes musculaires douloureux.

• Bronchospasmes (spasmes des bron-ches) majorés la nuit et calmés momentanément en buvant une gorgée d'eau fraîche.

• Nausées et vomissements avec douleurs crampoïdes améliorés en buvant de l'eau froide.

• Diarrhée profuse accompagnée de douleurs abdominales et de crampes des mollets.

• Salivation abondante avec goût métallique dans la bouche.

CURARE

Origine

Les curares sont des produits complexes d'origine végétale utilisés pour la chasse et la guerre par les Indiens d'Amérique du Sud en raison de leur pouvoir paralysant.

Principales indications

• Neurologie : paralysies faciales, ptosis, paresthésies.

Sur quels critères ?

• Diminution de la contractilité des muscles pouvant aller jusqu'à la paralysie.

• Fourmillements et engourdissement des membres.

• Faiblesse générale.

CYCLAMEN EUROPAEUM

Origine

Cyclamen d'Europe, pain de pourceau.

Principales indications
• Neurologie : vertiges, céphalées, migraines.
• Gastro-entérologie : dyspepsie.

Sur quels critères ?
• Vertiges.
• Céphalées.
• Intolérance digestive des aliments gras.
• Aggravation prémenstruelle (avant les règles) des symptômes.
• Troubles de l'humeur en période prémenstruelle.

CYCLE MENSTRUEL (anomalies du...)

Arrêt des règles : voir **Aménorrhée, Ménopause.**
Règles douloureuses : voir **Dysménorrhée, Endométriose.**
Règles abondantes : voir **Hyperménorrhée.**
Règles peu abondantes : voir **Oligoménorrhée.**
Règles espacées : voir **Spanioménorrhée.**
Règles avec des caillots : voir **Ménorragie.**
Saignement utérin en dehors des règles : voir **Métrorragie.**
Règles avec des caillots et saignement utérin en dehors des règles : voir **Ménométrorragie.**
Douleurs au niveau des seins : voir **Mastodynie.**
Voir également **Syndrome intermenstruel, Syndrome prémenstruel**.

CYPHOSE DORSALE ⚠

Exagération de la courbure naturelle du dos ; il faut demander un avis médical.
Pendant le traitement orthopédique (kinésithérapie, corset, etc.), on peut faire appel à un médicament préparé à partir de ***Calcarea phosphorica.***

CYSTITE ⚠

Inflammation aiguë ou chronique de la vessie se traduisant par une sensation de brûlure pelvienne (au niveau du bas-ventre) et/ou par des brûlures mictionnelles (en urinant).
Aujourd'hui, le traitement antibiotique monodose (une prise unique) a révolutionné le traitement de la cystite aiguë accidentelle. En effet, celui-ci calme même les douleurs des cystites non infectieuses... En revanche, les cystites récidivantes –

qu'elles soient d'origine infectieuse ou non – sont une indication de choix des traitements **homéopathiques.**

Les crises seront maîtrisées d'autant plus facilement que les médicaments seront pris dès les premiers symptômes. Prendre :

Sérum anticolibacillaire 4 CH ou ***8 DH,*** 1 **ampoule buvable** toutes les 6 heures pendant 3 jours, à titre systématique, puis, à raison de 5 **granules** toutes les heures en espaçant les prises en fonction de la diminution de l'intensité des symptômes :

Cantharis vesicatoria 9 CH lorsque les douleurs augmentent en urinant (les urines peuvent être sanglantes) ;

Formica rufa 5 CH lorsque les urines sont troubles et malodorantes ;

Staphysagria 9 CH lorsque les douleurs – souvent déclenchées après des rapports sexuels – sont soulagées par la miction ;

Causticum 9 CH lorsque la cystite survient après un sondage de la vessie.

D'autres médicaments peuvent être indiqués dans le traitement des crises de cystite ; ceux-ci sont préparés à partir de : ***Arsenicum album, Benzoicum acidum, Equisetum hiemale, Erigeron canadensis, Mercurius corrosivus, Mercurius solubilis, Pareira brava, Sarsaparilla.***

Formica rufa composé et *Pareira brava composé* sont des **spécialités** qui s'utilisent à titre symptomatique à raison de 10 **gouttes buvables** diluées dans un peu d'eau pure 3 fois par jour ; le nombre de prises quotidiennes peut être augmenté si nécessaire.

Pour limiter les récidives, en plus des boissons abondantes quotidiennes, il est nécessaire de suivre un traitement de **terrain,** qui fait la plupart du temps appel à des médicaments préparés à partir de : ***Colibacillinum, Natrum muriaticum, Sepia officinalis, Silicea, Thuya occidentalis, Tuberculinum.***

Cystite interstitielle

Inflammation de la vessie d'origine non infectieuse et volontiers récidivante, naguère dénommée cystite à urines claires ; le traitement fait appel aux mêmes médicaments et à :

Apis mellifica 9 CH, 5 granules toutes les heures, en cas d'oligurie (émission d'urine très peu importante). Espacer les prises selon l'amélioration.

Inflammation du méat urétral

Lorsque la douleur est limitée à

l'orifice de l'urètre – qui est rougi par l'inflammation – on fait appel à : ***Capsicum annuum 5 CH*** et ***Mercurius corrosivus 7 CH,*** 5 granules de chaque toutes les heures. Espacer les prises selon l'amélioration.

Commentaires

La présence de fièvre témoigne d'une atteinte rénale qui nécessite une **consultation** médicale d'urgence.

Formica rufa et ***Sarsaparilla*** entrent dans la composition de *Formica rufa composé.*

Arsenicum album, Berberis vulgaris, Mercurius corrosivus, Pareira brava et ***Sarsaparilla*** entrent dans la composition de *Pareira brava composé.*

DACRYOCYSTITE ⚠

Inflammation du sac lacrymal (localisé près de la commissure interne des paupières) se traduisant par la présence de chassie (dépôt visqueux jaunâtre ou verdâtre sur le bord des paupières). Cette affection se rencontre principalement chez le nourrisson et peut durer plusieurs mois. Lorsqu'elle persiste au-delà de l'âge d'un an, l'ophtalmologiste fait généralement un geste chirurgical de désobstruction.

On peut hâter l'évolution vers la guérison avec les médicaments suivants qui seront donnés au biberon avant une tétée, après avoir fait dissoudre 5 **granules** de chaque dans une cuillerée à dessert d'eau pure :

Calcarea sulfurica 9 CH et ***Cambogia 5 CH.*** Traitement d'un mois renouvelable.

On peut également utiliser :

Silicea 9 CH, à raison d'1 **dose** par semaine pendant 1 mois.

DARTRE

Plaque sèche et squameuse, peu prurigineuse (peu de démangeaison), observée sur la peau.

Voir **Eczéma.**

DÉCIMALE HAHNEMANNIENNE (dilution)

Technique de fabrication de médicaments homéopathiques par déconcentrations au dixième selon le procédé inventé par **Hahnemann** et décrit dans l'article **centésimale hahnemannienne (dilution).**

DÉGÉNÉRESCENCE MACULAIRE LIÉE À L'ÂGE (DMLA)

Lésion dégénérative de la rétine aboutissant à une perte de la vision centrale. Cette pathologie invalidante de la sénescence peut être ralentie avec :

Arnica montana 9 CH à raison d'1 **dose** par semaine.

Cantharis vesicatoria a une indication dans la forme exsudative.

DÉLIRE

Perturbation des facultés intellectuelles caractérisée par une perception du monde extérieur étrangère à la réalité et, de plus, inaccessible à toute critique raisonnée. De ce fait, le plus difficile est de réussir à convaincre l'intéressé(e) de la nécessité d'une **consultation** médicale pour mettre en place le traitement adéquat.

Une aide peut être apportée avec :

Hyoscyamus niger 15 CH, à raison d'1 **dose** par semaine (traitement d'un mois renouvelable).

DÉMANGEAISON

Voir **Prurit.**

DENGUE ⚠

Maladie infectieuse tropicale (Asie du Sud-Est, îles du Pacifique, Caraïbes) transmise par les moustiques, dont les manifestations cliniques, voisines de celles de la grippe, sont surtout dominées par les courbatures ainsi que par un risque hémorragique et dont la **convalescence** est marquée par l'**asthénie.** Pratiquement standardisé, le traitement homéopathique permet d'observer une rapide évolution vers un retour à la normale.

Prendre :

***Oscillococcinum* ®, ** 3 **doses** avec 6 heures d'intervalle entre chacune,

Gelsemium 9 CH, 5 **granules** 4 fois par jour, et

Phosphorus 9 CH, 5 **granules** 4 fois par jour, en raison du risque hémorragique, et

Rhus toxicodendron 9 CH, 5 granules 4 fois par jour.

Les prises seront espacées avec la diminution de l'intensité des symptômes.

DENT

Voir **Abcès, Douleur dentaire, Névralgie dentaire, Poussée**

dentaire, Pyorrhée, Soins pré et post-opératoires.
Grincement de dents : voir **Bruxisme.**

DENTIFRICE

Des idées reçues circulent encore à propos d'interactions supposées entre la menthe et les traitements homéopathiques. Ainsi, une notice accompagnant un dentifrice sans menthe précisait naguère : « l'usage de ce dentifrice n'est pas contre-indiqué avec l'emploi des médicaments homéopathiques. »
Voir **Histoire de l'homéopathie, Précautions d'emploi.**
Quoi qu'il en soit, mieux vaut se brosser les dents après chaque repas !

DÉPRESSION NERVEUSE ⚠

Une **consultation** médicale est nécessaire pour distinguer un **syndrome dépressif réactionnel** d'un trouble bipolaire ou d'une psychose maniaco-dépressive, cette dernière n'étant que très peu accessible aux médicaments **homéopathiques.**

DERMATITE ATOPIQUE

Eczéma du nourrisson ayant la particularité de guérir spontanément vers l'âge de 2 ans ou de perdurer jusqu'à l'âge adulte. Les traitements **homéopathiques** des dermatites atopiques font appel aux mêmes médicaments que ceux des eczémas.

DERMATITE DES PRÉS

Voir **Urticaire.**

DERMITE SÉBORRHÉIQUE ⚠

Inflammation de la peau évoluant par poussées successives sous forme de placards rouges prurigineux (démangeaisons) recouverts de squames lamellaires. Les localisations principales sont le visage, le cuir chevelu et le thorax (au niveau du sternum). Les poussées s'observent la plupart du temps dans un contexte d'**anxiété** qu'il faudra inclure dans les critères du traitement de **terrain.**
Viola tricolor 5 CH, 5 **granules** par jour (traitement de 2 mois renouvelable), est le médicament quasi systématique. ***Nerium oleander 5 CH***, 5 **granules** par jour, en

cas d'inflammation de la peau du visage et d'atteinte du cuir chevelu.
Le traitement de **terrain** fait la plupart du temps appel à des médicaments préparés à partir de : ***Calcarea carbonica ostrearum, Lycopodium clavatum, Natrum muriaticum, Thuya occidentalis, Tuberculinum.***

DH

Abréviation de dilution **décimale hahnemannienne.**

DIABÈTE ⚠

Au sens le plus général du terme, le diabète est une affection caractérisée par une élévation de la glycémie (taux de sucre dans le sang) qui peut s'accompagner d'une glycosurie (présence de sucre dans les urines). On distingue le diabète insulinodépendant (traitement par piqûres) et le diabète non insulinodépendant.
On pense que, avec des conseils hygiéno-diététiques adaptés, les médicaments préparés à partir de ***Calcarea carbonica ostrearum*** permettent de reculer le moment où il faudra mettre en place un traitement antidiabétique chez les sujets obèses de plus de cinquante ans (surveillance du taux d'hémoglobine glyquée).
Des travaux ont montré l'intérêt de dilutions homéopathiques d'insuline (hormone régissant la glycémie) dans le diabète instable, l'**hyperinsulinisme** et l'**insulinorésistance**.

DIARRHÉE

Évacuation trop fréquente de selles trop liquides ; très inconfortable, cette affection a souvent l'avantage de céder spontanément en 2 à 3 jours. En cas de persistance des troubles digestifs, il convient de consulter un médecin ; cette **consultation** doit être précoce pour un nourrisson à cause du risque de déshydratation, l'été en particulier.
Devant une diarrhée aiguë, la **posologie** est de 5 **granules** toutes les heures, les prises étant progressivement espacées avec la diminution de l'intensité des troubles.
Podophyllum peltatum 9 CH est le premier médicament à prendre en cas de diarrhée banale, non fébrile ;
Arsenicum album 9 CH est le premier médicament à prendre en cas de diarrhée fébrile ;
China rubra 9 CH est indiqué

lorsque la diarrhée s'accompagne d'**aérocolie** et d'**asthénie.**

Les coliques (douleurs abdominales abominables) sont du ressort de :

Colocynthis 15 CH,
Cuprum metallicum 9 CH,
Magnesia phosphorica 15 CH.

L'insécurité sphinctérienne (dénommée familièrement « pet foireux ») nécessite
Aloe socotrina 15 CH.

Les diarrhées du nourrisson appellent souvent :
Argentum nitricum 7 CH,
Hepar sulfuris calcareum 9 CH,
Magnesia carbonica 5 CH ou
Rheum 5 CH.

Une diarrhée cataméniale (pendant les règles) :
Bovista gigantea 9 CH.

Une diarrhée émotive :
Argentum nitricum 9 CH,
Gelsemium 15 CH.

En cas de diarrhées profuses (**turista**), il est conseillé de prendre :
Paratyphoidinum B 15 CH, 1 **dose** dès que possible.

Peuvent être indiquées en cas de diarrhée aiguë des médicaments préparés à partir de : ***Aconitum napellus, Antimonium crudum, Baptisia tinctoria, Croton tiglium, Dulcamara, Petroleum, Sanguinaria canadensis, Veratrum album.***

Une **gastro-entérite** associe diarrhée et vomissements.

Les diarrhées chroniques ou récidivantes doivent être soumises à un avis médical afin d'en déterminer l'origine. Un traitement de **terrain** homéopathique sera dans certains cas le traitement de choix ; celui-ci s'appuiera le plus souvent sur des médicaments préparés à partir de : ***Calcarea phosphorica, Eberthinum, Iodum, Ipeca, Kalium bromatum, Mercurius dulcis, Mercurius solubilis, Natrum sulfuricum, Paratyphoidinum B, Phosphoricum acidum, Sulfur, Tuberculinum.***

La diarrhée consécutive à une colectomie partielle (ablation du gros intestin) justifie la prise de :
Antimonium crudum 5 CH, 5 granules avant chaque repas.

DIGESTIFS (troubles…)

Voir **Diarrhée, Dyspepsie, Gastro-entérite, Turista, Vomissements.**

DIGITALIS PURPUREA

Origine

Digitale pourprée, gant de Notre-Dame.

Principale indication

• Cardiologie : extrasystoles.

Sur quels critères ?

• Irrégularité du rythme cardiaque aggravée par le mouvement.

• Sensation de faiblesse.

DILUTION HOMÉOPATHIQUE

Ce terme définit :

1 • la déconcentration d'une **souche** selon l'un des **procédés de fabrication des médicaments homéopathiques** ;

2 • le niveau de cette déconcentration.

On distingue des dilutions **hahnemanniennes** et des dilutions **korsakoviennes** ; les dilutions hahnemanniennes existent sous formes **décimales** et **centésimales**.

Aujourd'hui, on parle de basses dilutions pour désigner les dilutions décimales hahnemanniennes et les dilutions centésimales hahnemanniennes jusqu'à la cinquième dilution (5 **CH**) ; les moyennes dilutions font référence aux dilutions supérieures à 5 CH et inférieures à 15 CH ; les hautes dilutions aux dilutions égales ou supérieures à 15 CH.

Les dilutions les plus fréquemment employées en France sont 4 CH, 5 CH, 7 CH, 9 CH, 15 CH et 30 CH.

DIOSCOREA VILLOSA

Origine

Igname sauvage.

Principales indications

• Traitement de la douleur : gastralgies, coliques abdominales, colopathies, dysménorrhées, accouchement, lombalgies.

Sur quels critères ?

• Douleurs violentes et paroxystiques au niveau de l'estomac, de l'intestin et/ou de l'utérus.

• Névralgies dorsales ou lombo-sacrées.

• Douleurs améliorées par l'extension – voire par l'hyperextension – du thorax sur l'abdomen, c'est-à-dire en se tenant très droit ou penché en arrière.

DIPHTEROTOXINUM

Origine

Toxine diphtérique diluée.

Principale indication

• Oto-rhino-laryngologie : angines aiguës non streptococciques, angines récidivantes.

Sur quel critère ?

• Inflammation très douloureuse des amygdales.

DOLICHOS PRURIENS

Origine

Pois velu.

Principales indications

Dermatologie : prurits (urticaire, zona, névrodermite), accompagnés ou non d'une éruption cutanée.

Sur quel critère ?

• Démangeaison intense avec sensation de brûlure, avec ou sans éruption cutanée, majorée la nuit et par la chaleur du lit.

DOPAMINE

Origine

Chlorhydrate de dopamine.

Principales indications

• Neurologie : maladie de Parkinson (forme tremblante), troubles mnésiques, syndrome desjambes sans repos.

• Psychiatrie : troubles du déficit de l'attention avec hyperactivité (TDAH = enfants hyperactifs).

Sur quels critères ?

• Effet « fin de dose » (aggravation du tremblement) des médicaments antiparkinsoniens.

• Difficulté de mémorisation des faits récents.

• Besoin irrésistible de bouger les jambes lors de position assise prolongée (cinéma, etc.) ou lors de la position allongée (la nuit en particulier).

• Agitation désordonnée des enfants hyperactifs.

DOSE

Forme pharmaceutique inventée par Léon Vannier dans les années 1920, constituée d'environ 200 **globules** imprégnés de principe actif et regroupés dans un conteneur appelé « tube-dose » ou « dose-globules ». Sauf spécification contraire de la part du médecin prescripteur, une dose correspond à une seule prise administrée en laissant fondre les 200 globules dans la bouche. Chez le nourrisson, le contenu du tube-dose est dissous dans un peu d'eau pure avant d'administrer la solution à l'aide d'un biberon ou d'une pipette.

DOULEUR

Douleur (intolérance à la...)
Prendre :
Chamomilla vulgaris 15 CH et ***Coffea cruda 9 CH*** ou ***Coffea tosta 9 CH,*** 5 **granules** de chaque à répéter aussi souvent que nécessaire.

Douleur abdominale
Les causes des douleurs abdominales sont multiples et variées.
Voir **Colique, Colique hépatique, Colique néphrétique, Cystite, Dysménorrhée, Dyspepsie, Oxyurase.**

Douleur articulaire
Voir **Arthralgie, Arthrite, Arthrose.**

Douleur dentaire
Avoir mal aux dents est rapidement insupportable ; une **consultation** est recommandée.
En attendant la consultation, prendre :
Chamomilla vulgaris 9 CH, 5 granules à répéter aussi souvent que nécessaire (médicament d'intolérance à la douleur, quel que soit l'âge), et
Cheiranthus cheiri 15 CH, 5 granules à répéter aussi souvent que nécessaire en cas de trismus (contracture musculaire empêchant l'ouverture complète de la mâchoire).
Les douleurs à caractère périodique appellent des médicaments préparés à partir de ***Aranea diadema*** ou **Cedron.**
Voir également **Abcès, Névralgie dentaire, Poussée dentaire, Pyorrhée, Soins pré et post-opératoires.**

Douleur du dos
Voir **Arthralgie, Arthrose, Lombalgie, Lumbago.**

Douleur musculaire
Prendre :
Arnica montana 9 CH, 5 granules 4 fois par jour pendant 2 jours lorsque la douleur est consécutive à un effort musculaire inhabituel. Indiqué à titre préventif.

Douleur post-chirurgicale
Un acte chirurgical entraîne habituellement trois effets simultanés : un traumatisme, une inflammation et des douleurs. Une fois dissipée la sédation procurée par l'anesthésie, le patient va ressentir des douleurs plus ou moins intenses que l'on essaiera d'abord de calmer avec ***Arnica montana 9 CH*** (traumatisme et saignement), ***Apis mellifica***

9 CH (œdème inflammatoire) et ***Hypericum perforatum 5 CH*** (douleur) à raison de 3 granules de chaque à répéter aussi souvent que nécessaire (en moyenne toutes les 2 heures). Ce traitement permet d'améliorer les suites opératoires en limitant – voire en évitant – la prise d'antalgiques et d'anti-inflammatoires, lesquels ne seront pris qu'à la demande, seulement si la douleur est trop forte. Les antalgiques opiacés présentent l'inconvénient d'entraîner somnolence et constipation ; les anti-inflammatoires sont accompagnés d'un médicament destiné à protéger l'estomac (inhibiteur de la pompe à protons en général).

Douleur tendinomusculaire

Douleur concernant simultanément un muscle et son insertion tendineuse localisée près d'une articulation. Prendre :

Angustura vera 5 CH, 5 granules matin et soir pendant 10 jours lorsque les douleurs sont indépendantes d'un traumatisme.

En cas de persistance des symptômes, consulter un médecin.

DROGUE

Voir **Conduite addictive.**

DROSERA ROTUNDIFOLIA

Origine

Herbe à la rosée, rosée du soleil.

Principales indications

- Oto-rhino-laryngologie : laryngites, trachéobronchites, rhinopharyngites.
- Infectiologie : coqueluche, bronchiolites.
- Rhumatologie : synovites aiguës transitoires de la hanche.

Sur quels critères ?

- Sensation de chatouillement laryngé déclenchant la toux.
- Toux suffocante, spasmodique, volontiers nocturne.
- Toux augmentée en parlant.
- Expectoration de mucosités filandreuses.
- Oppression thoracique avec sifflements inspiratoires.
- Douleurs articulaires aggravées par la palpation.

Commentaire

La **spécialité** *Drosera composé* peut être utilisée comme médicament symptomatique dans les indications ORL et respiratoires précédentes.

DULCAMARA

Origine

Douce amère, vigne de Judée, morelle grimpante.

Principales indications

- Oto-rhino-laryngologie : rhinopharyngites.
- Pneumologie : asthme, trachéobronchites.
- Gastro-entérologie : diarrhées.
- Rhumatologie : arthralgies.
- Dermatologie : verrues planes, molluscums contagiosums.

Sur quels critères ?

- Obstruction nasale avec ou sans rhinorrhée (écoulement nasal).
- Hypersécrétion bronchique avec expectoration.
- Hypertrophie ganglionnaire.
- Diarrhée après exposition au froid.
- Raideur ou ankylose des articulations diminuée par le mouvement.
- Éruptions suintantes avec prurit (démangeaison) aggravé par l'eau froide.
- Verrues sur la face postérieure des mains ou sur le dos.
- Déclenchement ou aggravation des symptômes digestifs, respiratoires et/ou articulaires par temps froid et humide.
- Élévation de la température interne du corps (fièvre) au moment d'une poussée inflammatoire.

DUPUYTREN ⚠ (maladie de...)

Rétraction de l'aponévrose palmaire (gaine entourant les tendons de la paume) évoluant progressivement vers une impossibilité d'extension des doigts (l'annulaire étant le doigt le plus atteint), ce qui nécessite, à terme, un geste chirurgical.

On peut ralentir l'évolution de cette affection avec un traitement de **terrain** comportant des médicaments préparés à partir de : ***Baryta carbonica, Calcarea fluorica, Causticum, Tuberculinum residuum.***

DYSHIDROSE

Affection de la peau localisée essentiellement au niveau des paumes et de la plante des pieds, caractérisée par la présence de vésicules particulièrement prurigineuses (démangeaisons). Son caractère récidivant nécessite un traitement de **terrain.**

Le traitement local consiste en une crème pour les mains.

En attendant la **consultation,** prendre :

Anagallis arvensis 5 CH, 5 **granules** 2 fois par jour, à titre systématique ;
Mezereum 15 CH, 5 granules une fois par jour lorsque les vésicules contiennent une sérosité opalescente virant progressivement au marron ;
Natrum sulfuricum 15 CH, 1 **dose** par semaine lorsque la peau desquame par grands lambeaux.

Commentaire

L'allergie au nickel (allergie de contact ou allergie alimentaire) peut également entraîner une dyshidrose ; le traitement de **terrain** comprend alors la plupart du temps une dilution homéopathique de ***Niccolum sulfuricum***.

DYSMÉNORRHÉE ⚠

Douleur survenant au moment des **règles.** Le caractère récurrent de cette gêne, parfois invalidante, nécessite une **consultation** médicale pour en définir l'origine et mettre en place le traitement adéquat qui peut être un traitement de **terrain** homéopathique.

Pris à raison de 5 **granules** à répéter aussi souvent que nécessaire, les médicaments destinés à calmer cette douleur sont nombreux :
Actaea racemosa 9 CH lorsque l'intensité de la douleur est proportionnelle à l'abondance des règles ;
Caulophyllum thalictroides 9 CH lorsqu'il existe des spasmes de l'utérus comparables aux contractions éprouvées lors d'un accouchement sans anesthésie ;
Chamomilla vulgaris 9 CH lorsque la douleur est insupportable ;
Colocynthis 15 CH et
Magnesia phosphorica 9 CH lorsque la patiente se plie en deux à cause de la douleur.
Lilium tigrinum 5 CH lorsque les douleurs irradient vers les cuisses ou vers le sacrum et qu'il existe une impression d'évanouissement imminent si l'on reste debout.

Sont également indiqués les médicaments préparés à partir de : ***Bromum, Cactus grandiflorus, Cocculus indicus, Dioscorea villosa, Erigeron canadensis, Magnesia carbonica, Magnesia muriatica, Murex purpurea, Pareira brava, Platina, Sabina, Trillium pendulum, Veratrum album, Viburnum opulus, Zincum metallicum.***

Le traitement de **terrain** fait le plus souvent appel aux médicaments préparés à partir de :

Actaea racemosa, Calcarea phosphorica, Lachesis mutus, Sepia officinalis, Tuberculinum.

DYSPEPSIE

Difficulté pour digérer avec prédominance d'un trouble fonctionnel comme des brûlures digestives (**gastrite, œsophagite**), une sensation de plénitude, une flatulence, une somnolence post-prandiale (après les repas), une mauvaise tolérance aux aliments gras.

La **posologie** est de 5 **granules** à répéter aussi souvent que nécessaire au moment de la survenue de la gêne digestive. En cas de persistance des troubles, il est nécessaire de consulter un médecin.

En cas de brûlures digestives, prendre :

Anacardium orientale 9 CH lorsque les brûlures sont calmées en absorbant un peu de nourriture ;

Iris versicolor 9 CH lorsque les brûlures d'estomac sont accompagnées de pyrosis (renvois brûlants) chez un patient sujet aux diarrhées et/ou au migraines ;

Kalium bichromicum 5 CH lorsque les brûlures digestives sont aggravées par l'ingestion de bière ;

Robinia pseudo-acacia 5 CH lorsque les brûlures sont aggravées la nuit ;

Sulfuricum acidum 5 CH lorsque les brûlures sont calmées par l'ingestion de boissons chaudes.

En cas de flatulence, prendre :

Asa foetida 9 CH lorsque l'**aérogastrie** entraîne des éructations (rots) bruyantes accompagnées de spasmes au niveau de l'œsophage ;

Carbo vegetabilis 5 CH lorsque l'aérogastrie s'accompagne de rougeur du visage ;

China rubra 9 CH lorsque le ballonnement intéresse tout l'abdomen et s'accompagne de borborygmes ;

Kalium carbonicum 9 CH lorsque les flatulences s'accompagnent de brûlures œsophagiennes hautes, voire de toux provoquée par la position allongée.

En cas de somnolence post-prandiale (après les repas), prendre :

Lycopodium clavatum 9 CH chez les sujets présentant d'autre part une baisse de forme habituelle en fin d'après-midi ;

Nux vomica 9 CH après les repas copieux.

Pris à titre préventif, ce médicament permet d'améliorer la

tolérance digestive aux festins, banquets et autres excès de table en tous genres. En revanche, il ne diminue pas le taux d'alcool dans le sang.
Les médicaments préparés à partir de ***Berberis vulgaris*** et ***Nux moschata*** peuvent aussi être indiqués.

En cas d'intolérance aux aliments gras, prendre :
Pulsatilla 9 CH lorsque l'ingestion d'aliments gras entraîne aigreurs, ballonnements et éructations ayant le goût des aliments ingérés.
Les médicaments préparés à partir de ***Cyclamen europaeum*** et ***Magnesia carbonica*** peuvent aussi être indiqués.

En cas d'hypersensibilité aux odeurs, prendre :
Colchicum autumnale 5 CH lorsque l'odeur des aliments déclenche des nausées (début de grossesse par exemple).

Peuvent être également indiqués dans le traitement des dyspepsies les médicaments préparés à partir de : ***Bryonia alba, Chenopodium anthelminticum, Condurango, Dioscorea villosa, Hydrastis canadensis, Ricinus communis, Sanguinaria canadensis.***

Devant l'embarras du choix, *Nux vomica composé* est une **spécialité** qui réunit 8 médicaments de dyspepsie.
Le traitement de **terrain** fait le plus souvent appel à des médicaments préparés à partir de : ***Calcarea carbonica ostrearum, Graphites, Kalium carbonicum, Lyco-podium clavatum, Nux vomica, Sepia officinalis, Sulfur, Thuya occidentalis.***

DYSPHONIE

Altération du timbre de la voix pouvant provenir de causes diverses, la plus fréquente étant la conséquence d'un « coup de froid ». Prendre :
Arum triphyllum 5 CH, 5 **granules** toutes les heures lorsqu'il existe une voix bitonale et une obstruction nasale ;
Causticum 9 CH, 5 granules toutes les heures lorsqu'il existe une toux qui augmente en passant du froid au chaud et qui est calmée en buvant une gorgée d'eau froide ;
Rhus toxicodendron 9 CH, 5 granules 4 fois par jour lorsque l'enrouement est pire le matin.
Arum triphyllum composé est le médicament passe-partout des dysphonies ; même **posologie.**

Homéovox® et *Voxpax*® ont la même indication.

Pour les sujets obligés de « forcer » leur voix, comme c'est parfois le cas pour certains enseignants, on conseille :

Argentum metallicum 5 CH, 5 granules matin et soir lorsque l'enrouement s'accompagne de quintes de toux (traitement d'un mois renouvelable) ;

Argentum nitricum 9 CH, 5 granules matin et soir lorsque l'enrouement s'accompagne d'une sensation d'écharde fichée dans la gorge (traitement d'un mois renouvelable).

Arnica montana 9 CH, 5 granules toutes les heures est le médicament des quasi-aphonies des lendemains de matches ou de manifestations.

DYSPNÉE

Respiration difficile et pénible ; une dyspnée peut être permanente ou occasionnelle.

En attendant la **consultation,** prendre :

Carbo vegetabilis 15 CH, 1 **dose** dès que possible.

Hydrocyanicum acidum 9 CH, 5 **granules** toutes les heures.

DYSTHYROÏDIE ⚠

Anomalie de la sécrétion des hormones thyroïdiennes.

Les traitements **homéopathiques** sont indiqués dans les hypothyroïdies et hyperthyroïdies modérées ainsi que chez les patients chez lesquels le traitement substitutif ou freinateur est mal toléré ou difficile à équilibrer. Ces traitements font souvent appel à des médicaments préparés à partir de : ***Calcarea fluorica, Graphites, Lachesis mutus, Natrum muriaticum*** et à des **dilutions homéopathiques** d'hormone thyroïdienne (*Thyroidinum*) ou d'hormone hypophysaire (*TSH*).

DYSTONIE NEUROVÉGÉTATIVE ⚠

Terme tombé quelque peu en désuétude désignant la plupart du temps une hyperexcitabilité du nerf sympathique et se traduisant par des troubles à caractère spasmodique dont le traitement **allopathique** repose sur la prise d'anxiolytiques.

Ignatia amara 9 CH, 5 **granules** à la demande, en est le principal médicament homéopathique symptomatique.

DYSURIE

Difficulté à vider la vessie, pour laquelle il convient d'avoir un avis médical.
Voir **Cystite.**

EBERTHINUM

Origine

Lysat de cultures pures de *Salmonella typhi.*

Principales indications

• Gastro-entérologie : diarrhées chroniques.
• Dermatologie : alopécies transitoires.

Sur quels critères ?

• Troubles digestifs chroniques et anomalies des cheveux tels qu'on peut les observer au décours des salmonelloses ou des fièvres typhoïdes.

ECCHYMOSE

Tache cutanée évoluant progressivement du bleu au jaune en passant par le violet en relation avec la présence de sang dans le tissu cellulaire sous-cutané. La cause d'ecchymoses la plus fréquente est le trauma, généralement par choc direct.
Prendre :
Arnica montana 9 CH, 5 **granules** dès que possible à renouveler 4 fois à un quart d'heure d'intervalle, puis 2 fois par jour jusqu'à la disparition de l'ecchymose.
Bellis perennis 5 CH est associé à ***Arnica montana*** à la même **posologie** pour traiter les ecchymoses des seins ou des membres inférieurs.
Ledum palustre 5 CH, 5 granules 2 fois par jour, est associé à ***Arnica montana*** lorsque l'ecchymose a un aspect violacé.

Commentaires

Nombreux sont les utilisateurs d'***Arnica montana*** qui ont remarqué l'absence d'apparition d'une ecchymose après un traumatisme lorsque la prise du médicament intervient dans la minute qui suit l'accident. De même, à la suite de chocs violents, l'importance des **hématomes** est moindre.
Certains auteurs recommandent la prise d'une **dose** d'***Arnica montana 9 CH*** ou ***15 CH*** dans les

suites immédiates d'un traumatisme ; c'est plus la brièveté du délai que la forme galénique (dose ou granules) qui permet d'observer les meilleurs résultats.

Il est fréquent que des ecchymoses se produisent spontanément ou à la suite de chocs minimes au moment de la **ménopause** ou chez des femmes ayant un **syndrome prémenstruel** très marqué. Toutefois, la survenue d'ecchymoses inexpliquée nécessite une **consultation** médicale.

ECHINACEA ANGUSTIFOLIA

Origine

Échinacée.

Principales indications

• Infectiologie : phlegmons, furoncles, angines.

Sur quels critères ?

• Infections localisées.

• Fièvre avec frissons, nausées, sueurs froides et douleurs diffuses.

Commentaire

En teinture mère ou en dilution homéopathique (*4 CH* ou *5 CH* le plus souvent), ce médicament fait souvent partie du traitement préventif des infections des voies respiratoires telles qu'on peut les observer au cours des saisons froides. Voir : **Grippe et syndromes grippaux**.

ECZÉMA

Inflammation de la peau caractérisée d'abord par un placard rouge, surélevé et prurigineux (démangeaisons) sur lequel on peut observer – lorsqu'elles sont suffisamment volumineuses – de petites vésicules qui vont rapidement suinter et laisser la place à des croûtes ou à une desquamation. Cette affection évolue volontiers par poussées successives et, dans ce cas, nécessite un avis médical pour mettre en place un traitement opportun.

Hormis l'aspect inesthétique lorsqu'il siège au niveau des parties découvertes, l'eczéma pose deux problèmes qui doivent être résolus rapidement : le prurit et le risque infectieux lorsque les lésions suintent.

Pour soulager le prurit en attendant la **consultation,** prendre les médicaments suivants par 5 **granules** et répéter les prises aussi souvent que nécessaire :

Poumon Histamine 15 CH à titre systématique ;
Apis mellifica 15 CH lorsque le prurit est soulagé momentanément par des applications de compresses fraîches ;
Croton tiglium 15 CH lorsque le prurit est très intense et surtout s'il y a de petites vésicules sur la peau ; ***Sarsaparilla 15 CH*** lorsque le prurit est incessant et, en particulier, lorsqu'il survient à la suite de la prise d'autres médicaments (par exemple, la ribavirine, médicament utilisé dans le traitement des hépatites virales C) ;
Staphysagria 15 CH lorsque la poussée d'eczéma est consécutive à une contrariété ;
Urtica urens 5 CH lorsque le prurit est aggravé par le grattage.

Lorsque les lésions suintent, en attendant la consultation, prendre les médicaments par 5 granules 4 fois par jour :
Graphites 30 CH lorsque le suintement a l'aspect du miel liquide ;
Mezereum 15 CH lorsque le suintement est associé à des croûtes ;
Tellurium metallicum 5 CH lorsque l'eczéma est localisé aux pavillons des oreilles ;
Viola tricolor 5 CH lorsque le suintement est localisé sur les joues chez un enfant.
Votre médecin pourra être amené à prescrire dans ce cas les médicaments préparés à partir de ***Causticum*** ou ***Kalium sulfuricum*** et, s'il juge nécessaire de surseoir à une antibiothérapie, ceux préparés à partir de ***Calcarea sulfurica*** et ***Pyrogenium.***

Eczéma de contact
Cette forme d'eczéma nécessite souvent la prescription des médicaments préparés à partir de : ***Anacardium orientale, Kalium bichromicum*** (allergie au chrome), ***Niccolum sulfuricum*** (allergie au nickel), ***Petroleum.***

Eczéma marginé de Hebra
Localisé à la racine des cuisses, il s'agit en fait d'une mycose cutanée dont le traitement homéopathique fait appel à des médicaments préparés à partir de ***Berberis vulgaris.***

Eczéma variqueux
Localisé autour des ulcères de jambe, cette variété d'eczéma très chronique fait souvent appel à :
Fluoricum acidum 9 CH, 5 granules matin et soir lorsque le prurit est soulagé par le frais.
Une consultation est nécessaire.

Eczéma lichénifié

La peau a tendance à s'épaissir au niveau des lésions des eczémas anciens ; sont alors indiqués des médicaments préparés à partir de : ***Alumina, Arsenicum iodatum, Calcarea fluorica, Luesinum.***

Le traitement de l'eczéma fait également appel à des médicaments préparés à partir de : ***Antimonium crudum, Arsenicum album, Arsenicum iodatum, Berberis vulgaris, Bovista gigantea, Calcarea carbonica ostrearum, Hura brasiliensis, Kalium arsenicosum, Kalium bichromicum, Lachesis mutus, Lycopodium clavatum, Medorrhinum, Natrum muriaticum, Natrum sulfuricum, Nerium oleander, Nitricum acidum, Petroleum, Psorinum, Rhus toxicodendron, Sepia officinalis, Silicea, Sulfur, Thuya occidentalis, Tuberculinum.***

Un traitement local à base de crèmes ou de pommades émollientes est indispensable ; il est destiné à réhydrater la peau.

ECZÉMATIDE

Affection cutanée voisine de l'**eczéma** mais s'en distinguant par l'absence de vésicules. Les traitements **homéopathiques** des eczématides font appel aux mêmes médicaments que ceux des eczémas.

EFFET INDÉSIRABLE

Du fait de leur déconcentration, les **médicaments homéopathiques** n'entraînent aucun effet indésirable grave. Un effet indésirable grave se définit par la survenue d'un événement non souhaité qui entraîne une hospitalisation avec des séquelles ou la mort du patient, qu'il y ait eu ou non mésusage du médicament. On estime aujourd'hui que, chaque année en France, les effets indésirables graves sont responsables de 300 000 hospitalisations et de 10 000 décès.

EFFICACITÉ

L'expérience thérapeutique, les travaux de recherche (fondamentale et clinique) et les études médico-économiques permettent de valider l'efficacité des médicaments **homéopathiques** utilisés depuis plus de 200 ans.

EFFORT PHYSIQUE

Lorsqu'ils sont inhabituels, les travaux pénibles, les longues marches,

etc., sont susceptibles d'engendrer des courbatures et des douleurs articulaires, voire une gêne à l'endormissement. Prendre alors :
Arnica montana 9 CH, 5 **granules** toutes les heures.
Espacer les prises selon l'amélioration. Ce médicament peut et doit être pris à titre préventif à la même **posologie** dès le début de l'effort.
Sporténine® est également indiqué dans ce cas.
Les efforts particulièrement intenses et prolongés (marathon par exemple) peuvent entraîner des troubles digestifs : gastralgies (douleur au niveau de l'estomac), nausées, haleine fétide, ballonnement abdominal, diarrhée putride. Il faut alors utiliser :
Arnica montana 15 CH, à raison de 5 granules tous les quarts d'heure.

EMPHYSÈME PULMONAIRE ⚠

Affection respiratoire caractérisée par une dilatation des bronchioles (les dernières ramifications des bronches) et par une perte de l'élasticité des alvéoles pulmonaires. En plus d'un traitement **allopathique,** un emphysémateux bénéficiera de médicaments préparés à partir de : ***Ammonium carbonicum, Carbo vegetabilis, Grindelia, Senega.***
Carbo vegetabilis 15 CH, 1 **dose** au moment d'un accès de **dyspnée,** permet d'observer une diminution de la sensation de suffocation.
Voir **Bronchite chronique**.

ENDOCARDITE ⚠ INFECTIEUSE (risque d'...)

Le passage dans le sang de certains microbes (streptocoques, staphylocoques, etc.) peut occasionner des dégâts au niveau des valves ou des valvules cardiaques lorsque celles-ci sont déjà affaiblies. C'est la raison pour laquelle il convient dans ces cas de prendre un traitement antibiotique à titre préventif, lors de certains soins dentaires par exemple.

ENDOMÉTRIOSE

Présence de tissu de la muqueuse utérine hors de son emplacement normal, responsable de douleurs importantes et rebelles. Son traitement est du ressort du médecin.

***Platina* 9 CH,** 5 **granules** au moment des douleurs, permet de limiter l'intensité de la **dysménorrhée**.

ENDOMÉTRITE ⚠

Inflammation de la muqueuse utérine.

***Hepar sulfuris calcareum* 30 CH,** 1 **dose** par semaine (traitement de 3 mois renouvelable) est un médicament préventif des récidives d'endométrite.

ENFANT

Du fait de leur déconcentration, les médicaments **homéopathiques** n'ont ni toxicité chimique, ni **contre-indication,** ni interaction médicamenteuse, ni effet indésirable lié à la quantité de produit ingéré. Ils peuvent donc être administrés aux enfants et aux nourrissons.

Ne dépendant ni du poids, ni de l'âge, la **posologie** des médicaments homéopathiques est identique chez le nourrisson, l'enfant et l'adulte.

Tant que l'enfant n'est pas alimenté à la cuiller, il est conseillé de faire dissoudre les médicaments (**granules, doses**) dans un peu d'eau pure avant de les administrer (plusieurs médicaments différents peuvent être mélangés) à l'aide d'un biberon ou d'une pipette. Pour des raisons évidentes de satiété, le traitement sera administré immédiatement avant une tétée ou un biberon.

Lorsque la forme pharmaceutique préconisée est liquide (**gouttes buvables,** etc.), les préparations en solution aqueuse sont utilisées chez le nourrisson et chez l'enfant à la place des préparations en solution alcoolique, réservées à l'adulte.

ENGELURE

Tuméfaction (gonflement) rouge ou violacée et douloureuse des extrémités des doigts occasionnée par l'exposition au froid.

Pendant l'hiver, prendre :

***Agaricus muscarius* 9 CH** et ***Bovista gigantea* 5 CH,** 5 **granules** de chaque par jour.

Le traitement de **terrain** fait souvent appel aux médicaments préparés à partir de ***Pulsatilla, Secale cornutum.***

ENROUEMENT

Voir **Dysphonie.**

ENTÉROCOLITE

Inflammation simultanée de l'intestin grêle et du côlon (gros intestin) à caractère souvent chronique.
Le traitement de **terrain** fait volontiers appel à des médicaments préparés à partir de : ***Graphites, Mercurius corrosivus, Natrum sulfuricum, Nitricum acidum, Plumbum metallicum, Sulfur, Tuberculinum.***

ENTORSE

Distorsion brusque d'une articulation entraînant une élongation et/ou une déchirure (parfois un arrachement) d'un ou de plusieurs ligaments articulaires. Son traitement nécessite au moins une immobilisation de l'articulation, parfois un geste chirurgical. Le **diagnostic** est affirmé par l'examen **clinique** et par l'échographie. L'entorse se distingue d'une **foulure,** dans laquelle il n'y a pas de déchirure ligamentaire. Pour diminuer le temps de cicatrisation, on utilise pendant 15 jours :
Arnica montana 9 CH, 5 **granules** 3 fois par jour, car il y a une notion de **traumatisme,**
Apis mellifica 9 CH (même **posologie**) en cas d'œdème associé,
Rhus toxicodendron 9 CH, 5 granules 3 fois par jour pendant le temps de l'immobilisation, et
Ruta graveolens 5 CH, 5 granules 3 fois par jour pendant le temps de la rééducation.
En cas d'entorses à répétition, prendre :
Calcarea fluorica 5 CH, 1 **dose** par semaine pendant 3 mois.

ÉNURÉSIE

Émission involontaire d'urine, la plupart du temps nocturne, chez des sujets âgés de plus de 5 ans.
Le traitement **homéopathique** est indiqué lorsqu'on retrouve chez le patient les critères correspondant à ***Cina, Equisetum hiemale, Kalium bromatum.***

ÉPINE CALCANÉENNE

Excroissance osseuse radiologiquement visible au niveau de la face inférieure du calcanéum (os du talon).

Prendre :
***Hekla lava* 5 CH,** 5 **granules** par jour pendant 3 mois.

ÉPIPHYSITE

Voir **Scheuermann (maladie de...).**

ÉPISIOTOMIE

Voir **Accouchement.**

ÉPISTAXIS ⚠

Hémorragie nasale la plupart du temps sans conséquence mais pouvant être un signe d'**hypertension artérielle.**
Le traitement **homéopathique** fait essentiellement appel à :
***China rubra* 9 CH,** 5 **granules** toutes les 10 minutes pendant 1 heure, et
***Phosphorus* 9 CH,** 5 granules toutes les 10 minutes pendant 1 heure.
Sont également indiqués les médicaments préparés à partir de : ***Aconitum napellus, Ammonium carbonicum, Arnica montana, Ferrum phosphoricum, Millefolium.***
Chez les patients présentant des épistaxis à répétition, il est conseillé de prendre à titre préventif ***Phosphorus* 9 CH** à raison d'une **dose** par semaine pendant 3 mois.

ÉPUISEMENT

Un excès d'efforts physiques et certaines situations stressantes (deuils, etc.) sont accompagnées de douleurs musculaires avec la « sensation d'avoir été battu ».
Prendre alors :
***Arnica montana* 30 CH,** 5 **granules** matin et soir jusqu'à la disparition des douleurs.

EQUISETUM HIEMALE

Origine
Prêle d'hiver.

Principales indications
- Urologie : cystites.
- Troubles du comportement : énurésie.

Sur quels critères ?
- Sensibilité vésicale diffuse.
- Brûlures mictionnelles (en urinant) et post-mictionnelles (après avoir uriné).

ERIGERON CANADENSIS

Origine
Vergerette du Canada.

Principales indications

• Gynécologie : métrorragies, ménorragies, dysménorrhées.
• Urologie : cystites.

Sur quels critères ?

• Hémorragie abondante (présence de nombreux caillots dans l'écoulement menstruel) aggravée par le moindre mouvement.
• Spasmes douloureux.
• Mictions douloureuses et ténesme vésical (douleurs de la vessie) accompagnant une hématurie (urines sanglantes) ou une métrorragie (saignement de l'utérus).

ÉRUCTATION

Rejet bruyant par la bouche de gaz contenu dans l'estomac.
Prendre :
Ambra grisea 9 CH, 5 **granules** 3 fois par jour lorsque l'éructation est consécutive à un **stress,** ou
Antimonium crudum 5 CH, 5 granules à répéter si nécessaire après un repas plantureux.
Voir **Aérogastrie.**

ÉRYTHÈME FESSIER DU NOURRISSON

Observé principalement au moment des poussées dentaires, cette rougeur du siège est rapidement soulagée après la prise de :
Medorrhinum 15 CH, 2 **doses** à 3 jours d'intervalle. Chaque dose sera préalablement dissoute dans un peu d'eau avant d'être administrée au nourrisson. Ce traitement ne dispense pas des soins locaux habituels.
Lorsque l'érythème fessier est récurrent, le traitement de **terrain** fait souvent appel aux médicaments préparés à partir de ***Calcarea carbonica ostrearum.***

ÉRYTHÈME SOLAIRE

Rougeur cutanée survenant à la suite d'une exposition trop prolongée au soleil pour une peau insuffisamment protégée. Cette réaction peut s'accompagner d'une **céphalée** et/ou de **fièvre.**
Les médicaments suivants seront pris à raison de 5 **granules** toutes les 2 heures :
Apis mellifica 9 CH lorsqu'il existe un œdème et une sensation de prurit (démangeaison) ;
Belladonna 9 CH lorsque la peau est hypersensible au toucher.
Les prises seront progressivement espacées selon l'amélioration jusqu'au retour à la normale.

Les médicaments préparés à partir de ***Aconitum napellus*** peuvent aussi être indiqués.
L'exposition au soleil peut être à l'origine de **brûlures du 2e degré,** de **lucites** (« allergie au soleil ») et d'**insolations.**

ESCARRE ⚠

Nécrose tissulaire se traduisant par une croûte noirâtre s'observant particulièrement chez les malades gardant longtemps le lit.
En plus des soins locaux, la prévention de cette affection peut se faire avec :
Carbo vegetabilis 5 CH et
Secale cornutum 9 CH, 5 **granules** de chaque par jour.

ESSAI CLINIQUE

Étude scientifique permettant de valider l'indication d'un médicament ou d'un traitement dans une pathologie donnée. Les essais cliniques concernant les médicaments **homéopathiques** sont publiés dans des revues scientifiques de référence.

ESTOMAC (douleur d'...)

Voir **Dyspepsie.**

ÉTERNUEMENT

Voir **Rhinite.**

ÉTHYLISME ⚠

Trouble du comportement entraînant une consommation excessive de boissons alcoolisées et nécessitant une prise en charge pluridisciplinaire en plus d'un effort de volonté de la part du sujet.
Des médicaments **homéopathiques** préparés à partir de ***Aurum muriaticum, Lachesis mutus, Nux vomica, Sulfur*** peuvent être indiqués.
Voir **Cirrhose, Conduite addictive.**

EUGENIA JAMBOSA

Origine

Jambosier.

Principale indication

- Dermatologie : acné.

Sur quel critère ?

- Inflammation et infection des pores de la peau dont les récurrences sont liées au cycle menstruel.

EUPATORIUM PERFOLIATUM

Origine

Eupatoire à feuilles perfoliées.

Principales indications

• Infectiologie : grippe, syndromes grippaux.

Sur quels critères ?

• Courbatures et sensation de douleurs osseuses entraînant un besoin continuel de changer de position sans soulagement.
• Endolorissement des globes oculaires qui sont très sensibles à la pression.
• Coryza avec éternuements.
• Soif vive pour de l'eau froide.
• Transpiration modérée.

EUPHRASIA OFFICINALIS

Origine

Euphraise.

Principales indications

• Ophtalmologie : conjonctivites, rhinoconjonctivites.

Sur quels critères ?

• Larmoiement abondant et corrosif.
• Irritation et rougeur des conjonctives.
• Inflammation œdémateuse (gonflement) des paupières dont le bord libre devient secondairement croûteux.
• Écoulement nasal abondant mais non irritant.
• Photophobie (éblouissement à la lumière).

ÉVANOUISSEMENT

Perte de conscience nécessitant une **consultation** médicale pour en déterminer l'origine.
Voir **Lipothymie.**

EXAMEN (préparation d'un…)

Voir **Anxiété, Surmenage** et **Trac.**

EXAMEN CLINIQUE

Acte dispensé par un médecin pendant lequel il évalue l'état de santé d'un sujet au cours d'une **consultation médicale**.
Un examen clinique comporte 4 temps : inspection, palpation, percussion et auscultation. Cet examen fait suite à un interrogatoire du patient.

EXAMEN COMPLÉMENTAIRE

Complément de l'examen clinique par lequel on cherche à mettre en évidence un ou plusieurs indices permettant d'affirmer un diagnostic ou de surveiller l'évolution d'une maladie : analyses, **imagerie** (radiographies, échographies, scanners, IRM, etc.), électrocardiogrammes, etc.

EXTINCTION DE VOIX

Voir **Dysphonie.**

EXTRACTION DENTAIRE

Voir **Soins pré et post-opératoires.**

EXTRASYSTOLE ⚠

Contraction anarchique du cœur qui peut être perçue par le patient. Un électrocardiogramme permet de repérer cette anomalie et de juger de son importance.

Des extrasystoles trop fréquentes peuvent être traitées par des médicaments préparés à partir de ***Digitalis purpurea*** et ***Glonoinum.***

Le traitement de **terrain** fait souvent appel aux médicaments préparés à partir de : ***Aurum muriaticum, Kalium carbonicum.***

FABRICATION DES MÉDICAMENTS HOMÉOPATHIQUES

Des laboratoires spécialisés

Hahnemann élaborait lui-même les **médicaments** qu'il administrait à ses patients ; ses successeurs firent de même pendant des décennies. Comme les utilisateurs de médicaments homéopathiques furent de plus en plus nombreux, il fallut préparer des quantités de médicaments de plus en plus importantes. C'est pour faire face à cette demande et pour être certains d'avoir des médicaments fabriqués avec le maximum de rigueur, de fiabilité et de reproductibilité que des médecins prescripteurs français initièrent eux-mêmes la création de laboratoires homéopathiques au début du XXe siècle.

En France, aujourd'hui, seuls les pharmaciens d'officine sont autorisés à distribuer les médicaments homéopathiques à usage humain ; les docteurs **vétérinaires** sont autorisés à distribuer les médicaments destinés à traiter ou à prévenir les maladies des animaux.

La préparation des médicaments homéopathiques est du ressort exclusif des pharmaciens ; celle-ci est essentiellement assurée par les laboratoires qui associent respect de la tradition **hahnemannienne** et innovations techniques.

Pour cela, une équipe pluridisciplinaire, composée de pharmaciens, de vétérinaires, de chimistes, de botanistes et de techniciens, assure au sein du laboratoire un suivi et un contrôle permanents de toutes les étapes de la fabrication de chaque médicament : approvisionnement de la **souche, dilution,** imprégnation, conditionnement.

Les pharmaciens disposant d'un préparatoire répondant aux normes de fabrication sont également autorisés à préparer les médicaments homéopathiques.

Les matières premières : les souches

L'homéopathie utilise près de 3 500 substances (souches) différentes, provenant en quasi-totalité des 3 règnes (minéral, végétal et animal) et de la chimie (minérale et organique).

L'approvisionnement des plantes est cadencé par le rythme naturel des saisons. Chaque plante est identifiée sous sa dénomination internationale (nom **latin**) après avoir satisfait à tous les tests scientifiques de reconnaissance. Dans leur immense majorité, les plantes sont utilisées fraîches après avoir été récoltées à l'état sauvage dans leur environnement naturel ; les conditions de prélèvement respectent l'équilibre naturel de la flore et de la faune.

Tous les prélèvements sur animaux sont effectués par des vétérinaires. Les laboratoires s'approvisionnent auprès de sociétés spécialisées qui garantissent la qualité et l'origine des souches et qui fournissent chaque souche animale sous forme lyophilisée.

Les produits minéraux et chimiques sont identifiés selon les critères habituels dans ce domaine.

Préparation pour la dilution

Si elle est soluble dans l'eau ou dans l'alcool, la souche est mise à macérer (plusieurs jours s'il s'agit d'une souche d'origine végétale) dans un mélange eau/alcool ; les proportions de chacun des composants de la préparation sont parfaitement définies. Cette macération est ensuite filtrée : on obtient ainsi une teinture mère (TM).

Si elle est insoluble dans l'eau ou dans l'alcool (cas de certaines souches minérales, chimiques ou animales), la souche est alors broyée dans du lactose ; les proportions de chacun des composants de la préparation sont parfaitement définies. Le produit obtenu s'appelle une trituration. Après plusieurs déconcentrations successives dans du lactose (toujours dans des conditions bien définies), le produit obtenu devient soluble dans un mélange d'eau et d'alcool.

La dilution

La dilution homéopathique est l'une des clés de la qualité du médicament homéopathique.
Elle consiste en une série de déconcentrations successives d'une teinture mère (ou d'une trituration) dans des conditions très précises. Dès que le produit à diluer est soluble, chaque opération de déconcentration est effectuée dans un milieu liquide ; le mélange subit une agitation standardisée appelée « dynamisation », spécifique à la fabrication homéopathique.
Portant le nom de leurs inventeurs, 2 procédés sont utilisés pour diluer les souches à usage homéopathique ; ils permettent d'obtenir des dilutions **hahnemanniennes** et des dilutions **korsakoviennes** (voir **Centésimale hahnemannienne, Décimale hahnemannienne, Korsakovienne).**

L'imprégnation

L'étape de l'imprégnation consiste à incorporer la dilution homéopathique liquide souhaitée dans un support neutre. Deux supports sont spécifiques (ou presque) des médicaments homéopathiques : les **granules** et les **globules.** Pour permettre une répartition homogène du principe actif dans la totalité de ces supports, chaque fabricant a mis au point des techniques qui lui sont propres.

Le conditionnement

Les médicaments homéopathiques sont enfin conditionnés pour être adaptés à la prescription médicale : les granules et les globules étant les formes pharmaceutiques les plus couramment utilisées en homéopathie, ils sont emballés dans des tubes dont la taille est fonction du volume à contenir. On parle de tubes de granules et de **doses.** Incassables et neutres, les emballages des granules et des doses assurent une parfaite protection du médicament. Moins courantes, les autres formes pharmaceutiques habituelles (**gouttes buva-bles,** comprimés, **ampoules buvables,** collyres, suppositoires, etc.) existent éga-lement pour les médicaments homéopathiques.

Le contrôle

La préparation des médicaments homéopathiques est soumise à des règles très strictes et à des contraintes techniques complexes qui garantissent la fiabilité et la reproductibilité optimales. Un laboratoire de contrôle assure un suivi et un contrôle permanents de toutes les étapes de la fabrication. Il s'appuie sur les équipements et les appareillages d'analyse de pointe.

Commentaire

À ce jour, il n'a pas été mis en évidence d'effet délétère sur les médicaments homéopathiques lié à l'emploi d'outils actuels tels que lecteurs de code barre, de téléphones mobiles, etc.

FAGOPYRUM ESCULENTUM

Origine

Sarrasin.

Principale indication

• Dermatologie : prurit.

Sur quels critères ?

• Prurit (démangeaison) essentiellement au niveau des zones pileuses, et aussi au niveau des paumes, des yeux et de l'anus.
• Prurit aggravé par la chaleur et en fin d'après-midi.
• Prurit chez des sujets présentant des troubles digestifs.

FATIGUE

La fatigue musculaire fait appel aux médicaments préparés à partir de ***Arnica montana*** (voir **Effort physique**).
Voir également **Asthénie.**
Le syndrome de fatigue chronique est de diagnostic difficile. Il nécessite une prise en charge multidisciplinaire dans laquelle un traitement **homéopathique** a sa place. Voir **Fibromyalgie**.

Fatigue oculaire

Voir **Asthénopie.**

FAUSSE COUCHE

Voir **Accouchement.**

FERRUM METALLICUM

Origine

Fer métallique.

Principales indications

• Hématologie : anémies, hémosidéroses.

• Gynécologie : aménorrhées secondaires.

• Rhumatologie : périarthrites scapulo-humérales, arthralgies coxo-fémorales.

Sur quels critères ?

• Alternance de pâleur et de rougeur du visage malgré une anémie plus ou moins prononcée.

• Asthénie alternant avec une certaine agitation.

• Vertiges avec acouphènes (sifflements dans les oreilles) lors des changements de position.

• Hypocondrie et/ou irritabilité.

• Douleurs articulaires lancinantes aggravées la nuit par l'immobilité.

• Frilosité.

• Hypersensibilité au moindre bruit qui met le patient hors de lui.

FERRUM PHOSPHORICUM

Origine

Phosphate ferroso-ferrique.

Principales indications

• Affections fébriles : fièvre.

• Oto-rhino-laryngologie : rhinopharyngites, otites, laryngites, trachéites, bronchites, épistaxis.

• Rhumatologie : arthralgies inflammatoires, synovite aiguë transitoire de la hanche.

Sur quels critères ?

• Congestions localisées : otalgie (douleur d'oreille), toux.

• Hémorragies localisées : épistaxis (saignement de nez).

• Élévation progressive et modérée de la température interne du corps (fièvre inférieure à 39 °C).

• Asthénie.

• Alternance de pâleur et de rougeur du visage.

• Peau moite sans transpiration abondante.

• Douleurs articulaires (épaule droite en particulier).

FIBROME UTÉRIN ⚠

Tumeur bénigne se développant progressivement aux dépens de l'utérus et susceptible d'entraîner des **ménorragies** et des **métrorragies.** Mis en place précocement, un traitement **homéopathique** peut en retarder l'évolution et éviter l'hystérectomie (ablation chirurgicale de l'utérus). Ce traitement fait la plupart du temps appel à des médicaments préparés à partir de ***Calcarea fluorica*** et ***Thuya occidentalis.***

FIBROMYALGIE ⚠

Syndrome d'origine mal connue caractérisé par une fatigue chronique et par la présence de multiples points douloureux à la pression. Ce syndrome nécessite une prise en charge multidisciplinaire dans laquelle un traitement **homéopathique** a sa place ; celui-ci fait souvent appel à des médicaments préparés à partir de ***Angustura vera, Hypericum perforatum*** et ***Rhus toxicodendron.***

FIÈVRE

Élévation de la température interne du corps au-dessus de 37,5 °C témoignant d'une réaction de l'organisme dans le cadre d'une infection ou d'un syndrome inflammatoire.

La fièvre peut être un symptôme isolé ; elle peut être accompagnée d'autres manifestations qui orientent le diagnostic : courbatures et syndrome **grippal,** inflammation de la gorge et **angine,** douleur rénale et **infection urinaire,** etc.

Dans un contexte infectieux, la fièvre est avant tout « antibiotique » : elle s'oppose à la prolifération des microbes (bactéries et virus) qui se développent le plus volontiers à 37 °C. C'est pourquoi, tant que la fièvre est bien tolérée, il convient de ne pas chercher à abaisser d'emblée la température par l'emploi systématique d'antithermiques.

Les médicaments **homéopathiques** sont parfaitement adaptés à cette situation et, en les employant, on observe un raccourcissement de la durée du processus fébrile. Il faut cependant savoir qu'ils n'entraînent pas forcément une diminution temporaire de la température dans la demi-heure qui suit la prise du médicament, comme c'est le cas pour les antipyrétiques tels que l'aspirine et le paracétamol.

Les médicaments suivants seront administrés à raison de 5 **granules** toutes les heures, puis les prises seront espacées en fonction de l'amélioration observée. Prendre :

Aconitum napellus 15 CH lorsque la fièvre est d'installation rapide et d'une grande intensité et que l'intensité maximale des symptômes se situe vers minuit. La peau du malade est chaude, rouge et sèche ; il existe la plupart du temps une sensation de soif ; tardant à survenir, la transpiration procure au malade une sensation de mieux-être. Conjointement, il peut exister un certain degré d'angoisse se traduisant par un réveil brutal accompagné de palpitations au décours d'un cauchemar ; chez le nourrisson et chez le jeune enfant, on observe des cris et/ou des pleurs, leur visage ayant volontiers l'air effrayé. Ce type de fièvre se rencontre volontiers après l'exposition à une variation brutale de la température extérieure (froid vif ou chaleur caniculaire). Le traitement peut aussi être débuté par 1 **dose** unique d'***Aconitum napellus* 15 CH,** puis poursuivi par un ou plusieurs des médicaments suivants :

***Apis mellifica* 9 CH** lorsqu'on note une alternance sécheresse/transpiration au niveau de la peau et que le patient n'est pas assoiffé ; toutefois, l'ingestion de boissons fraîches peut améliorer temporairement une sensation de brûlure perçue dans la bouche ;

Belladonna 9 CH lorsque la fièvre est d'installation rapide, oscillante par la suite, avec visage rouge, chaud et moite, sueurs importantes et photophobie (gêne oculaire occasionnée par la lumière) ; le dessèchement de la bouche entraîne une soif vive ;

***Bryonia alba* 9 CH** lorsque la fièvre s'accompagne de sueurs et d'une soif intense (sensation de sécheresse de la bouche) ainsi que d'une céphalée, de douleurs oculaires et/ou de douleurs articulaires dont l'intensité augmente au moindre mouvement ;

***Ferrum phosphoricum* 9 CH** lorsque la température s'élève progressivement – tout en restant inférieure à 39 °C – et s'accompagne d'une asthénie ainsi que d'une alternance de pâleur et de rougeur du visage ; la peau est moite sans transpiration abondante ; le patient peut être gêné par une douleur d'oreille, quelques quintes de toux ou un saignement de nez ;

Stramonium 15 CH chez les enfants présentant, en plus des critères justifiant l'emploi de **Belladonna,** des hallucinations et une peur de

l'obscurité. En plus du traitement spécifique, ce médicament est indiqué dans le traitement de la fièvre chez les enfants ayant présenté une convulsion hyperthermique.
Enfin la prise d'une dose de ***Sulfur 30 CH*** est justifiée au début de toute poussée de fièvre.

Commentaires

La **spécialité** *Aconitum composé* peut être utilisée comme médicament symptomatique dans toute affection fébrile aiguë.
Toute fièvre persistante nécessite un avis médical.
Il est habituel de lire que ***Sulfur*** est un médicament dont le maniement est délicat dans les poussées fébriles aiguës à cause d'un risque non négligeable de survenue d'**otite.** Il est donc préférable d'éviter de donner ce médicament chez l'enfant en dehors d'un avis médical.
Certains épisodes fébriles récurrents peuvent être traités par des médicaments préparés à partir de ***Cedron*** et ***Chininum sulfuricum.***
Voir également ***Grippe et syndromes grippaux***.

FISSURE ANALE

Ulcération allongée siégeant dans les replis de l'anus et généralement très douloureuse. Une **consultation** est nécessaire car, en cas d'échec du traitement médical, il faut parfois avoir recours à un traitement chirurgical.
En attendant la consultation, prendre les médicaments suivants à raison de 5 **granules** 3 fois par jour :
Alumina 5 CH lorsque les fissures accompagnent une constipation ;
Condurango 5 CH lorsqu'il existe simultanément une **perlèche** et/ou des brûlures gastriques ;
Graphites 9 CH lorsque, à la fissure, s'ajoutent un prurit et un suintement en plus de la constipation ;
Nitricum acidum 9 CH lorsque les fissures sont saignantes et très douloureuses ;
Ratanhia 5 CH lorsque la fissure survient chez un sujet dont la constipation aggrave des hémorroïdes.
Localement, faire des applications locales de : *pommade Ratanhia* ®.

FISSURE DU MAMELON

Voir **Allaitement.**

FISTULE EXTERNE

Communication qui n'a pas lieu d'être entre une glande ou un foyer purulent et la peau ou une muqueuse, livrant passage à un liquide physiologique ou pathologique (la plupart du temps purulent) ; on élimine de la question les fistules internes (artério-veineuses, jéjuno-coliques, etc.). Une consultation est nécessaire pour déterminer le traitement adéquat.

En attendant la **consultation,** prendre :

Pyrogenium 9 CH, 5 **granules** par jour.

FLATULENCE

Voir **Dyspepsie.**

FLUORICUM ACIDUM

Origine

Acide fluorhydrique.

Principales indications

• Dermatologie : varices, eczémas variqueux, ulcères variqueux, prurit anal ou anovulvaire, cicatrices.

• Rhumatologie : maladie d'Osgood-Schlatter, polyarthrite rhumatoïde.

Sur quels critères ?

• Fissures prurigineuses, principalement au niveau de l'anus et/ou de la vulve.

• Ulcérations cutanées à proximité de varices avec prurit intense amélioré par le froid.

• Hypertrophie des cicatrices.

• Ongles friables et cassants.

• Ptôses viscérales (« descente d'organes »).

• Varices, hémorroïdes.

• Diminution ou augmentation de la densité osseuse.

• Sensation de brûlure de la plante des pieds et des paumes.

• Prurit violent aggravé par la chaleur et amélioré par les applications froides.

FLUSH

Rougeur congestive des pommettes survenant par vagues successives.

En attendant la consultation, prendre :

Sanguinaria canadensis 9 CH, 5 granules 2 à 3 fois par jour.

Voir : **Acné rosacée**.

FOENUM GRAECUM

Origine

Fenugrec.

Principale indication

• Métabolisme et nutrition : surcharges pondérales.

Sur quel critère ?

• Sensation de ne jamais être rassasié(e).

FOLLICULINUM

Origine

Œstrone, folliculine.

Principales indications

• Gynécologie : syndromes prémenstruels, syndromes intermenstruels, ménopause.

Sur quels critères ?

• **Hyperménorrhée** (règles abondantes), **ménorragie** (règles contenant des caillots) ou **métrorragie** (écoulement de sang entre les règles) accompagnées ou non de **dysménorrhée** (douleurs du bas-ventre).

• Mastodynie prémenstruelle (douleurs des seins avant les règles).

• Troubles de l'humeur et du comportement (souvent décrits comme une sensation de « tension nerveuse ») en relation avec le cycle menstruel.

• Variations de poids cycliques (jusqu'à + 2 kg en fin de cycle) et/ou ballonnement.

• Hémorroïdes, œdème des membres inférieurs, ecchymoses (bleus).

• Acné, herpès cataménial (au moment des règles).

• Rhinite, laryngite, pharyngite cataméniales.

FOLLICULITE

Inflammation des follicules pileux la plupart du temps liée à la présence d'un staphylocoque. En plus de soins locaux avec une solution antiseptique faiblement alcoolisée prendre :

Pyrogenium 9 CH et

Sulfur iodatum 9 CH, 5 **granules** de chaque par jour.

FOND (médicament de…, traitement de…)

Lorsqu'une maladie est chronique et/ou récurrente, il convient de mettre en place un traitement destiné à en diminuer l'intensité ou la fréquence et la durée des poussées ; il s'agit la plupart du temps de traitements de durée indéfinie. Si l'affection en question est du ressort de l'homéopathie, on préfère parler de médicaments de terrain entrant dans la composition d'un traitement de terrain car, dans de nombreux cas, ces traitements permettent de recouvrer un état de santé qui autorise alors leur arrêt. Les antonymes de « médicament de terrain » et de « traitement de terrain » sont respectivement « médicament symptomatique » et « traitement symptomatique ».

FORMICA RUFA

Origine

Fourmi rouge.

Principales indications

- Urologie : cystites.
- Rhumatologie : arthralgies.

Sur quels critères ?

- Inflammation avec urines troubles et malodorantes.
- Arthralgies (douleurs des articulations) soudaines et erratiques, aggravées par le froid, l'humidité et avant la neige.

FOULURE

Entorse légère dans laquelle il n'y a pas d'arrachement ligamentaire. Le traitement homéopathique fait appel aux mêmes médicaments que l'entorse.

FOURMILLEMENT

Voir **Paresthésie.**

FRACTURE

Voir **Traumatisme.**

FRUSTRATION

Voir **Comportement (troubles du).**

FSH

Origine

Hormone stimulant la folliculine.

Principales indications

- Gynécologie : bouffées de chaleur de la ménopause.

Sur quels critères ?

- Troubles de la périménopause (femme de plus de 45 ans ayant été réglée depuis moins d'un an).
- Suites d'ovariectomie bilatérale (ablation des 2 ovaires).

FURONCLE

Tuméfaction contenant une collection purulente (dénommée « clou ») siégeant sur la peau au niveau d'un follicule pileux.

En plus du traitement local consistant en l'application d'une solution alcoolisée, un traitement **homéopathique** évite la plupart du temps le recours aux antibiotiques :

***Hepar sulfuris calcareum* 30 CH,** 1 **dose** par jour pendant 3 jours à titre systématique,
***Pyrogenium* 9 CH,** 1 dose par jour pendant 3 jours à titre systématique, et
***Siegesbeckia orientalis* 5 CH,** 5 **granules** 3 fois par jour, ou
***Tarentula cubensis* 9 CH,** 5 granules 2 fois par jour si le furoncle a une coloration violacée.

Le traitement homéopathique des furoncles récidivants fait le plus souvent appel à des médicaments préparés à partir de : ***Arsenicum album, Silicea, Sulfur, Thuya occidentalis.***

GAMBOGIA

Voir ***Cambogia.***

GASTRALGIE

Voir **Dyspepsie.**

GASTRITE

Inflammation aiguë ou chronique de la muqueuse de l'estomac pour laquelle un médecin doit peser l'indication d'une gastroscopie afin de déterminer l'origine des douleurs (recherche d'un ulcère, du bacille *Helicobacter pylori*, d'un reflux gastro-œsophagien ou d'un cancer) en sachant que le mécanisme le plus fréquent est fonctionnel (gastrite proprement dite). La persistance des douleurs doit donc amener à consulter.

Les médicaments suivants seront pris à raison de 5 **granules** répétés aussi souvent que nécessaire :

***Argentum nitricum* 9 CH** lorsqu'il existe une **aérogastrie** avec des salves d'éructations (rots) bruyantes qui peuvent être douloureuses ;

***Colocynthis* 15 CH** lorsque la douleur plie le malade en deux ;

***Ignatia amara* 9 CH** lorsque la gastrite est déclenchée par une contrariété ;

***Hydrastis canadensis* 5 CH** lorsque la douleur de l'estomac s'accompagne d'une sensation de lourdeur au niveau de l'hypocondre droit (au niveau du foie) et d'une constipation chronique.

Voir également « **brûlures digestives** » dans l'article **Dyspepsie.**

Le traitement de **terrain** des gastrites fait souvent appel à des médicaments préparés à partir de ***Arsenicum album, Kalium carbonicum*** et ***Lycopodium clavatum.***

GASTRO-ENTÉRITE

Inflammation des muqueuses de l'estomac et de l'intestin se traduisant par l'association de **vomissements** et d'une **diarrhée.**

Le traitement distingue les formes fébriles des formes non fébriles ; il consiste à prendre toutes les heures 5 **granules** du(des) médicament(s) indiqué(s) puis à espacer les prises avec la diminution des troubles digestifs ; l'arrêt des vomissements permet la reprise de l'alimentation sous forme de boissons sucrées.

Gastro-entérites fébriles

Prendre :

Aconitum napellus 9 CH lorsque la gastro-entérite survient dans un contexte d'exposition à un changement brutal de température (froid vif ou canicule) ; son début est volontiers nocturne ;

Arsenicum album 9 CH lorsque la gastro-entérite s'accompagne de brûlures digestives, de vomissements de la moindre quantité de liquide ingérée, d'une sensation de frilosité et d'une asthénie ;

Phosphorus 9 CH lorsque la gastro-entérite s'accompagne de brûlures digestives et d'une sensation de brûlure au niveau des paumes et du rachis dorsal (entre les omoplates) ;

China rubra 9 CH lorsque la gastro-entérite s'accompagne de ballonnements abdominaux, de sueurs et d'asthénie ;

Veratrum album 9 CH lorsque la diarrhée et les vomissements sont incoercibles et accompagnés de sueurs froides.

Gastro-entérites non fébriles

Antimonium crudum 5 CH est le médicament des excès alimentaires ;

China rubra 9 CH est indiqué lorsqu'il existe des ballonnements abdominaux et une asthénie ;

Ipeca 9 CH est un médicament d'indication systématique ;

Ricinus communis 5 CH est indiqué lorsqu'il existe beaucoup de nausées et très peu de douleurs abdominales.

Commentaire

Le terme « gastro-entérite » est galvaudé et l'on entend souvent utiliser l'apocope « gastro » pour désigner une banale diarrhée.

GELSEMIUM

Origine

Jasmin jaune, jasmin de Caroline.

Principales indications

• Infectiologie : grippe et syndromes grippaux, dengue.

• Neurologie : céphalées, migraines, paralysies faciales, tremblements, insolations.

• Troubles du comportement : trac, anxiété, insomnie, diarrhées émotives.

• Obstétrique : inertie utérine.

Sur quels critères ?

• Céphalée occipitale, abrutissement et assoupissement.

• Diplopie (impression de voir double).

• Migraine précédée de troubles visuels.

• Tremblements pouvant aller jusqu'à l'incoordination des mouvements.

• Coryza.

• Congestion du visage.

• Élévation de la température du corps avec transpiration abondante mais sans sensation de soif.

• Diarrhée.

• Mictions impérieuses (besoins pressants d'uriner).

• Hypersensibilité aux émotions.

GENOU (douleur du...)

Voir **Gonalgie.**

GERÇURE

Petite fissure intéressant l'épiderme et une partie du derme.

Les gerçures ont tendance à perdurer pendant toute la saison froide ; il convient donc de faire des cures d'un mois renouvelable avec :

Nitricum acidum 15 CH, 5 **granules** par jour lorsque les gerçures sont douloureuses et localisées sur la pulpe des doigts ;

Petroleum 5 CH, 5 granules lorsque les gerçures donnent aux mains un aspect sale.

Il est nécessaire de graisser la peau en appliquant le soir un peu de : *Cicaderma ® ou Homéoplasmine ®.*

Gerçures des mamelons

Voir **Allaitement.**

GINGIVITE

Inflammation douloureuse des gencives.

Localement, il convient de faire des bains de bouches avec :

Calendula officinalis TM à raison de 30 **gouttes** diluées dans un demi-verre d'eau tiède 3 fois par jour. Le brossage des dents et le massage des gencives emploieront un dentifrice comme ***Homéodent®.*** Il

convient de consulter un dentiste ; les soins de dentisterie seront complétés par :
Ammonium carbonicum 5 CH, 5 **granules** matin et soir pendant 1 mois lorsque la gingivite s'accompagne de gingivorragies (saignement) ;
Mercurius solubilis 7 CH, 5 granules matin et soir pendant 1 mois lorsque l'haleine est fétide et qu'il existe une sialorrhée (exagération de la sécrétion salivaire).
Les médicaments préparés à partir de ***Mercurius corrosivus*** et de ***Rhus toxicodendron*** sont indiqués en cas de gingivostomatite herpétique.

GINGIVORRAGIE

Hémorragie survenant au niveau des gencives. Le traitement **homéopathique** fait essentiellement appel à :
China rubra 9 CH et
Phosphorus 9 CH, 5 **granules** de chaque plusieurs fois par jour tant que dure la gingivorragie.

GLOBULE

Spécifique à l'**homéopathie,** un globule se présente sous la forme d'une petite sphère d'un millimètre de diamètre environ, composée d'un cristal de lactose ou de saccharose progressivement enrobé d'un mélange de saccharose et de lactose. L'enrobage est réalisé dans des turbines reproduisant la technique de dragéification et spécialement conçues pour fonctionner en continu car la fabrication d'un globule nécessite environ 2 semaines. Les globules neutres sont ensuite imprégnés du principe actif et deviennent médicament homéopathique.
Les globules sont conditionnés sous forme de **doses.**
Voir **Fabrication des médicaments homéopathiques.**

GLONOINUM

Origine
Nitroglycérine, trinitrine.

Principales indications
• Cardiologie : céphalées, tachycardie paroxystique, hypertension artérielle, palpitations, extrasystoles.
• Gynécologie : bouffées de chaleur.

Sur quels critères ?
• Éréthisme cardiaque soudain (accélération du rythme du cœur et/ou palpitations).

• Céphalées congestives violentes et brutales.
• Précordialgies (sensations de strictions au niveau du cœur).
• Rougeur du visage avec sueurs, aggravée par la chaleur.

GNAPHALIUM POLYCEPHALUM

Origine
Immortelle jaune de l'Amérique du Nord.

Principale indication
• Neurologie : sciatalgies.

Sur quels critères ?
• Douleurs intenses suivant les trajets nerveux et/ou alternant avec des fourmillements.
• Douleurs soulagées par la position assise et par la flexion du membre douloureux.

GOITRE

Voir **Dysthyroïdie.**

GONALGIE ⚠

Douleur du genou.
Parmi les nombreux médicaments qui peuvent diminuer la consommation d'**antalgiques** et d'anti-inflammatoires (voir **Arthralgie, Arthrite, Arthrose, Hydarthrose),**
***Kalium carbonicum* 9 CH,** à raison de 5 **granules** 2 fois par jour au moment des poussées douloureuses, est indiqué lorsque, en plus de la douleur, il existe une sensation d'instabilité des genoux.

GOUTTE ⚠

Affection se manifestant par des crises articulaires excessivement douloureuses à recrudescence nocturne débutant en principe par le gros orteil, qui devient gonflé et très rouge. Le mécanisme en est une surcharge de l'organisme en acide urique (**hyperuricémie**) et le traitement est **allopathique.**
Le traitement préventif des rechutes peut être allopathique, **homéopathique** ou mixte. On fait alors appel à des médicaments préparés à partir de : ***Benzoicum acidum, Berberis vulgaris, Calcarea carbonica ostrearum, Lycopodium clavatum, Sulfur.***

GOUTTES BUVABLES

Moins courante, cette forme pharmaceutique est également utilisée pour les médicaments homéopathiques. On emploie des solutions hydro-alcooliques chez l'adulte et des solutions aqueuses chez l'enfant.

GRAISSES DU SANG

Voir **Hyperlipidémie.**

GRANULE

Un granule se présente sous la forme d'une petite sphère de 3 millimètres de diamètre environ, composée d'un cristal de lactose ou de saccharose progressivement enrobé d'un mélange de saccharose et de lactose. L'enrobage est réalisé dans des turbines reproduisant la technique de dragéification et spécialement conçues pour fonctionner en continu car la fabrication d'un granule nécessite plus de 2 semaines. Les granules neutres sont ensuite imprégnés du principe actif et deviennent médicament homéopathique.

Les granules sont conditionnés dans des tubes contenant environ quatre-vingts granules.

Voir **Fabrication des médicaments homéopathiques.**

GRAPHITES

Origine

Graphite ou plombagine, mine de plomb.

Principales indications

• Dermatologie : dermatites atopiques (eczémas), gerçures, perlèches, intertrigos, impétigos.
Verrues, chéloïdes ; blépharites, orgelets, chalazions.

• Gastro-entérologie : dyspepsies, entérocolites, hémorroïdes, fissures anales, constipation, ulcères gastroduodénaux.

• Gynécologie : syndromes prémenstruels, bouffées de chaleur, prurits vulvaires, ménopause.

• Endocrinologie : dysthyroïdie.

Sur quels critères ?

• Éruptions cutanées suintantes (comparables à du miel) au niveau des plis et des orifices, avec prurit (démangeaison).

• Indurations de la peau et des phanères.

• Lenteur de la digestion et flatulences abdominales.

• Constipation.

• Bouffées vasomotrices contrastant avec une pâleur habituelle.

• Troubles veineux.

• Frilosité.

• Surcharge pondérale.

GRINDELIA

Origine

Grindélia.

Principales indications

• Pneumologie : asthme, toux, bronchite chronique, emphysème.

Sur quels critères ?

• Toux dyspnéisante (provoquant un essoufflement).

• Gêne respiratoire en position allongée.

• Suffocation lors de l'endormissement et/ou du réveil.

GRIPPE et SYNDROMES GRIPPAUX

Maladie infectieuse contagieuse à caractère épidémique d'origine virale caractérisée dans la plupart des cas par une fièvre à 40 °C d'installation brutale, des courbatures, des maux de tête très violents, un abattement important ainsi qu'une congestion des voies aériennes supérieures et des bronches.

Traitement curatif

Un traitement **homéopathique** permet de raccourcir l'évolution de l'infection et de diminuer le nombre de complications.

Prendre à titre systématique :

***Oscillococcinum*®, 1 dose** dès que possible à répéter 2 fois à 6 heures d'intervalle (soit 3 doses en 12 heures), et

Sulfur 15 CH, 1 dose unique 1 heure environ après la première dose d'***Oscillo-coccinum* ®,** ou

Sérum de Yersin 9 CH, 1 dose unique pour les sujets chez lesquels le moindre rhume se transforme en bronchite.

De plus, prendre 1 ou plusieurs des médicaments suivants à raison de 5 **granules** toutes les 2 heures ; espacer les prises en fonction de la diminution de l'intensité des symptômes :

Bryonia alba 9 CH lorsque la grippe se manifeste par de la fièvre, des sueurs, une soif intense (par sensation de sécheresse de la bouche), une céphalée, des douleurs oculaires et des douleurs articulaires dont l'intensité augmente au moindre mouvement ;

Eupatorium perfoliatum 9 CH lorsque la grippe se manifeste par de la fièvre, des courbatures, une sensation de douleurs osseuses entraînant un besoin continuel de changer de position sans soulagement, un endolorissement des globes oculaires qui sont très sensibles à la pression, un coryza avec éternuements, une soif vive pour de l'eau froide et une transpiration modérée ;

Gelsemium 15 CH lorsque la grippe se manifeste par des frissons (tremblements) précédant une fièvre avec une transpiration abondante, une céphalée occipitale avec congestion du visage, un coryza, une sensation d'abrutissement et d'assoupissement et une absence de soif ;

Nux vomica 9 CH lorsque la grippe se manifeste par des éternuements suivis d'une rhinorrhée aqueuse (écoulement nasal liquide comme de l'eau), puis d'une fièvre avec des frissons et des courbatures ;

Phytolacca decandra 9 CH lorsque la grippe se manifeste par de la fièvre et des courbatures concomitantes d'une inflammation du pharynx ;

Rhus toxicodendron 9 CH lorsque la grippe se manifeste par de la fièvre, une sécheresse de la bouche entraînant une soif vive pour des boissons froides, un aspect saburral de la langue (langue chargée) dans sa partie postérieure, des courbatures et des douleurs articulaires soulagées temporairement par le mouvement (d'où un besoin de changer constamment de place), des frissons au moindre mouvement, des sueurs épargnant le visage et une poussée d'herpès.

On trouve un mélange de ces différents médicaments dans des **spécialités** comme *Infludo®, L. 52®* et *Paragrippe®*.

Traitement préventif

Les recommandations sont variables selon les médecins, mais on peut clarifier les choses de la façon suivante.

Pour les sujets d'ordinaire en bonne santé, prendre :

Echinacea angustifolia 4 CH, 5 granules par semaine pendant toute la saison froide (d'octobre à mars dans l'hémisphère Nord) et

Oscillococcinum ®, 1 dose par semaine pendant toute la durée d'une épidémie de grippe (information régulièrement relayée par les médias) et, par-dessus tout, 1 dose supplémentaire à la moindre alerte.

Chez les patients présentant quelque affection chronique que ce soit, inclure la prise d' ***Oscillococcinum***® dans un traitement de **terrain.**

Convalescence

Une fois l'épisode aigu terminé, prendre :

China rubra 9 CH, 5 granules 3 fois par jour pendant 10 jours pour traiter l'asthénie, et

Influenzinum 30 CH, 3 doses à répartir sur une semaine en cas de toux persistant après un syndrome grippal ou de toux survenue après l'injection d'un vaccin antigrippal.

« Grippe intestinale »

Prendre :

Baptisia tinctoria 9 CH, 5 granules toutes les 2 heures, puis espacer les prises en fonction de la diminution de l'intensité des symptômes, lorsque la grippe se manifeste par de la fièvre, des courbatures musculaires, une diarrhée fétide avec des douleurs abdominales, une soif pour de l'eau froide, une haleine fétide, une céphalée avec un certain degré de prostration et des douleurs des globes oculaires.

Commentaire

Un traitement homéopathique n'entraîne ni troubles digestifs, ni vertiges, ni fatigue, ni céphalée, ni insomnie, ni réaction cutanée (effets indésirables décrits pour les antiviraux aujourd'hui conseillés dans le traitement de la grippe).

GROSSESSE ⚠

Sans **contre-indications** (voir **Précautions d'emploi**), les médicaments **homéopathiques** peuvent contribuer tout au long de la grossesse au bon déroulement de la préparation de cet heureux événement.

Somnolence

C'en est souvent le premier signe annonciateur. Prendre :

Nux moschata 9 CH, 5 **granules** 3 fois par jour tant que dure la somnolence.

Nausées et vomissements

Beaucoup de femmes enceintes sont handicapées par ces manifestations désagréables. Un ou plusieurs médicaments peuvent être indiqués ; on conseille des prises de 5 granules à répéter aussi souvent que nécessaire de :

Cocculus indicus 9 CH lorsque les nausées sont augmentées par le mouvement et par l'odeur du tabac ;

Colchicum autumnale 5 CH

lorsque, en plus d'une langue très blanche, d'une soif et de ballonnements, les nausées sont déclenchées par l'odeur des aliments ;

***Ignatia amara* 9 CH** lorsque les bâillements sont nombreux et que les nausées sont déclenchées par l'odeur des aliments et paradoxalement améliorées en mangeant ;

***Ipeca* 9 CH** lorsque les nausées sont accompagnées d'une augmentation de la sécrétion salivaire ;

***Iris versicolor* 9 CH** lorsque, en plus d'une augmentation de la sécrétion salivaire, les vomissements sont très acides ;

***Kalium carbonicum* 9 CH** lorsque les nausées s'accompagnent d'une flatulence et d'éructations avec sensation de brûlure au niveau de l'œsophage et/ou de la gorge ;

***Lobelia inflata* 5 CH** lorsque les nausées sont accompagnées d'une augmentation de la sécrétion salivaire et de vomissements non alimentaires ;

***Luteinum* 15 CH** à titre systématique compte tenu de la modification hormonale liée à la grossesse (augmentation de la sécrétion de progestérone) ;

***Petroleum* 5 CH** lorsque les nausées sont paradoxalement améliorées en mangeant ;

***Sepia officinalis* 9 CH** lorsque, en plus des nausées essentiellement matinales, il existe une impression de « vide » au niveau de l'estomac entraînant un besoin de grignoter avec des envies de condiments vinégrés (cornichons, moutarde, etc.) ;

***Tabacum* 5 CH** lorsque, en plus d'une augmentation de la sécrétion salivaire, nausées et vomissements sont aggravés au moindre mouvement et améliorés en plein air.

D'autre part, sucer des granules de manière répétitive ne contribue pas forcément à la disparition des nausées ; c'est pourquoi il est recommandé de faire dissoudre les granules dans un peu d'eau en mélangeant les médicaments quand plusieurs sont nécessaires.

Constipation

Prendre :

***Collinsonia canadensis* 5 CH,** 5 granules 2 fois par jour.

***Sepia officinalis* 9 CH,** 5 granules par jour jusqu'à la fin de la grossesse.

Lombalgies

Prendre :

***Kalium carbonicum* 9 CH,** 5 granules 1 à 2 fois par jour jusqu'à la fin de la grossesse.

Chloasma
Prendre :
***Sepia officinalis* 9 CH,** 5 granules par jour jusqu'à la fin de la grossesse pour limiter l'importance du masque de grossesse.

Prise excessive de poids
Prendre :
***Thuya occidentalis* 9 CH,** 5 granules par jour jusqu'à la fin de la grossesse pour les femmes qui présentent une infiltration cellulitique.

Contractions utérines
La survenue de contractions au cours de la grossesse doit amener à consulter l'accoucheur ou la sage-femme. Lorsque ces contractions ne nécessitent pas d'hospitalisation, la prise répétée de :
***Caulophyllum thalictroides* 9 CH** et
***Cuprum arsenicosum* 9 CH,** 5 granules de chaque au moment des contractions, en diminue la fréquence et l'intensité, donc la consommation d'antispasmodiques.

Dépression du post-partum (après la naissance de bébé)
Plus connue sous le nom de « baby blues », cette période de tristesse et de pleurs à laquelle peu de femmes échappent est réduite avec la prise de :
***Sepia officinalis* 15 CH,** 5 granules par jour dès les premiers symptômes et jusqu'à la normalisation de l'humeur.

Voir également **Accouchement, Alopécie, Infection urinaire, Insuffisance veinolymphatique, Vaginite.**

HAHNEMANN (Christian Friedrich Samuel)

Médecin né à Meissen (Allemagne) en 1755, mort à Paris en 1843, inventeur de l'homéopathie.
Voir **Histoire de l'homéopathie**

HAHNEMANNIEN (ENNE)

Qui a un rapport avec Hahnemann ou avec l'un des procédés de **fabrication des médicaments homéopathiques.**

HAMAMELIS VIRGINIANA

Origine
Hamamélis de Virginie.

Principales indications

• Angéiologie : varices des membres inférieurs, ulcères variqueux.

• Proctologie : hémorroïdes.

• Ophtalmologie : hémorragies sous-conjonctivales.

Sur quels critères ?

• Douleurs à type d'endolorissement, de courbatures et/ou « impression d'éclatement des veines ».

• Ecchymoses (bleus) au moindre contact.

• Hémorragies de faible importance.

HAUTEUR DE DILUTION

Niveau de déconcentration sous lequel se présente les médicaments homéopathiques (Voir **Fabrication des médicaments homéopathiques).**

Les hauteurs de dilution les plus fréquemment employées en France sont : 4 **CH**, 5 CH, 7 CH, 9 CH, 15 CH et 30 CH.

HEKLA LAVA

Origine

Lave du mont Hekla.

Principales indications

• Rhumatologie : épines calcanéennes, maladie d'Osgood-Schlatter, ostéophytoses vertébrales.

Sur quels critères ?

• Douleurs articulaires en relation avec la présence d'une exostose (excroissance osseuse, la plus connue étant le « bec de perroquet »).

HELONIAS DIOICA

Origine

Fausse unicorne.

Principale indication

• Gynécologie : mycoses génitales.

Sur quels critères ?

• Leucorrhée profuse (pertes blanches abondantes) ressemblant à du lait caillé et entraînant des démangeaisons.

• Congestion pelvienne (gêne au niveau du bas-ventre) avec sensation de ptôse de l'utérus.

• Sensibilité douloureuse et gonflement des seins.

HÉMATOME

Collection sanguine enkystée souvent confondue avec une **ecchymose** (bleu).

HÉMATURIE ⚠

Présence de sang dans les urines qui sont alors colorées en rouge ; une consultation médicale doit intervenir dès que possible afin d'en déterminer l'origine pour mettre en place le traitement adéquat. En attendant la **consultation,** prendre :

Phosphorus 9 CH, 5 **granules** toutes les heures.

Hématurie d'effort

Lorsque l'origine de l'hématurie est attribuée à un surmenage physique,

Arnica montana 9 CH, 5 granules toutes les heures jusqu'à la normalisation de la couleur des urines, est le traitement de choix.

HÉMIPLÉGIE

Voir **Cardiovasculaire (prévention du risque...).**

HÉMOPHILIE ⚠

Maladie génétique n'atteignant que les individus du sexe masculin, et caractérisée par un trouble de la coagulation entraînant de multiples hémorragies, notamment au niveau des articulations (hémarthroses des coudes et des genoux en particulier).

La prise de médicaments préparés à partir de ***Phosphorus*** permet d'observer régulièrement une diminution du nombre ainsi que de l'intensité de ces hémarthroses et, par conséquent, de limiter le nombre de transfusions de produits plasmatiques concentrés en facteurs antihémophiliques.

HÉMORRAGIE

Toute effusion de sang doit entraîner une **consultation** médicale pour en déterminer la cause et/ou y apporter le remède approprié. L'intervention du SAMU est nécessaire en cas d'hémorragie abondante (plaie artérielle par exemple).

En attendant la consultation, comprimer dans la mesure du possible la zone où se produit l'hémorragie et prendre :

China rubra 9 CH et

Phosphorus 9 CH, 5 **granules** de chaque toutes les heures.

Bothrops lanceolatus 5 CH a une indication dans les hémorragies difficilement coagulables.

Voir également **Traumatisme, Soins pré et post-opératoires.**

Hémorragie conjonctivale

Rougeur oculaire liée à la présence de sang au niveau de la conjonctive (membrane transparente qui recouvre l'œil) au niveau de la sclérotique (blanc de l'œil). Entraînant souvent une réaction de panique, cette hémorragie est pourtant indolore et banale. Prendre :

***Hamamelis virginiana* 5 CH,** 5 granules 3 fois par jour jusqu'à la disparition de la rougeur.

N.B. : toute rougeur oculaire douloureuse doit motiver une consultation médicale, car il peut s'agir d'une **conjonctivite,** d'un glaucome aigu (urgence extrême), d'une **kératoconjonctivite,** etc.

HÉMORROÏDE

Varice d'une veine de l'anus et/ou du rectum.

Le traitement homéopathique comporte la prise orale de médicaments et l'application locale de pommades et/ou de suppositoires. La prise des médicaments par voie orale est conseillée à raison de 5 **granules** toutes les 2 heures. Les prises seront progressivement espacées avec la diminution de l'intensité des symptômes.

Pour le traitement par voie orale, prendre :

***Aesculus hippocastanum* 5 CH** à titre systématique ;

***Arnica montana* 9 CH** lorsqu'il existe une sensation de meurtrissure et/ou que la poussée douloureuse survient à la suite d'un effort ;

***Collinsonia canadensis* 5 CH** lorsque la crise hémorroïdaire est la conséquence d'une constipation.

***Nux vomica* 9 CH** lorsque la crise hémorroïdaire survient à la suite d'une consommation excessive d'épices et/ou de boissons alcoolisées.

Les médicaments préparés à partir de : ***Aloe socotrina, Hamamelis virginiana, Paeonia officinalis, Ratanhia*** sont également des médicaments de crise hémorroïdaire.

Aesculus composé et *Sepia composé* sont des **spécialités** qui contiennent plusieurs des médicaments cités. En plus de la forme pharmaceutique granules, *Aesculus composé* s'utilise aussi sous forme de **gouttes buvables** à raison de 10 gouttes 3 fois par jour diluées dans un peu d'eau ; cette **posologie** peut être augmentée si nécessaire.

Pour le traitement local, la gamme des pommades est riche. Elle comprend par exemple :
pommade *Aesculus composé*, pommade *Castor equi* ® en cas de fissure associée, *Avenoc* ® pommade ou suppositoires (1 à 2 suppositoires par 24 heures).

Thrombose hémorroïdaire
Formation d'un caillot dans une veine hémorroïdaire engendrant une douleur anale très intense.
Le traitement de cette thrombose fait la plupart du temps appel aux médicaments préparés à partir de : ***Arnica montana, Lachesis mutus*** et ***Muriaticum acidum.***
Le traitement préventif des poussées hémorroïdaires récidivantes comporte des médicaments préparés à partir de : ***Graphites, Lachesis mutus, Nux vomica, Sepia officinalis, Sulfur.***

HÉMOSIDÉROSE

Surcharge pathologique en fer de certains organes comme on peut en rencontrer dans l'hémochromatose. Un traitement avec ***Ferrum metallicum 15 CH*** permet de diminuer la fréquence des saignées qui sont le seul autre moyen actuel de décharger l'organisme en fer.

HEPAR SULFURIS CALCAREUM

Origine
Produit inventé par **Hahnemann,** obtenu par le chauffage d'un mélange en parties égales de fleur de soufre purifiée et de calcaire d'huître.

Principales indications
• Dermatologie : furoncles, abcès, hidrosadénites, impétigos, acnés, staphylococcies cutanées, ulcères de jambe.
• Oto-rhino-laryngologie : laryngites, rhinites et rhinopharyngites mucopurulentes, angines érythémato-pultacées, sinusites, otites moyennes aiguës, otorrhées purulentes.
• Pneumologie : bronchites, trachéobronchites.
• Stomatologie : abcès dentaires.
• Ophtalmologie : conjonctivites purulentes, orgelets.
• Pédiatrie : diarrhées.
• Urologie : prostatites chroniques.
• Gynécologie : endométrites.

Sur quels critères ?
• Inflammation puis suppuration au niveau de la peau, des voies respiratoires, de l'oreille et des tissus lymphoïdes (ganglions).

- Excrétions purulentes.
- Diarrhée chez l'enfant.
- Hypersensibilité à la douleur et au froid.
- Sensation de piqûre au niveau des zones atteintes.
- Soulagement de la douleur par l'application de chaleur.
- Troubles du comportement à type d'irritabilité et d'agressivité.
- Manifestations inflammatoires et/ou infectieuses à caractère répétitif.

HÉPATITE ⚠

Nom générique donné à toutes les inflammations du foie.

Hépatite aiguë

Associée ou non à un ictère (jaunisse), l'hépatite aiguë est affirmée par l'augmentation brutale des transaminases (prise de sang). Elle peut être infectieuse (virus de l'hépatite A ou B en particulier), toxique ou médicamenteuse (paracétamol, etc.).
Le traitement **homéopathique** est le traitement de choix de ces hépatites ; il fait appel à des médicaments préparés à partir de : ***Arsenicum album, Chelidonium majus, Phosphorus, Sulfur.***

Hépatite chronique

Cette forme d'hépatite est actuellement représentée essentiellement par les hépatites virales B et C, pour lesquelles on dispose de médicaments antiviraux destinés à obtenir l'éradication des virus. Ces traitements sont malheureusement inducteurs d'effets indésirables que l'on peut diminuer avec un traitement homéopathique conjoint.

HERNIE ⚠

Hernie discale

Protrusion d'un disque intervertébral (coussin entre 2 vertèbres) responsable de névralgies dont la plus connue est la **sciatique.** Ce type de hernie est mis en évidence par un scanner ou une IRM. Selon le degré de gravité, le traitement fait appel au repos, aux médicaments de névralgies (médicaments **homéopathiques**, **antalgiques**, **anti-inflammatoires**), à la kinésithérapie, à l'acupuncture et/ou à la chirurgie.

Hernie hiatale

Présence d'une partie de l'estomac dans le thorax, à ne pas confondre avec le **reflux gastro-œsophagien** lié à une mauvaise étanchéité du cardia (valve empêchant le contenu de l'estomac de retourner dans l'œsophage).

Hernie inguinale
Protrusion d'une partie de l'intestin à travers la paroi abdominale au niveau de l'aine ; son traitement est chirurgical.

HERPANGINE

Affection fébrile d'origine virale et d'aspect pseudo-grippal comportant des ulcérations au niveau de la bouche et des amygdales. En attendant la **consultation,** prendre :
***Mercurius corrosivus* 9 CH,** 5 **granules** toutes les 2 heures.
Les médicaments préparés à partir de ***Muriaticum acidum*** et ***Rhus toxicodendron*** peuvent être indiqués.

HERPÈS ⚠

Affection virale débutant par une primo-infection avec signes généraux marqués et pouvant entraîner ou non une immunité. Dans ce dernier cas, le sujet infecté va être exposé à la possibilité de récurrences déclenchées à la suite d'une exposition au soleil, d'un stress, d'un syndrome infectieux intercurrent (**grippe** par exemple), etc. ou au moment des règles. Une poussée d'herpès est caractérisée par la présence de vésicules sur la peau, localisées dans la plupart des cas au niveau du visage (lèvres, nez) ou dans la région ano-génitale.
Les médicaments homéopathiques sont indiqués pour traiter les crises récurrentes et pour prévenir leurs récidives.
Prendre :
***Vaccinotoxinum* 15 CH,** 1 **dose** dès les premiers symptômes,
***Rhus toxicodendron* 15 CH,** 5 **granules** toutes les 2 heures, et
***Hypericum perforatum* 5 CH**, 5 granules 4 fois par jour lorsque la récurrence survient à la suite d'une exposition inhabituelle au soleil,
***Staphysagria* 9 CH,** 5 granules 4 fois par jour lorsque la récurrence survient à la suite d'une contrariété.
Les médicaments préparés à partir de ***Mezereum*** et ***Ranunculus bulbosus*** peuvent également être indiqués.

Herpès génital
***Vaccinotoxinum* 15 CH,** 1 dose dès les premiers symptômes ;
***Borax* 9 CH** ou
***Rhus toxicodendron* 15 CH,** 5 granules toutes les 2 heures ;

Croton tiglium 9 CH, 5 granules toutes les 2 heures en cas de prurit (démangeaison) important ;
Hypericum perforatum 9 CH, 5 granules toutes les 2 heures en cas de **sciatalgie** associée.
Staphysagria 9 CH, 5 granules 4 fois par jour lorsque la récurrence survient à la suite d'une contrariété.
Le traitement de **terrain** fait appel à des médicaments préparés à partir de : ***Medorrhinum, Natrum muriaticum, Sepia officinalis, Staphysagria, Sulfur.***

Herpès circiné

Lésions érythémato-squameuses (rouges et desquamantes) d'aspect arrondi, rapidement extensives, localisées sur la peau glabre et dues à un champignon.
Voir **Mycose.**

HIDROSADÉNITE

Petit abcès siégeant la plupart du temps dans le creux axillaire (aisselle).
Prendre :
Hepar sulfuris calcareum 30 CH, 1 **dose** par jour pendant 4 jours.
Le traitement préventif des récurrences fait souvent appel à ***Thuya occidentalis.***

HISTAMINUM

Origine

L'histamine est l'un des nombreux médiateurs chimiques de l'inflammation et, par voie de conséquence, de l'allergie.

Principales indications

• Allergologie : urticaires, rhinites allergiques.

Sur quels critères ?

• Réactions inflammatoires caractérisées par un œdème (gonflement) au niveau de la peau et/ou des muqueuses ; cet œdème peut être aigu ou chronique.
• Prurit (démangeaisons) au niveau des régions inflammatoires.

HISTOIRE DE L'HOMÉOPATHIE

Il était une fois l'homéopathie…

L'homéopathie a été inventée par **Hahnemann,** médecin considéré comme l'un des véritables pères de la « pharmacologie scientifique contemporaine » fondée sur l'étude expérimentale des médicaments.
Docteur en médecine en 1779, Hahne-mann met d'abord en application les leçons qu'il a reçues de ses maîtres pour soigner les

malades qui viennent le consulter. Or, dans l'Europe du XVIIIe siècle, les médecins font essentiellement usage de mélanges complexes de produits divers et variés – arsenic, mercure, belladone, huiles d'araignées (!), etc. – dont la composition résulte du plus grand empirisme, mâtiné d'obscurantisme, le plus célèbre de ces remèdes étant la thériaque.

Très rapidement, Hahnemann prend conscience du manque d'efficacité des produits que ses confrères et lui-même administrent aux malades et, surtout, il est atterré par leur toxicité. Ne supportant pas cette impuissance face au malade, il cesse momentanément son activité de médecin.

Pour assurer la subsistance de sa famille, Hahnemann gagne alors sa vie en traduisant des ouvrages médicaux. Ce travail le conduit bientôt à tester une à une les matières premières composant les médicaments, donc à observer les effets obtenus par leur administration, d'abord sur lui-même, puis sur des sujets sains volontaires. L'idée de l'expérimentation sur l'Homme sain est révolutionnaire pour l'époque : il faudra encore environ deux siècles pour codifier cette pratique dans la mise au point des médicaments nouveaux.

Observer sans relâche les modifications engendrées par un même produit sur de nombreux sujets sains, puis comparer ces modifications aux symptômes présentés par des malades, tel sera le souci de Hahnemann pendant plus de 40 ans. C'est en cela que Hahnemann est l'inventeur de la médecine expérimentale, bien avant Claude Bernard.

Par analogie avec ce qu'il sait du quinquina, Hahnemann aboutit à la conclusion que, pour être efficace et sans danger, un médicament doit être utilisé sous forme diluée et qu'il doit exister une **similitude** entre les symptômes du malade et les troubles induits par une dose toxique du produit servant à préparer ce médicament. C'est ce que Hahnemann a résumé par l'aphorisme : *« Similia similibus curentur »*, qui se traduit par : « que les semblables soient guéris par les semblables ».

Pour s'assurer de la non-toxicité des médicaments, Hahnemann dilue, dilue et dilue encore les souches dont il veut faire des médicaments, et il constate des effets thérapeutiques réguliers pour des **dilutions** infinitésimales : l'invention des médicaments homéopathiques est donc le fruit d'approximations successives au milieu d'une démarche scientifique expérimentale, c'est-à-dire reproductible.

Fort de sa découverte, Hahnemann reprend donc ses consultations ; les hasards de sa vie mouvementée le conduiront à Paris où il épousera en secondes noces l'une de ses patientes. De 1796 à sa mort, il publie le résultat de ses travaux ; ses deux ouvrages les plus célèbres sont l'*Organon de l'art de guérir* (1810), dans lequel il préconise d'employer le moins de médicaments possible (« Pourquoi utiliser plusieurs médicaments si un seul peut suffire ? ») au cours d'un traitement, puis le *Traité des maladies chroniques* (1828), dans lequel il expose la nécessité d'utiliser plusieurs médicaments pour traiter un malade.

En somme :

- Hahnemann est le premier à formaliser la fabrication du médicament homéopathique et les domaines de sa prescription.
- Les médicaments homéopathiques sont les premiers médicaments mis au point scientifiquement, c'est-à-dire ayant fait l'objet d'une expérimentation.
- Cette expérimentation est à la fois pharmacodynamique (étude d'une substance sur des sujets sains) et pharmacothérapique (étude de la même substance sur des sujets malades). En effet, jusqu'à la fin du XIXe siècle, on n'a utilisé que les médicaments ayant empiriquement une bonne réputation ou « remèdes de bonne femme » (« femme » étant ici une francisation abusive du mot italien *fama*, qui désigne la réputation ; on trouve la même racine dans l'adjectif français *fameux* et dans l'anglais *famous*).

L'homéopathie aujourd'hui

- L'homéopathie est présente dans plus de 80 pays à travers le monde.
- 53 % des Français ont déjà eu recours à des médicaments homéopathiques ; 38 % utilisent ces médicaments régulièrement et attendent de leur médecin ou de leur pharmacien un conseil pour se soigner par homéopathie (Source : IPSOS - 2010).
- Le nombre de patients qui se soignent par homéopathie a doublé au cours des 15 dernières années.
- En France, plus de 30 000

médecins généralistes libéraux sont prescripteurs de médicaments homéopathiques, soit près d'un médecin sur trois.

HOMÉOPATHE

En France, la thérapeutique **homéopathique** est du ressort exclusif des professions de santé ayant un droit à la prescription (médecins, dentistes, sages-femmes, vétérinaires) ou au conseil (pharmaciens). Tout professionnel de santé peut donc prescrire ou conseiller un traitement homéopathique dans la limite de ses connaissances. Tout professionnel de santé peut suivre une formation en homéopathie complémentaire à la formation initiale les conduisant au diplôme leur permettant d'exercer leur profession.

Pour se procurer l'adresse d'un médecin homéopathe, voir **Contacts.**

HOMÉOPATHIE

(du grec *homoios*, semblable, et *pathos*, maladie).

Partie de la médecine s'appuyant sur l'**observation** des expressions **cliniques** individuelles d'une même maladie pour la prescription de **médicaments homéopathiques.**

Voir également **Similitude.**

HOMÉOPATHIQUE

Qui a rapport à l'**homéopathie.**

HÔPITAL

Les hôpitaux où l'**homéopathie** a droit de cité sont de plus en plus nombreux et leur liste est trop longue pour figurer ici. Citons seulement deux établissements hospitaliers construits en France dans le but de donner des soins aux malades par homéopathie : l'hôpital Saint-Jacques à Paris et l'hôpital Saint-Luc à Lyon, devenu centre hospitalier Saint-Joseph & Saint-Luc.

HOQUET

Prendre :

Cuprum metallicum 7 CH, 5 **granules** à chaque crise de hoquet, surtout si celle-ci est calmée après avoir bu un peu d'eau fraîche.

Les médicaments préparés à partir de ***Belladonna, Hyoscyamus niger, Kalium bromatum*** et ***Magnesia phosphorica*** peuvent également être indiqués.

HORAIRE DES PRISES

Tout patient doit se conformer aux recommandations portées sur l'ordonnance établie par le médecin qu'il a consulté. Dans la plupart des cas, le conseil portant sur la prise d'un médicament quasiment à heure ou à jour fixe (au réveil, au coucher, le dimanche, etc.) repose sur une notion de point de repère commode pour l'utilisateur.

Les **médicaments homéopathiques** destinés à la voie orale se prennent en dehors des repas et ce, pour une raison simple : sucer quelques **granules** ou le contenu d'une **dose** occupant la bouche quelques minutes, la prise au cours d'un repas conduirait à interrompre momentanément celui-ci.

Commentaire

La prise des médicaments homéopathiques a été longtemps entourée d'un cérémonial ayant suscité de nombreuses discussions d'experts tournant autour de l'efficacité du médicament en fonction du moment de sa prise. Alors que la chronobiologie a toute son importance, ce rituel n'a pas plus d'intérêt que trois heures d'attente après le déjeuner pour avoir le droit de se baigner. En réalité, par simple souci d'hygiène de vie, Hahnemann conseillait simplement aux malades pléthoriques d'aller se promener pendant une heure après avoir pris un médicament.

HUMEUR

Voir **Comportement (troubles du).**

HURA BRASILIENSIS

Origine

Assacou.

Principales indications

• Proctologie : anites.
• Dermatologie : eczémas.

Sur quels critères ?

• Irritation anale intense accompagnée de ténesme (douleur brûlante).
• Éruptions cutanées vésiculo-pustuleuses peu prurigineuses.

HYDARTHROSE

Épanchement de sérosité dans une articulation, mieux connu sous l'appellation « épanchement de synovie ».

Hydarthrose post-traumatique

À la suite d'un choc ou d'une torsion, prendre :

***Apis mellifica* 9 CH** et
***Arnica montana* 9 CH,** 5 **granules** de chaque 3 fois par jour pendant 1 semaine.

Hydarthrose inflammatoire
Lorsque l'articulation est gonflée, rouge et chaude, prendre :
***Apis mellifica* 9 CH** et
***Bryonia alba* 9 CH,** 5 granules de chaque 3 fois par jour pendant une dizaine de jours.
***Kalium iodatum* 5 CH** (même posologie) en cas de localisation au(x) genou(x).

HYDRASTIS CANADENSIS

Origine
Hydrastis.

Principales indications
• Oto-rhino-laryngologie : rhinopharyngites, sinusites, toux.
• Pneumologie : bronchites chroniques.
• Stomatologie : aphtoses buccales.
• Gastro-entérologie : constipation, dyspepsies, gastrites.
• Gynécologie : leucorrhées.

Sur quels critères ?
• Sécrétions épaisses, adhérentes, jaunâtres, visqueuses et filantes au niveau de toutes les muqueuses (nasale, buccale, gastrique, intestinale, urétrale, vaginale).
• Rhinorrhée postérieure (écoulement de sécrétions nasales dans l'arrière-gorge), excoriante, visqueuse, épaisse.
• Ulcération de la muqueuse buccale.
• Empreinte des dents sur les bords de la langue.
• Toux sèche.
• Épigastralgie (douleur au niveau de l'estomac), sensation de lourdeur au niveau de l'hypocondre droit (au niveau du foie).
• Constipation chronique.
• Leucorrhée (pertes blanches) accompagnée de prurit vulvaire.
• Inflammation cutanée.
• Asthénie.

HYDROCYANICUM ACIDUM

Origine
Acide cyanhydrique.

Principales indications
• Pneumologie : dyspnées.
• Troubles du sommeil : apnées du sommeil.

Sur quels critères ?
• Toux suffocante, dyspnée par spasme de la glotte.

• Précordialgie constrictive (douleur à type de serrement au niveau du cœur).

HYOSCYAMUS NIGER

Origine

Jusquiame.

Principales indications

• Troubles du comportement : insomnies, terreurs nocturnes, spasmophilie, délires.

• Autres indications : toux, hoquet.

Sur quels critères ?

• Spasmes et tremblements musculaires, spasmes du tractus digestif.

• Somnolence suivie d'agitation, d'insomnie, d'hallucinations, voire de délire.

• Toux spasmodique aggravée surtout au moment du coucher et diminuée en s'asseyant.

• Hallucinations et illusions sensorielles.

• Périodes d'agitation accompagnées de propos et/ou de gestes obscènes.

• Pâleur ou congestion du visage avec ralentissement ou accélération du pouls.

• Sécheresse extrême de la langue et du pharynx.

HYPERACTIVITÉ

Trouble du comportement se rencontrant la plupart du temps chez l'enfant dénommé « trouble du déficit de l'attention avec hyperactivité » (TDAH). Une consultation médicale est indispensable afin d'établir le diagnostic et de ne pas confondre une agitation psychomotrice avec un TDAH. Dans ce dernier cas, un traitement, comportant entre autres des dilutions homéopathiques de ***Dopamine***, permet de limiter – voire de remplacer – les médicaments psychostimulants ou antipsychotiques dont la prise est suspendue pendant les vacances scolaires.

HYPERALGIE

Douleur insupportable.

Chamomilla vulgaris 15 CH, 5 **granules** à la demande, est le principal médicament.

Voir **Douleur.**

HYPERHIDROSE

Excès de transpiration.

Les médicaments suivants font l'objet de cures d'un mois renouvelable. Prendre :

China rubra 9 CH, 5 **granules** au

coucher chez les sujets qui transpirent abondamment la nuit en dormant ;

Jaborandi 5 CH, 5 granules 2 à 3 fois par jour chez ceux qui souffrent d'une transpiration excessive des mains ;

Silicea 15 CH, 5 granules par jour chez ceux qui ont une transpiration malodorante au niveau des pieds ;

Thuya occidentalis 15 CH, 5 granules par jour chez ceux qui ont une transpiration malodorante (odeur de soupe de poireaux) au niveau des aisselles.

HYPERICUM PERFORATUM

Origine

Millepertuis.

Principales indications

• Traumatologie : avulsions (extractions) dentaires, avulsions unguéales (arrachement d'un ongle), douleurs des traumatismes, cicatrices douloureuses.

• Neurologie : zonas, paralysies *a frigore,* névralgies faciales, paresthésies.

• Dermatologie : herpès, photosensibilisations, lucites.

• Autres indications : céphalées consécutives aux anesthésies péridurales, suites d'interventions neurochirurgicales, fibromyalgies.

Sur quels critères ?

• Douleurs intenses, spontanées ou traumatiques, intéressant le trajet des nerfs sensitifs et/ou les terminaisons nerveuses, aggravées par le contact et le mouvement.

• Inflammation cutanée avec ou sans vésicules, la plupart du temps déclenchées par l'exposition au soleil.

Commentaire

Il existe un usage phytothérapique du millepertuis, connu pour ses propriétés antidépressives.

HYPERINSULINISME

Perturbation du métabolisme de l'insuline (hormone régissant le taux de sucre dans le sang) entraînant une hypoglycémie post-prandiale (taux de sucre dans le sang trop bas après les repas) et se traduisant par une prise de poids, même pour des rations caloriques normales – voire réduites. Chez la femme, la prise de traitements hormonaux à titre contraceptif aggrave la prise de poids. Des travaux de recherche montrent l'intérêt des dilutions homéopathiques d'insuline dans ce type d'affection. Voir **Insulinorésistance**.

HYPERLIPIDÉMIE ⚠

Taux excessif de cholestérol et/ou de triglycérides dans le sang.

Avant la mise en place d'un traitement hypolipémiant, il convient de se soumettre à un régime alimentaire adapté.

Les médicaments **homéopathiques** préparés à partir de ***Calcarea carbonica ostrearum, Lycopodium clavatum, Sulfur*** peuvent être indiqués.

La levure rouge de riz représente une alternative aux médicaments tels que les statines.

HYPERMÉNORRHÉE

Écoulement menstruel trop abondant. Son traitement se confond avec celui des **ménorragies**.

HYPERRÉACTIVITÉ ⚠ BRONCHIQUE

Exagération de la production de mucus au niveau de la paroi des bronches se produisant au moment d'une manifestation inflammatoire ; c'est, par exemple, le cas des nourrissons présentant des **bronchiolites** récidivantes.

Le traitement de **terrain** fait souvent appel à des médicaments préparés à partir de ***Sulfur*** ou de ***Sulfur iodatum.***

HYPERTENSION ⚠ ARTÉRIELLE

Élévation itérative ou constante de la pression intra-artérielle. Actuellement, on parle d'hypertension lorsque la pression mesurée est égale ou supérieure à 160 millimètres de mercure pour la tension artérielle systolique et à 90 mm de Hg pour la tension artérielle diastolique. Des mesures répétées de pression artérielle trop élevée doivent conduire à la pratique d'un enregistrement de la tension sur 24 heures (holter tensionnel ou mesure ambulatoire de la pression artérielle encore appelée MAPA) afin de décider de la nécessité ou non d'un traitement antihypertenseur.

Le traitement **homéopathique** est indiqué dans les cas d'hypertension artérielle spasmodique (non permanente). Il est adjuvant dans les cas d'hypertension artérielle permanente où il peut permettre de diminuer les doses de médicaments antihypertenseurs et/ou diminuer les irrégularités tensionnelles observées chez certains patients.

Hypertension artérielle spasmodique

La **posologie** des médicaments suivants est de 5 **granules** à répéter aussi souvent que nécessaire :

Aconitum napellus 9 CH lorsque la poussée de tension survient la nuit et/ou s'accompagne d'une rougeur congestive du visage ;

Ignatia amara 9 CH dans un contexte de contrariétés ;

Nux vomica 9 CH dans un contexte de colère.

Des médicaments préparés à partir de : ***Belladonna*** et ***Glonoinum*** peuvent être indiqués.

Le traitement de **terrain** fait volontiers appel à des médicaments préparés à partir de : ***Aurum muriaticum, Baryta carbonica, Calcarea carbonica ostrearum, Sulfur.***

Voir également **Ménopause.**

Commentaire

Lors de la mesure d'une « tension », l'opérateur en exprime les résultats par deux nombres (exemple : « Vous avez 13 sur 8, c'est normal. ») qui sont sibyllins pour le néophyte.

Le cœur propulse le sang dans les artères à chaque contraction par à-coups réguliers à la manière d'une pompe foulante. Le sang étant incompressible comme tous les liquides, la pression exercée sur les parois artérielles varie constamment selon que les ventricules sont en train de chasser le sang dans les artères ou qu'ils sont en phase de remplissage. La pression est maximale au moment de la fin de la contraction ventriculaire (systole) ; elle est minimale au moment du remplissage ventriculaire (diastole), sans toutefois retomber à zéro, car les artères ont une certaine élasticité qui restitue une partie de la force exercée contre elles.

Les deux nombres mesurés par l'opérateur correspondent donc à la pression artérielle maximale (tension systolique) et à la pression artérielle minimale résiduelle (tension diastolique). Ces nombres sont exprimés en centimètres ou en millimètres (1 cm = 10 mm) de mercure par centimètre carré ; il s'agit de l'équivalent de la pression exercée sur une surface d'un centimètre carré par un certain nombre de centimètres (ou de millimètres) de mercure contenu dans une colonne.

HYPERTHYROÏDIE

Voir **Dysthyroïdie.**

HYPERURICÉMIE ⚠

Élévation du taux sanguin d'acide urique.

Ce taux peut être abaissé par médicaments **homéopathiques** préparés à partir de ***Benzoicum acidum, Berberis vulgaris, Calcarea carbonica ostrearum, Lycopodium clavatum*** et ***Sulfur,*** employés seuls ou en association avec un hypo-uricémiant classique.

HYPODERMITE VARIQUEUSE

Induration du tissu cellulaire sous-cutané liée à la présence de varices.

Le traitement de **terrain** de la maladie variqueuse peut inclure des médicaments **homéopathiques** par cure de 6 mois renouvelable :

Calcarea fluorica 5 CH, 5 **granules** par jour à titre systématique ; ***Carbo vegetabilis 5 CH,*** 5 granules par jour lorsque les téguments ont une coloration bleuâtre.

HYPOMENORRHÉE

Menstruation caractérisée par un flux très peu abondant. Son traitement se confond avec celui de la **spanioménorrhée**. Synonyme : **Oligoménorrhée**.

HYPOTHYROÏDIE

Voir **Dysthyroïdie.**

ICTÈRE ⚠

Coloration jaune de la peau et des muqueuses due à l'accumulation de bilirubine (pigment biliaire) et communément appelée « jaunisse ».

Voir **Hépatite.**

IGNATIA AMARA

Origine

Fève de Saint-Ignace.

Principales indications

• Troubles du comportement : trac, anxiété, dystonies neurovégétatives, mal des transports, nausées de la grossesse, spasmophilie, spasmes du sanglot, insomnies, dépressions nerveuses réactionnelles.

• Pathologies en relation avec le stress : céphalées, migraines, cervicalgies, lombalgies, gastrites, ulcères gastroduodénaux, colopathies, rectocolites hémorragiques,

bronchospasmes, asthme, hypertension artérielle.
• Gastro-entérologie : nausées et vomissements de la grossesse, état nauséeux retardé induit par les chimiothérapies anticancéreuses.

Sur quels critères ?

• Spasmes musculaires.
• Hypersensibilité sensorielle, en particulier hypersensibilité de l'odorat.
• Hypersensibilité à la douleur, aux émotions et aux chagrins.
• Comportement paradoxal : nausées améliorées en mangeant, meilleure tolérance aux aliments réputés difficiles à digérer qu'aux aliments dits « légers », etc.
• Compensation des contrariétés par une boulimie.
• Toux spasmodique déclenchée par les odeurs fortes.
• Bâillements et soupirs fréquents.
• Impression de « boule à la gorge », de serrement au niveau de l'estomac.
• Douleur à la pression de la fosse iliaque droite, voire douleur spontanée.
• « Coup de pompe » en fin de matinée, vers 11 h.
• Amélioration de l'état général par la distraction.

ILÉUS PARALYTIQUE POST-OPÉRATOIRE

Voir **Soins pré et post-opératoires.**

IMAGERIE

Terme général par lequel on désigne toutes les techniques d'investigation utilisées par les radiologues : radiographie, échographie, scanner, IRM, etc.

IMPATIENCES

Voir **Jambes sans repos (syndrome des...).**

IMPÉTIGO

Infection de la peau due à un staphylocoque ou à un streptocoque, localisée essentiellement au niveau du visage et des mains, caractérisée par la présence de vésiculo-pustules laissant échapper un liquide jaunâtre ayant l'aspect du miel et se concrétant en croûtes jaunâtres. En attendant la **consultation,** en plus des soins locaux avec un produit antiseptique (les croûtes peuvent être ramollies avec une application de pommade *Homéoplasmine* ®) et des règles d'hygiène (un linge de toilette doit être personnel et ne servir qu'une fois

avant d'être lavé), prendre :
Graphites 30 CH et
Mezereum 15 CH, 5 **granules** de chaque 2 fois par jour.
Les médicaments préparés à partir de ***Antimonium crudum, Kalium bichromicum*** et ***Siegesbeckia orientalis*** peuvent aussi être indiqués. Le traitement préventif des récidives fait souvent appel aux médicaments préparés à partir de : ***Hepar sulfuris calcareum, Silicea.***

IMPRÉGNATION

Voir **Fabrication des médicaments homéopathiques.**

INCONTINENCE URINAIRE

Émission involontaire d'urines nécessitant une **consultation** pour en déterminer l'origine.
En attendant la consultation, prendre :
Causticum 9 CH, 5 **granules** 2 fois par jour, en particulier si cette incontinence est survenue à la suite d'un sondage vésical.
Voir également **Accouchement.**

INDIGESTION

Embarras gastrique consécutif à l'absorption d'une trop grande quantité de nourriture et/ou d'aliments difficiles à digérer.
Prendre :
Antimonium crudum 5 CH et
Nux vomica 5 CH, 5 **granules** de chaque toutes les heures jusqu'à la disparition des symptômes.

INDIGNATION

Voir **Comportement (troubles du...).**

INFARCTUS DU MYOCARDE

Voir **Cardiovasculaire (prévention du risque...).**

INFECTION GYNÉCOLOGIQUE ⚠

Toute infection gynécologique doit faire l'objet d'un traitement approprié.
Un traitement **homéopathique** de **terrain** est utile lorsque les infections sont récidivantes malgré des traitements bien conduits.
Les médicaments préparés à partir de ***Medorrhinum*** sont les plus souvent prescrits dans cette pathologie.
Voir également **Vaginite.**

INFECTION DENTAIRE

Voir **Abcès.**

INFECTION URINAIRE

Voir **Cystite, Pyélonéphrite.**

INFINITÉSIMALE (dose)

Résultat des déconcentrations successives réalisées pour préparer les médicaments homéopathiques en hautes dilutions.

Commentaire
Les travaux de recherche ont mis en évidence une activité pharmacologique pour les doses infinitésimales.

INFLUENZINUM

Origine
Dilution **infinitésimale** de vaccin antigrippal. La **souche** est réactualisée chaque année.

Principales indications
• Infectiologie : convalescence de grippe et de syndromes grippaux ; trachéites et trachéo-bronchites consécutives à une vaccination antigrippale.

Commentaire
Certains auteurs préconisent ce médicament dans le cadre d'un traitement préventif des infections hivernales, mais l'administration d'***Influenzinum*** n'entraîne pas la production d'anticorps comme une vaccination.

INJUSTICE (sentiment d')

Voir **Comportement (troubles du).**

INSOLATION

Syndrome (ensemble de troubles) se produisant à la suite de l'exposition prolongée à la chaleur et/ou au soleil, caractérisé par une céphalée intense, une somnolence et parfois par des hallucinations ; il peut s'y adjoindre une rougeur de la peau et une élévation de la température interne du corps. Les médicaments suivants seront donnés à raison d'une **dose** dès que possible, puis de 5 **granules** toutes les heures, puis les prises seront progressivement espacées avec la diminution de l'intensité des symptômes. Prendre :

Aconitum napellus 15 CH lorsque le sujet – souvent anxieux et agité – ne transpire pas ;

Belladonna 15 CH lorsque le sujet transpire et recherche la

fraîcheur ;
***Gelsemium* 15 CH** lorsque le sujet a l'impression d'être abruti ;
***Lachesis mutus* 15 CH** lorsque le sujet a l'impression de suffoquer.

INSOMNIE

Les troubles chroniques du sommeil nécessitent l'aide d'un médecin : le choix des médicaments **homéopathiques** est vaste et complexe, et l'achat d'hypnotiques (somnifères) est soumis à la possession d'une ordonnance.
Le traitement de l'insomnie chronique doit être envisagé sous l'angle d'un traitement de **terrain,** dans lequel les troubles du sommeil seront englobés dans le contexte pathologique (troubles digestifs, cutanés, ménopausiques, etc.).
En revanche, pour traiter l'insomnie occasionnelle, on peut faire appel aux médicaments suivants, qui seront pris à raison de 5 **granules** au coucher, cette prise pouvant être répétée une ou plusieurs fois avant l'endormissement et/ou en cas de réveil :
***Aconitum napellus* 15 CH** lorsqu'un réveil se produit vers 1 h du matin avec des palpitations, une sensation d'avoir chaud et un certain degré d'anxiété, qui peut être motivé par un cauchemar ;
***Argentum nitricum* 9 CH** lorsque le comportement habituel du patient est de nature précipitée ;
***Arnica montana* 9 CH** lorsque l'endormissement est difficile en raison d'efforts physiques inhabituels ;
***Cocculus indicus* 9 CH** pour les sujets sensibles au décalage horaire ;
***Coffea cruda* 9 CH** ou
***Coffea tosta* 9 CH** lorsque l'endormissement est gêné par une idéation intense (le sujet ne peut s'arrêter de penser) ;
***Gelsemium* 7 CH** dans un contexte d'anxiété vis-à-vis d'un événement à venir ;
***Ignatia amara* 9 CH** lorsque l'anxiété provoque une sensation d'impossibilité de respirer à fond ;
***Nux vomica* 15 CH** lorsque l'endormissement est gêné par une colère récente et/ou lorsqu'il existe un réveil nocturne suivi d'une idéation intense.
Les **spécialités** comme *Biomag®, Homéogène® 46, L. 72®, Passiflora composé, Quiétude® ou Sédatif PC®*

ont leur place ici.
Peuvent également être indiqués les médicaments préparés à partir de : ***Actaea racemosa, Ambra grisea, China rubra, Cina, Hyoscyamus niger, Kalium bromatum, Kalium phosphoricum, Lachesis mutus, Medorrhinum, Natrum muriaticum, Opium, Passiflora incarnata, Silicea, Tarentula hispana, Valeriana officinalis, Zincum metallicum.***
Voir également **Terreur nocturne.**

INSUFFISANCE ⚠ CARDIAQUE

L'inaptitude du cœur à satisfaire les besoins de l'organisme est du ressort d'un traitement substitutif, généralement de type digitalo-diurétique (digitaline + diurétique).
Un traitement **homéopathique** peut optimiser l'état de santé du patient. Il fait le plus souvent appel à des médicaments préparés à partir de : ***Carbo vegetabilis, Kalium carbonicum, Phosphorus.***

INSUFFISANCE ⚠ RÉNALE CHRONIQUE

L'inaptitude des reins à assurer leur fonction d'épuration est du ressort d'un traitement **allopathique** avant d'aboutir à la dialyse.
Un traitement homéopathique peut ralentir cette évolution, quasi inéluctable, avec des médicaments préparés à partir de : ***Ammonium carbonicum, Kalium carbonicum, Lycopodium clavatum.***

INSUFFISANCE ⚠ RESPIRATOIRE CHRONIQUE

L'inaptitude des poumons à assurer l'apport en oxygène et le rejet du gaz carbonique est du ressort d'un traitement **allopathique** et parfois d'une oxygénothérapie (apport d'oxygène pur à l'aide d'un masque).
Un traitement **homéopathique** peut optimiser l'état de santé du patient. Il fait le plus souvent appel à des médicaments préparés à partir de : ***Antimonium tartaricum, Carbo vegetabilis.***

INSUFFISANCE ⚠ VEINOLYMPHATIQUE

L'insuffisance veineuse est l'inaptitude des veines des membres inférieurs à assurer un retour correct du sang veineux vers la veine cave (veine drainant tout le sang de la partie inférieure du corps) en raison de multiples dilatations des veines appelées « **varices** ». Cela se traduit par des douleurs améliorées par le repos en position déclive (jambes surélevées) et/ou un aspect des veines tortueux et inesthétique.

L'insuffisance lymphatique est l'inaptitude des vaisseaux lymphatiques à assurer un retour correct de la lymphe vers les troncs lymphatiques. Cela se traduit par un œdème et des douleurs des membres inférieurs améliorés par le repos en position déclive (jambes surélevées).

Le traitement de l'insuffisance veinolymphatique est avant tout mécanique : contention par un collant, des bas ou des mi-bas selon les cas ; drainage lymphatique pour l'insuffisance lymphatique ; chirurgie pour les varices si nécessaire.

Mais l'insuffisance veinolymphatique est d'installation progressive, dominée pendant des années par une gêne décrite par les intéressé(e)s comme une sensation de jambes lourdes. Le traitement homéopathique de cet état intermédiaire se confond avec celui des varices.

INSULINORÉSISTANCE

Perturbation du métabolisme de l'insuline (hormone régissant le taux de sucre dans le sang) correspondant à une diminution de l'efficacité de cette hormone. Malgré une élévation des taux sanguins aussi bien à jeun qu'après les repas, on observe une prise de poids, même pour des rations caloriques normales – voire réduites. Chez la femme, la prise de traitements hormonaux à titre contraceptif aggrave la prise de poids. Des travaux de recherche montrent l'intérêt des dilutions homéopathiques d'insuline dans ce type d'affection.

Voir **Hyperinsulinisme**, **Ovaire (kyste de l'...)**.

INTERACTION MÉDICAMENTEUSE

Voir **Compatibilité.**

INTERROGATOIRE

Temps de la **consultation** médicale au cours duquel un médecin écoute la plainte spontanée d'un patient, puis complète les informations recueillies par les questions nécessaires pour orienter **diagnostic** et traitement.

Commentaire

L'interrogatoire permet de recueillir une partie des renseignements nécessaires au médecin pour établir un diagnostic puis un traitement. il est complété par un **examen clinique** et, s'il y a lieu, par un ou plusieurs **examens complémentaires** (analyses, radiographies, etc.).

INTERTRIGO

Inflammation des plis de la peau de nature microbienne et favorisée par la transpiration chez les obèses.
Prendre :

Graphites 30 CH, 5 **granules** 2 fois par jour pendant 5 jours, puis 1 **dose** par semaine pour éviter les récidives.
Les soins locaux seront assurés par un nettoyage à l'eau savonneuse, un rinçage soigneux, un séchage à l'aide d'un sèche-cheveux et enfin l'application de talc.

IODUM

Origine

Iode.

Principales indications

- Métabolisme et nutrition : amaigrissement, intolérance au lait de vache.
- Endocrinologie : nodules thyroïdiens, hyperthyroïdie.
- Oto-rhino-laryngologie : laryngites.
- Gynécologie : mastopathies.
- Gastro-entérologie : aphtoses buccales, diarrhées.
- Dermatologie : acnés.

Sur quels critères ?

- Amaigrissement rapide sans perte de l'appétit, tremblements, palpitations, agitation et anxiété.
- Induration et/ou hypertrophie de la glande thyroïde.
- Atrophie des glandes mammaires avec formation de nodosités.
- Irritation laryngée avec toux rauque.
- Ulcérations de la muqueuse buccale.
- Diarrhée à la suite d'ingestion de lait.
- Inflammation des glandes sébacées sous forme de papules, de pustules et/ou de furoncles.

• Sensation de brûlures (muqueuses).
• Sensation de faim ; boulimie permanente.

IPECA

Origine

Ipéca, ipécacuanha de Costa Rica ou de Matto Grosso.

Principales indications

• Gastro-entérologie : nausées, vomissements, diarrhées, gastro-entérites, recto-colites hémorragiques.
• Pneumologie : toux, bronchites aiguës, bronchiolites, asthme, coqueluche.
• Gynécologie : ménométrorragies.

Sur quels critères ?

• Nausées et vomissements chez un sujet salivant beaucoup et ayant conservé une langue propre.
• Coliques abdominales ; selles dysentériques, visqueuses, avec beaucoup de ténesme (douleurs brûlantes).
• Absence de soif au cours des troubles digestifs.
• Toux spasmodique avec suffocation, nausées et vomissements glaireux, se calmant au repos.
• Grande accumulation de mucus dans les bronches entraînant un encombrement des voies respiratoires.
• Hémorragies localisées pouvant s'accompagner de nausées.

IRIS MINOR ou IRIS TENAX

Origine

Iris d'Amérique.

Principale indication

• Gastro-entérologie : colopathie.

Sur quel critère ?

• Douleur de la fosse iliaque droite (douleur localisée au même endroit que l'appendicite).

IRIS VERSICOLOR

Origine

Glaïeul bleu.

Principales indications

• Gastro-entérologie : dyspepsies, vomissements, reflux gastro-œsophagiens.
• Traitement de la douleur : céphalées, migraines.

Sur quels critères ?

• Brûlures digestives (bouche, épigastre, abdomen, anus).
• Éructations, nausées et/ou vomissements d'un liquide au goût aigre.
• Sialorrhée (augmentation de la sécrétion de salive).

• Diarrhée profuse, brûlante, accompagnée de brûlures anales.
• Douleurs au niveau de la tête survenant aux changements de rythme de vie (jours de repos, vacances, etc.).

IRITIS

Inflammation caractérisée par une rougeur du pourtour de l'iris, une douleur, un larmoiement et une photophobie (aveuglement par la lumière). Une **consultation** est indispensable.
En attendant celle-ci, prendre :
Rhus toxicodendron 9 CH, 5 **granules** toutes les 2 heures.

IRRITABILITÉ

Voir **Comportement (troubles du).**

JABORANDI

Origine

Jaborandi.

Principales indications

• Troubles vagotoniques : hyperhidrose, sialorrhée.
• Ophtalmologie : asthénopie.

Sur quels critères ?

• Augmentation de la sécrétion salivaire.
• Augmentation de la transpiration.
• Sensation de « brouillard visuel » avec céphalée.

JALOUSIE

Voir **Comportement (troubles du).**

JAMBES LOURDES

Voir **Insuffisance veinolymphatique, Varices.**

JAMBES SANS REPOS (syndrome des)

Besoin constant d'agiter les membres inférieurs éprouvé par certains patients, plus connu sous l'appellation « impatiences ».
Prendre :
Zincum metallicum 5 CH, 5 **granules** 2 fois par jour., en particulier lorsque les impatiences augmentent après une ingestion – même modérée – de boissons alcoolisées. Préférer ***Zincum valerianicum 5 CH*** si l'on ne retrouve pas ce dernier critère. Traitement d'un mois renouvelable. Le traitement de terrain fait souvent appel à des médicaments préparés à partir de ***Dopamine***.

JAUNISSE

Voir **Ictère.**

K

Abréviation de **dilution korsakovienne.** Voir **Korsakovienne (dilution).**

KALIUM ARSENICOSUM

Origine

Arsénite de potassium.

Principales indications

• Dermatologie : eczémas, psoriasis.

Sur quels critères ?

• Éruptions sèches et squameuses.

• Fissures au niveau du pli des coudes et des creux poplités (face postérieure des genoux).

• Prurit aggravé par la chaleur, amélioré par le froid.

KALIUM BICHROMICUM

Origine

Bichromate de potassium.

Principales indications

• Gastro-entérologie : aphtoses buccales, dyspepsie, gastrites, ulcères gastroduodénaux.

• Oto-rhino-laryngologie : rhinites et rhinopharyngites, sinusites, otites séro-muqueuses, angines.

• Gynécologie : cervicites, leucorrhées.

• Dermatologie : ulcères variqueux, eczémas, impétigo.

• Rhumatologie : lumbagos, sciatalgies, talalgies, tendinites.

• Traitement de la douleur : céphalées, migraines.

Sur quels critères ?

• Inflammation avec sécrétions épaisses et adhérentes au niveau des muqueuses.

• Salive visqueuse et fétide.

• Brûlures digestives aggravées par l'ingestion de bière.

• Écoulement nasal mucopurulent, jaune verdâtre, entraînant des quintes de toux.

• Ulcérations à l'emporte-pièce au niveau des muqueuses et/ou de la peau.

• Lésions cutanées au niveau du dos des mains, des paumes, des plis de flexion et des avant-bras : lésions suintantes et croûteuses ou lésions sèches, fissuraires.

• Douleurs localisées, erratiques, à début et à fin brusques, articulaires ou non.

KALIUM BROMATUM

Origine

Bromure de potassium.

Principales indications

• Troubles du comportement : agitation psychomotrice, insomnies, terreurs nocturnes, somnambulisme, énurésie, troubles de la mémorisation, bruxisme.

• Dermatologie : acnés.

• Autres indications : toux, hoquet.

Sur quels critères ?

• Agitation constante des mains ou des doigts.

• Terreurs nocturnes survenant principalement au moment de la nouvelle lune, bruxisme (grincement de dents) pendant le sommeil.

• Dépression avec diminution de la mémoire.

• Éruptions cutanées papulo-pustuleuses centrées sur les glandes sébacées.

KALIUM CARBONICUM

Origine

Carbonate dipotassique.

Principales indications

• Gastro-entérologie : dyspepsie, aérogastrie, reflux gastro-œsophagiens, constipation.

• Pneumologie : asthme, bronchites chroniques.

• Gynécologie-obstétrique : lombalgies de la grossesse, vomissements de la grossesse, lombalgies de la ménopause.

• Rhumatologie : lombalgies, gonalgies.

• Troubles du comportement : asthénie.

• Néphrologie : insuffisance rénale.

• Cardiologie : extrasystolies, insuffisances cardiaques.

Sur quels critères ?

• Flatulence, éructations avec sensation de brûlure au niveau de l'œsophage et/ou de la gorge.

• Constipation avec selles dures volumineuses et hémorroïdes.

• Gêne respiratoire entre 2 heures et 4 heures du matin obligeant le patient à s'asseoir, le thorax incliné vers l'avant, les coudes posés sur les genoux.

• Expectoration grisâtre, comparée habituellement à des grains de tapioca.

• Œdème au niveau de l'angle interne de chaque paupière supérieure.

• Œdème au niveau des jambes avec effacement des saillies malléolaires.

• Douleurs lombaires avec sensation de faiblesse.

• Impression d'instabilité des genoux.

• Asthénie générale avec grande irritabilité.

KALIUM IODATUM

Origine

Iodure de potassium.

Principales indications

- Oto-rhino-laryngologie : rhinites, sinusites.
- Ophtalmologie : conjonctivites.
- Rhumatologie : arthralgies.

Sur quels critères ?

- Irritation de la muqueuse nasale avec, successivement, sensation de constriction au niveau de la racine du nez, puis écoulement nasal aqueux (liquide comme de l'eau), brûlant et abondant, avec des éternuements et un larmoiement.
- Irritation douloureuse des sinus de la face.
- Inflammation oculaire avec larmoiement irritant.
- Douleurs articulaires (nuque, dos, genoux, plantes de pieds et talons) aggravées la nuit et par les changements de pression atmosphérique.

KALIUM MURIATICUM

Origine

Chlorure de potassium.

Principales indications

- Oto-rhino-laryngologie : otites séro-muqueuses, amygdalites caséeuses.
- Gastro-entérologie : aphtes.

Sur quels critères ?

- Inflammation de l'oreille moyenne avec obstruction de la trompe d'Eustache, hypoacousie (diminution de l'acuité auditive), autophonie (résonance de sa propre voix) et bruits de craquements dans les oreilles en avalant ou en se mouchant.
- Inflammation des amygdales avec présence de caséum (concrétion blanchâtre de la taille d'une tête d'épingle et dégageant une odeur désagréable quand on l'écrase).
- Lésions de la muqueuse buccale recouvertes de fausses membranes blanchâtres.

KALIUM PHOSPHORICUM

Origine

Phosphate dipotassique.

Principales indications

- Troubles du comportement : asthénies, insomnies, surmenage, céphalées.

Sur quels critères ?

- Asthénie, épuisement physique et intellectuel.

• Troubles de la mémorisation, céphalées et/ou insomnie en relation avec un surmenage intellectuel.
• Hyperesthésie au bruit.

KALIUM SULFURICUM

Origine

Sulfate dipotassique.

Principales indications

• Oto-rhino-laryngologie : rhinopharyngites.
• Dermatologie : eczémas.

Sur quels critères ?

• Sécrétions nasales ayant la consistance du blanc d'œuf, jaunes ou verdâtres à certains moments de la journée.
• Toux en relation avec la présence de ces sécrétions.
• Augmentation des sécrétions et de la toux en passant du froid au chaud.
• Éruptions cutanées squameuses sur une peau d'aspect gluant.

KALMIA LATIFOLIA

Origine

Laurier de montagne.

Principales indications

• Traitement de la douleur : sciatalgies, cruralgies, névralgies faciales, migraines, zonas.

Sur quels critères ?

• Douleurs névralgiques intenses, caractérisées par des élancements au niveau du visage.
• Névralgies fulgurantes, partant de la racine d'un membre pour gagner son extrémité.

KÉRATO-CONJONCTIVITE

Inflammation douloureuse de la cornée et de la conjonctive. Une **consultation** est indispensable. En attendant celle-ci, prendre les médicaments suivants, à raison de 5 **granules** toutes les heures :
Cantharis vesicatoria 9 CH à titre systématique à cause de la sensation de brûlure ;
Mercurius corrosivus 9 CH ou ***Mercurius solubilis 9 CH*** lorsque, en plus de la brûlure, les paupières sont inflammatoires et le larmoiement purulent ;
Rhus toxicodendron 15 CH lorsqu'il existe une ulcération de la cornée.
Sulfur est souvent le médicament du traitement de **terrain** des kératoconjonctivites récidivantes.

KORSAKOVIENNE (dilution…)

Technique de fabrication de médicaments homéopathiques par déconcentrations en flacon unique selon le procédé inventé en 1832 par un médecin russe, Siméon N. Korsakov. Une **souche** est ainsi progressivement déconcentrée par une série d'opérations, aujourd'hui mécanisées et standardisées.

Pour une **teinture mère,** le principe est le suivant : on place 5 millilitres de teinture mère dans un flacon, qui est secoué vigoureusement puis vidé par aspiration. On estime qu'il reste ainsi 1 % du volume initial. On ajoute alors de l'eau purifiée pour diluer la teinture mère restée sur les parois. On secoue de nouveau vigoureusement pour obtenir la première dilution korsakovienne ou 1 K. L'opération vidage-remplissage-succussion est renouvelée pour obtenir la deuxième dilution korsakovienne, et ainsi de suite jusqu'à 100 000 K.

KREOSOTUM

Origine

Créosote officinale.

Principales indications

- Gynécologie : vaginites, cervicites.

Sur quels critères ?

- Leucorrhée (pertes blanches) jaune, fétide, irritant les lèvres vaginales.
- Saignement des muqueuses au moindre contact.
- Besoins pressants d'uriner.

KYSTE

Tumeur bénigne comportant une cavité ne communiquant pas avec l'extérieur et dont le contenu est généralement liquide. Leur traitement est la plupart du temps chirurgical.

Kyste de l'ovaire

Voir **Ovaire.**

LABORATOIRE PHARMACEUTIQUE

Voir **Fabrication des médicaments homéopathiques.**

LAC CANINUM

Origine

Lait de chienne.

Principales indications

- Gynécologie, obstétrique :

syndrome prémenstruel, sevrage de l'allaitement maternel.

Sur quels critères ?

• Congestion mammaire douloureuse prémenstruelle, aggravée par le toucher et les secousses, améliorée par la survenue de la menstruation.

• Douleur et/ou lourdeur pelviennes (au niveau du bas-ventre) améliorée par la survenue de la menstruation.

• Céphalée frontale ou occipitale, ou migraine alternant d'un côté à l'autre.

• Troubles du comportement.

LACHESIS MUTUS

Origine

Lachésis muet, surucucu.

Principales indications

• Gynécologie : syndromes prémenstruels, dysménorrhées, oligoménorrhées, spanioménorrhées, aménorrhées, ménopause.

• Proctologie : hémorroïdes.

• Oto-rhino-laryngologie : rhinites allergiques, sinusites, otites moyennes aiguës, otites séromuqueuses, angines, angines cataméniales.

• Troubles du comportement : modifications de l'humeur, insomnies, éthylisme.

• Dermatologie : acné rosacée, rhinophyma, eczémas, varices, ulcères variqueux.

• Pneumologie : asthme, bronchiolites.

• Endocrinologie : dysthyroïdies.

• Autres indications : insolations, céphalées, migraines.

Sur quels critères ?

• Perturbations liées au cycle menstruel, qu'il s'agisse de la fin du cycle, d'un allongement anormal du cycle et/ou d'une menstruation peu abondante : mastodynies (gonflement douloureux des seins), variations cycliques du poids corporel, céphalée, troubles du sommeil, troubles du comportement, etc.

• Hypersensibilité au moindre contact et à toute constriction, notamment au niveau du cou.

• Douleur à type de battements au niveau d'une zone inflammatoire (sinus, tympan, etc.).

• Sensation d'oppression thoracique et de gêne respiratoire.

• Troubles du comportement : alternance de phases d'excitation avec logorrhée (flot de paroles intarissable) et de phase d'abattement avec mutisme ; jalousie ; conduite addictive pour l'alcool (alcoolisme).

- Inflammation de la peau, congestion du visage.
- Hypersensibilité à la chaleur du soleil.
- Diminution de l'intensité des troubles avec la survenue d'un écoulement (exemples : syndrome prémenstruel et menstruation, douleur de sinusite et écoulement nasal). Inversement, apparition des troubles à l'arrêt d'un écoulement (exemple : toux dyspnéisante (avec essoufflement) survenant lors de la diminution de l'écoulement nasal.
- Latéralité gauche des manifestations douloureuses (céphalées, sinusites, etc.).

LACHNANTHES TINCTORIA

Origine

Narcisse rouge.

Principales indications

- Rhumatologie : torticolis, cervicalgies.

Sur quels critères ?

- Contractures des muscles du cou avec douleurs augmentées par la rotation de la tête.
- Névralgies cervicales accompagnées de sensation vertigineuse.

LAIT DE VACHE (intolérance au)

Les troubles digestifs (diarrhées, vomissements) consécutifs à l'ingestion de lait de vache peuvent être améliorés par des médicaments préparés à partir de : ***Iodum, Magnesia carbonica.***

Les dilutions homéopathiques de lait de vache (***Lac vaccinum***) permettent de favoriser la réintroduction du lait dans l'alimentation.

LARYNGITE

Inflammation du larynx aiguë ou chronique. La laryngite aiguë se traduit par une douleur au niveau de la gorge, une altération du timbre de la voix, une toux, et un certain degré de gêne respiratoire. Le résultat du traitement **homéopathique** est d'autant plus spectaculaire que les médicaments ont été administrés tôt. La **posologie** consiste en la répétition de prises de 5 **granules** toutes les 10 minutes dès le début des symptômes. Les médicaments les plus communément utilisés sont :

Aconitum napellus 9 CH lorsque

la laryngite survient après un coup de froid (vent du nord), souvent dans un contexte fébrile ;

***Sambucus nigra* 5 CH** lorsque la toux est rauque et suffocante ;

***Spongia tosta* 5 CH** en présence d'un enrouement et d'une toux classiquement comparée au bruit d'une scie dans une planche de sapin.

La **spécialité** *Arum triphyllum composé* est le médicament passe-partout des laryngites.

La plupart des médicaments indiqués pour le traitement des laryngites se retrouvent dans *Homéogène ® 9, Homéovox ®*.

Les médicaments préparés à partir de : ***Arum triphyllum, Belladonna, Bromum, Causticum, Drosera rotundifolia, Ferrum phosphoricum, Hepar sulfuris calcareum, Iodum, Manganum metallicum*** ou ***Manganum aceticum, Phosphorus, Rumex crispus*** peuvent également être indiqués.

La prévention des laryngites récidivantes nécessite un traitement de **terrain** dans lequel un médicament préparé à partir de ***Tuberculinum*** est souvent l'un des médicaments principaux.

Voir également **Dysphonie.**

LATIN (nom des médicaments en)

Il existe quelque 3 500 **souches** (substances de base) pour l'usage **homéopathique**. Les souches végétales (exemple : ***Arnica montana***) et animales (exemple : ***Apis mellifica***) sont définies par leur dénomination scientifique internationale, qui est exprimée en latin. Par extension, on utilise une appellation latine pour les autres souches dont la composition ou la préparation obéit à des règles strictes. Ainsi, les médecins du monde entier peuvent identifier avec précision les médicaments dont ils parlent.

LEDUM PALUSTRE

Origine

Lédon des marais.

Principales indications

• Traumatologie : ecchymoses, piqûres d'insectes.

• Rhumatologie : arthralgies.

• Dermatologie : acné rosacée.

Sur quels critères ?

• Ecchymoses (bleus) d'aspect violacé.

• Douleurs articulaires à type de brûlure soulagées par le froid.

• Éruptions cutanées tubéreuses au niveau du visage.
• Éruptions cutanées prurigineuses (démangeaisons).

Commentaire

Le prise de dilutions homéopathiques de ***Ledum palustre*** ne constitue en aucun cas un traitement préventif du **paludisme.**

LEUCORRHÉE

Écoulement par la vulve de sécrétions muqueuses ou mucopurulentes, la plupart du temps d'origine infectieuse, communément appelé « pertes blanches » (du grec *leukos,* blanc, et *rhein,* couler). Une **consultation** est nécessaire avant toute **automédication** afin d'en déterminer l'origine (bactérienne, parasitaire ou mycosique), puis le traitement spécifique.

Commentaires

• 90 % des cas de leucorrhée chez la petite fille sont dus à une **oxyurase** (infestation par « les vers ») et doivent être traitées en priorité avec un vermifuge de préférence à base de pyrantel.
• Au moment de l'adolescence, on observe fréquemment une augmentation de la sécrétion vaginale indépendante de quelque infection que ce soit. Leur traitement **homéopathique** fait souvent appel à des médicaments préparés à partir de : ***Calcarea phosphorica, Pulsatilla.***

Voir **Mycose vaginale, Vaginite.**

LICHEN PLAN

Affection chronique de la peau plus ou moins prurigineuse (démangeaison), évoluant progressivement vers son épaississement.

Un traitement **homéopathique** de **terrain** a son intérêt ; il comporte souvent des médicaments préparés à partir de : ***Alumina, Arsenicum iodatum.***

LILIUM TIGRINUM

Origine

Lis tigré

Principales indications

• Gynécologie : dysménorrhée.
• Troubles du comportement : dépressions nerveuses réactionnelles, palpitations.

Sur quels critères ?

• Sensation de pesanteur pelvienne (au niveau du bas-ventre) avec envies fréquentes d'uriner et/ou d'aller à la selle.

• Douleurs pelviennes irradiant vers les cuisses et/ou les lombes (les « reins »).
• Comportement anxiodépressif.
• Palpitations empêchant l'endormissement.
• Impression de lipothymie (évanouissement) imminente lorsque la station de-bout est prolongée.

LIMITES DE L'HOMÉOPATHIE

Le champ d'action des **médicaments homéopathiques** est vaste et votre médecin en connaît parfaitement les possibilités et les limites. L'**homéopathie** couvre notamment la plupart des pathologies courantes : grippe, affections ORL aiguës et/ou récidivantes, troubles digestifs, stress, insomnies, etc. Il existe cependant un certain nombre de maladies que les médicaments homéopathiques ne soignent pas. C'est notamment le cas des maladies évolutives graves (cancers, leucémies, etc.) et celui des maladies nécessitant une intervention chirurgicale.
Les médicaments homéopathiques sont aussi parfois prescrits en complément d'autres traitements.

LIPOTHYMIE ⚠

Malaise passager caractérisé par la sensation angoissante d'une perte de connaissance imminente.
Lorsque les lipothymies ont un caractère récidivant, on peut les prévenir avec :
Moschus 9 CH ou
Nux moschata 9 CH à raison de 5 **granules** par jour à répéter au moment du malaise.

LITHIASE

Présence de calculs.

Lithiase biliaire ou vésiculaire
Voir **Colique hépatique.**

Lithiase urinaire
Voir **Colique néphrétique.**

LOBELIA INFLATA

Origine
Lobélie enflée.

Principales indications
• Obstétrique : nausées et vomissements de la grossesse.
• Troubles du comportement : sevrage tabagique.

Sur quels critères ?
• Augmentation des sécrétions

salivaire et gastrique avec nausées et vomissements.

• Spasmes respiratoires avec sensation d'oppression thoracique.

• Intolérance au tabac.

LOMBALGIE

Douleur siégeant dans la région lombaire, dénommée familièrement « mal aux reins ».

La **posologie** des médicaments suivants est de 5 **granules** 1 à 4 fois par jour selon l'intensité des symptômes :

Dioscorea villosa 9 CH lorsque la flexion du tronc (se pencher en avant) est douloureuse ;

Ignatia amara 9 CH lorsque la lombalgie survient à la suite d'une contrariété ;

Kalium carbonicum 9 CH lorsqu'il existe une impression de faiblesse au niveau lombaire ;

Nux vomica 9 CH lorsque la douleur oblige à s'asseoir dans son lit pour pouvoir se retourner.

Peuvent être également indiqués des médicaments préparés à partir de : ***Berberis vulgaris, Ruta graveolens.***

En cas de persistance des troubles, consulter un médecin.

Voir également **Lumbago.**

LUCITE ESTIVALE BÉNIGNE

Inflammation de la peau caractérisée par une rougeur, de fines vésicules et par un prurit, se produisant chaque année à la suite des premières expositions au soleil. Prendre : ***Hypericum perforatum 7 CH*** et ***Muriaticum acidum 5 CH,*** 5 **granules** de chaque toutes les heures à titre préventif (pendant le temps de l'exposition au soleil au cours de la 1ère semaine d'exposition) ou à titre curatif (pendant 1 semaine).

Les médicaments préparés à partir de : ***Apis mellifica*** et ***Cantharis vesicatoria*** peuvent être indiqués.

Le traitement homéopathique de **terrain** fait souvent appel à des médicaments préparés à partir de : ***Natrum muriaticum, Sulfur.***

LUESINUM

Origine

Médicament d'origine humaine, dont la préparation satisfait à tous les critères connus en matière de sécurité virale.

Principales indications

• Dermatologie : eczémas, psoriasis, ulcères variqueux.

• Rhumatologie : arthralgies.

Sur quels critères ?

• Peau sèche et fissurée.

• Adénopathies (hypertrophie des ganglions) indurées.

• Douleurs osseuses à recrudescence nocturne, siégeant surtout au niveau des tibias, des côtes et du crâne.

• Douleurs articulaires à recrudescence nocturne.

LUMBAGO

Douleur très vive siégeant dans la région lombaire, survenant en général brusquement à la suite d'un effort musculaire.

Prendre :

***Arnica montana* 9 CH** et ***Kalium bichromicum* 5 CH, 5 granules** de chaque toutes les heures. Espacer les prises avec la diminution de l'intensité des symptômes.

Voir également **Lombalgie.**

LUTEINUM

Origine

Progestérone.

Principales indications

• Gynécologie : nausées de la grossesse, dérèglements de l'équilibre œstroprogestatif (succession cyclique des hormones féminines).

Sur quels critères ?

• Prescription systématique en début de grossesse s'il y a des nausées.

• Troubles de la menstruation.

LYCOPODIUM CLAVATUM

Origine

Patte de loup.

Principales indications

• Gastro-entérologie : dyspepsies, douleurs vésiculaires, céphalées et migraines d'origine digestive, gastrites, ulcères duodénaux, coliques du nourrisson, constipation, inappétence, acétonémie, colopathie.

• Urologie : lithiase urinaire, prostatisme.

• Dermatologie : eczémas, dermites séborrhéiques, urticaires.

• Oto-rhino-laryngologie : rhinites, rhinopharyngites, angines.

• Troubles du comportement : dépressions nerveuses réactionnelles, mal des transports, tics.

• Troubles du métabolisme : hyperuricémies (goutte), hypercréatininémies, hyperlipidémies.

Sur quels critères ?

• Douleurs au niveau de l'estomac et/ou de l'hypocondre droit

(au niveau de la vésicule biliaire) en relation ou non avec une lithiase biliaire (calculs dans la vésicule).
• Migraines liées aux troubles digestifs.
• Mauvaise tolérance digestive des huîtres, des oignons et des féculents.
• Coliques néphrétiques à répétition.
• Peau sèche avec des éruptions prurigineuses (démangeaisons) calmées par le frais.
• Obstruction nasale nocturne alternant avec une rhinorrhée diurne (écoulement nasal pendant la journée).
• Fatigue intellectuelle entre 16 et 20 heures.
• Irritabilité.
• Perturbation du métabolisme des graisses et de l'acide urique.

LYCOPUS

Origine
Lycope.

Principale indication
• Cardiologie : palpitations, tachycardies aiguës paroxystiques.

Sur quels critères ?
• Tachycardie sinusale (accélération du rythme cardiaque) et palpitations violentes.
• Oppression par impression de constriction du larynx et/ou de la moitié inférieure du thorax.

LYMPHANGITE

Inflammation des vaisseaux lymphatiques caractérisée, lorsqu'elle est superficielle, par une induration rouge et douloureuse en forme de « cordon ».
En attendant la **consultation,** prendre :
Bufo bufo 5 CH, 5 **granules** 3 fois par jour.

Commentaire
Ce médicament connaît une appellation erronée : ***Rana bufo.***

LYMPHŒDÈME ⚠

Œdème dû à l'obstruction des voies lymphatiques. On l'observe par exemple au niveau d'un membre supérieur à la suite d'un curage ganglionnaire pratiqué dans le cadre du traitement chirurgical d'un cancer du sein.
Prendre :
Natrum sulfuricum 15 CH, 3 **doses** par semaine (traitement de 3 mois renouvelable).

Les médicaments préparés à partir de ***Bovista gigantea*** peuvent également être indiqués.

MAGNESIA CARBONICA

Origine

Carbonate de magnésium.

Principales indications

• Gastro-entérologie : dyspepsies, diarrhées, constipation.

• Traitement de la douleur : névralgies faciales, névralgies dentaires, névralgies cervicobrachiales.

• Gynécologie : dysménorrhées, angines cataméniales (pendant les règles).

• Ophtalmologie : syndromes de l'œil sec.

Sur quels critères ?

• Éructations, vomissements, diarrhée très liquide d'odeur aigre, déclenchée par l'ingestion de laitages.

• Constipation avec émission de selles comparables à du mastic.

• Douleurs névralgiques fulgurantes augmentées la nuit et au repos.

• Douleurs abdominales accompagnant les règles.

• Inflammation de la sphère ORL en fin de cycle menstruel.

• Sécheresse des muqueuses.

MAGNESIA MURIATICA

Origine

Chlorure de magnésium.

Principales indications

• Gastro-entérologie : constipation.

• Gynécologie : dysménorrhées.

• Oto-rhino-laryngologie : rhinites.

Sur quels critères ?

• Constipation avec des selles dures, comparables à des crottes de mouton, et difficiles à expulser.

• Douleurs de la région vésiculaire.

• Douleurs lombaires chez des femmes ayant des cycles menstruels courts et des règles abondantes, « noires comme de la poix ».

• Céphalées améliorées par la pression des mains sur les tempes, accompagnant une rhinite avec perte du goût et de l'odorat.

MAGNESIA PHOSPHORICA

Origine

Phosphate de magnésie.

Principales indications

• Traitement de la douleur : névralgies faciales, sciatalgies, névralgies dentaires, crampes, hoquet.

• Troubles du comportement : spasmophilie.

• Gastro-entérologie : diarrhées, coliques abdominales, coliques du nourrisson, coliques hépatiques, colopathies.
• Urologie : coliques néphrétiques.
• Gynécologie, obstétrique : dysménorrhées, douleurs du travail, tranchées.

Sur quels critères ?

• Douleurs violentes, soudaines et fugaces, disparaissant brutalement.
• Douleurs soulagées par la flexion des cuisses sur le bassin (en se courbant en deux), par la pression locale, par la chaleur.
• Acroparesthésies (fourmillements au niveau des extrémités des membres).
• Crampes.

MAL DES TRANSPORTS

Malaise dans lequel domine un état nauséeux pouvant s'accompagner de vomissements, occasionné par le déplacement du véhicule utilisé. Prendre :

Cocculus indicus 9 CH, 5 **granules** au moment du départ à titre systématique ;

Ignatia amara 9 CH, 5 granules 1 ou plusieurs fois par 24 heures en cas d'anxiété précédant le départ ;

Nux vomica 9 CH, 5 granules au moment du départ lorsque le mal des transports ne survient que si l'on est passager ;

Petroleum 5 CH, 5 granules au moment du départ (prise à renouveler si nécessaire) lorsque le mal des transports est paradoxalement amélioré en grignotant ou en mâchant un chewing-gum ;

Tabacum 5 CH, 5 granules au moment du départ (prise à renouveler si nécessaire) lorsque le mal des transports est amélioré par une bouffée d'air frais.

La **spécialité** *Tabacum composé* (même posologie) est le médicament passe-partout du mal des transports.

La plupart des médicaments indiqués pour le traitement du mal des transports se retrouvent dans *Cocculine* ®.

Peuvent être également indiqués les médicaments préparés à partir de : ***Borax, Lycopodium clavatum, Theridion curassavicum.***

MANGANUM

Origine

Manganum metallicum : manganèse.

Manganum aceticum : acétate de manganèse.

Selon les auteurs, la souche est variable, et les comparaisons bibliographiques ne permettent pas de relever de différence entre ***Manganum metallicum*** et ***Manganum aceticum.***

Principales indications

• Oto-rhino-laryngologie : laryngites, rhinopharyngites, otalgies.

Sur quels critères ?

• Enrouement, toux sèche, raucité de la voix, hemmage (raclement de la gorge), aggravés par le froid humide et le surmenage vocal.

• Enchifrènement (obstruction nasale et/ou écoulement nasal) avec douleur réflexe au niveau d'une oreille (le médecin constate la normalité de l'aspect du tympan).

• Toux réflexe se produisant lors de l'examen du tympan à l'aide d'un otoscope ou lors du nettoyage du conduit auditif avec un bâtonnet ouaté.

Commentaire

L'appellation ***Manganum*** sans autre précision entraîne la délivrance de ***Manga-num metallicum*** par le pharmacien d'officine, médicament préparé à partir du manganèse pur.

MASQUE DE GROSSESSE

Voir « **Chloasma** » dans l'article **Gros-sesse.**

MASTITE

Voir **Allaitement.**

MASTODYNIE ⚠

Douleur névralgique du sein.

Lorsque la mastodynie est en relation avec le cycle menstruel, la douleur peut être soulagée par des médicaments préparés à partir de : ***Asterias rubens, Conium maculatum, Phytolacca decandra.***

Voir également **Syndrome prémenstruel.**

MASTOSE

Affection bénigne et non inflammatoire du sein.

Les médicaments préparés à partir de : ***Bromum, Calcarea fluorica, Iodum, Phytolacca decandra*** sont indiqués dans le traitement des mastoses.

MÉDECIN HOMÉOPATHE

Un médecin homéopathe est un docteur en médecine qui a complété sa formation en étudiant les médicaments **homéopathiques** et leurs techniques de prescription. Il choisit le traitement (**allopathique** et/ou homéopathique) le mieux approprié au cas du malade.
Voir également **Homéopathe.**
Pour se procurer l'adresse d'un médecin homéopathe, voir **Contacts.**

MÉDICAMENT HOMÉOPATHIQUE

En dehors des teintures mères faisant l'objet d'un usage traditionnel en thérapeutique **homéopathique,** les médicaments homéopathiques utilisent l'activité pharmacologique de **dilutions** faibles ou infinitésimales obtenues par un mode de préparation particulier.
Un médicament homéopathique est défini par 5 paramètres :

- une **souche,**
- un type de **dilution,**
- une **hauteur de dilution,**
- une forme pharmaceutique,
- un conditionnement.

Par exemple, pour un **tube de granules** de ***Allium cepa 9 CH :***

- ***Allium cepa*** désigne la souche,
- ***9,*** la hauteur de dilution,
- ***CH,*** le type de dilution,
- granules, la forme pharmaceutique,
- tube, le conditionnement.

Les médicaments homéopathiques se présentent le plus souvent sous forme de tubes de granules ou de **doses** de **globules.**
Les granules et les globules sont fabriqués avec du saccharose (sucre de canne) et du lactose (sucre de lait). Une dose de globules contient 1 gramme de sucre et un tube de 80 granules en contient 4 grammes. Par comparaison, un morceau de sucre contient 5 grammes de sucre.
Le contenu d'une dose (200 globules environ) est à prendre entièrement, en une seule fois ; une prise de granules se compose habituellement de 5 granules.
Les médicaments homéopathiques possèdent les caractéristiques suivantes :

- absence de toxicité,
- absence d'**effets indésirables graves**,
- absence de **contre-indications**,
- absence d'**interactions médicamenteuses**,

- absence de dépendance,
- absence de métabolites polluants,
- faible coût.

Les métabolites polluants sont les résidus des médicaments éliminés par les fèces et/ou les urines ; ainsi l'emploi répandu de la contraception orale et des traitements hormonaux substitutifs de la ménopause est vraisemblablement responsable de la diminution importante des poissons mâles dans les rivières.

Voir également **Compatibilité, Fabrication des médicaments homéopathiques, Fond (médicament de...), Horaire des prises, Latin (nom...), Symptomatique (médicament...).**

MEDORRHINUM

Origine

Médicament d'origine humaine, dont la préparation satisfait à tous les critères connus en matière de sécurité virale.

Principales indications

- Oto-rhino-laryngologie : rhinopharyngites, otites séromuqueuses, angines, sinusites, polyposes nasosinusiennes.
- Pneumologie : bronchites, bronchiolites, asthme.
- Dermatologie : érythèmes fessiers du nourrisson, eczémas, herpès, acnés, verrues, molluscums contagiosums, condylomes, papillomes.
- Urologie : infections urinaires, prostatites.
- Gynécologie : vaginites, infections gynécologiques.
- Rhumatologie : arthralgies, arthrites réactionnelles.
- Troubles du comportement : insomnies, agitation psychomotrice.

Sur quels critères ?

- Sécrétion de mucosités blanc jaunâtre, épaisses, souvent irritantes.
- Écoulement nasal antérieur et postérieur provoquant une toux dont la position antalgique (diminuant la gêne) est la position genu-pectorale (à genoux, les fesses en l'air).

La position genu-pectorale étonne toujours les parents de jeunes enfants pour deux raisons : d'abord, ils sont amusés de voir un enfant chercher le sommeil dans une telle position ; ensuite ils sont très surpris lorsqu'un médecin leur demande si tel est le cas. En fait, l'enfant est gêné par un écoulement nasal postérieur qui a tendance, lorsqu'il est couché sur le dos, à se diriger vers la trachée, donc à provoquer un mécanisme de toux pour rejeter les mucosités ; c'est pourquoi, instinctivement, l'enfant met les voies respiratoires au-dessus de la source des sécrétions et, comme il est difficile de dormir en faisant le poirier, il adopte cette position.

• Encombrement des bronches avec toux productive améliorée par le décubitus ventral (couché sur le ventre).

• Larmoiement purulent avec inflammation des conjonctives et des paupières.

• Leucorrhée (pertes « blanches ») verdâtre, fétide (odeur de saumure) et irritante.

• Éruptions cutanées inflammatoires, vésiculeuses et prurigineuses (démangeaisons).

• Prolifération de verrucosités.

• Raideurs articulaires douloureuses.

• Crampes et fourmillements au niveau des membres inférieurs.

• Comportement agité, précipité.

• Inflammations liées à des infections chroniques.

• Diminution de l'inflammation des voies respiratoires et des troubles du comportement lors d'un séjour en climat maritime.

MÉMOIRE (troubles de la)

Les troubles de la mémorisation peuvent faire l'objet d'un traitement **homéopathique** de **terrain** dans lequel on fera souvent appel aux médicaments préparés à partir de : ***Anacardium orientale, Dopamine, Kalium bromatum, Plumbum metallicum, Selenium metallicum, Silicea, Zincum metallicum.***

Voir également **Asthénie, Surmenage.**

MÉNINGÉ (syndrome) ⚠

Inflammation caractérisée par l'association d'une céphalée, d'une raideur de la nuque et de vomissements. Une **consultation** d'urgence est indispensable.

En attendant la consultation, prendre :

Apis mellifica 9 CH et

Bryonia alba 9 CH, 5 **granules** de chaque tous les quarts d'heure.

MÉNOMÉTRORRAGIE

Association de règles anormalement abondantes et de saignements utérins en dehors des règles. En attendant la **consultation,**

prendre les médicaments suivants, à raison de 5 **granules** de chaque 4 fois par jour :
China rubra 9 CH ou
Ipeca 9 CH à titre systématique ;
Platina 15 CH en cas de douleur pelvienne (bas-ventre) associée ;
Sabina 5 CH lorsque les règles contiennent des caillots rouge vif ;
Secale cornutum 9 CH lorsque les règles contiennent des caillots rouge foncé.
D'autres médicaments préparés à partir de : ***Millefolium, Ustilago*** peuvent être indiqués.

MÉNOPAUSE ⚠

Fin de la vie génitale féminine, la ménopause est définie par les critères suivants : absence de règles pendant un an chez une femme de plus de 45 ans possédant encore son utérus et au moins l'un de ses deux ovaires. Cet arrêt de la menstruation peut être brutal ou progressif ; on parle de ménopause artificielle lorsque l'arrêt des règles est consécutif à l'ablation de l'utérus et/ou des ovaires. Ce moment de la vie est souvent accompagné d'un certain nombre de perturbations (bouffées de chaleur, prise de poids, etc.) inconfortables pour la patiente.
Un traitement hormonal substitutif (THS) est aujourd'hui encore proposé par certains médecins. Hormis le confort qu'il peut apporter par la diminution des bouffées de chaleur, son intérêt est discutable, lorsqu'il n'est pas contre-indiqué (antécédents de cancer gynécologique, de phlébite, etc.) ; les effets indésirables existent (prise de poids, troubles circulatoires, mastodynies, troubles de l'humeur, augmentation du nombre de cancers du sein, etc.) et la supposée prévention de l'ostéoporose fait l'objet d'une controverse de plus en plus vive.
Quoi qu'il en soit, le traitement homéopathique de la ménopause est indiqué chez les femmes qui ont une contre-indication au THS, chez celles qui en développent les effets indésirables et chez celles qui font le choix de refuser l'hormonothérapie. Un traitement homéopathique de la ménopause devrait être proposé en première intention.
La surveillance des femmes ménopausées est la même sous traitement homéopathique que sous THS (examens cliniques à intervalles réguliers, mammographies,

ostéodensitométries, etc.), avec une adaptation du traitement quand cela apparaît nécessaire.
Le traitement homéopathique de **terrain** est du ressort du médecin : celui-ci fait le plus souvent appel à une dilution **infinitésimale** de ***Lachesis mutus.*** D'autres médicaments préparés à partir de : ***Folliculinum, FSH, Graphites, Sepia officinalis, Sulfur*** peuvent être indiqués.
Voir également **Bouffées de chaleur, Ecchymose.**

MÉNORRAGIE

Exagération de l'écoulement menstruel (règles) en abondance et/ou en durée avec présence anormale de caillots sanguins. La ménorragie est souvent confondue avec **l'hyperménorrhée** qui n'est qu'une augmentation du flux menstruel sans caillots. En attendant la **consultation,** prendre les médicaments suivants à raison de 5 **granules** de chaque 4 fois par jour :
China rubra 9 CH, à titre systématique ;
Bovista gigantea 9 CH en cas de diarrhée simultanée ;
Trillium pendulum 5 CH lorsque l'écoulement augmente avec l'activité physique.
D'autres médicaments préparés à partir de ***Ammonium carbonicum, Erigeron canadensis, Phosphorus*** peuvent être indiqués.
Voir **Ménométrorragie**.

MENTHE

Voir **Précautions d'emploi.**

MEPHITIS PUTORIUS

Origine

Putois d'Europe.

Principales indications

- Pneumologie : toux.
- Troubles du comportement : spasmophilie, spasmes du sanglot.

Sur quels critères ?

- Suffocation brutale avec blocage de l'expiration.
- Toux spasmodique avec cyanose du visage, survenant par accès de quintes asphyxiantes.
- Toux augmentée en parlant, en position couchée et la nuit.

MERCURIUS CORROSIVUS

Origine

Chlorure mercurique, sublimé corrosif.

Principales indications

• Stomatologie : gingivites, stomatites, parodontites.

• Gastro-entérologie : entérocolites, rectocolites hémorragiques.

• Urologie : cystites.

• Gynécologie : vaginites.

• Oto-rhino-laryngologie : herpangines, angines herpétiques, pharyngites, angines.

• Ophtalmologie : blépharoconjonctivites, kératoconjonctivites.

Sur quels critères ?

• Lésions inflammatoires, ulcératives et hémorragiques, avec d'intenses douleurs à type de brûlure.

• Ulcérations au niveau de la bouche.

• Selles glaireuses, très fétides, parfois sanguinolentes.

• Brûlures mictionnelles, hématurie (du sang dans les urines), oligurie (urines peu abondantes).

• Leucorrhée (pertes blanches) profuse, jaune verdâtre, très irritante.

• Ulcérations pharyngées avec déglutition très douloureuse et adénopathies satellites (hypertrophie des ganglions de voisinage) douloureuses.

• Paupières inflammatoires, larmoiement avec photophobie (éblouissement à la lumière), voire ulcération de la cornée.

MERCURIUS CYANATUS

Origine

Cyanure de mercure.

Principales indications

• Oto-rhino-laryngologie : angines.

• Stomatologie : aphtoses buccales.

Sur quels critères ?

• Inflammation suraiguë avec ulcérations très douloureuses recouvertes de fausses membranes grisâtres, adhérentes et épaisses.

• Prostration.

MERCURIUS DULCIS

Origine

Chlorure mercureux, calomel.

Principales indications

• Gastro-entérologie : diarrhées, recto-colites hémorragiques.

Sur quel critère ?

• Diarrhées avec irritations rectales.

MERCURIUS SOLUBILIS

Origine

Mercure soluble de Hahnemann.

Principales indications

• Oto-rhino-laryngologie : angines, pharyngites, rhinites, rhinopharyngites, sinusites, parotidites, oreillons, otites.

• Ophtalmologie : blépharoconjonctivites, kératoconjonctivites.
• Pneumologie : bronchites, bronchopneumopathies.
• Gastro-entérologie : diarrhées, colites, rectocolites, sigmoïdites.
• Stomatologie : gingivites, pyorrhées alvéolodentaires, parodontites, stomatites, aphtoses, poussées dentaires.
• Urologie : cystites.
• Gynécologie : vaginites.
• Troubles du comportement : agitation psychomotrice.

Sur quels critères ?

• Inflammation puis infection (suppuration) des muqueuses avec adénopathies satellites (inflammation des ganglions de voisinage) et passage à la chronicité.
• Rhinorrhée (écoulement nasal) aqueuse et corrosive avec nombreux éternuements, puis rhinorrhée verdâtre, muco-purulente avec toux.
• Rougeur du pharynx et des amygdales avec dysphagie (douleur en avalant) irradiant aux oreilles.
• Inflammation des amygdales qui peuvent être recouvertes de pseudo-membranes.
• Otorrhée (écoulement de pus par une oreille) épaisse, jaune verdâtre, fétide, avec douleurs vives et brûlantes.
• Inflammation des paupières qui deviennent rouges et gonflées avec larmoiement et photophobie (éblouissement à la lumière).
• Haleine fétide, nauséabonde, perceptible à distance du malade.
• Sialorrhée (augmentation de la sécrétion salivaire) et langue flasque, gonflée, avec empreinte latérale des dents (sauf chez le nourrisson...) et soif intense ; ce signe est aussi habituellement observé lors des pathologies sans rapport apparent avec la sphère ORL.
• Inflammation des gencives.
• Selles verdâtres, visqueuses, parfois sanguinolentes, avec ténesme.
• Pollakiurie (mictions fréquentes et peu abondantes) et douleurs mictionnelles.
• Leucorrhée verdâtre, excoriante, très prurigineuse (démangeaisons).
• Au cours des épisodes fébriles, frissons à fleur de peau, à recrudescence vespérale et nocturne, avec transpiration visqueuse et malodorante.
• Modification du comportement avec agitation, colères et perturbations du sommeil.

MÉTRORRAGIE FONCTIONNELLE

Hémorragie utérine banale et d'abondance variable survenant en dehors des règles.

Votre médecin prescrira probablement les médicaments suivants, à raison de 5 **granules** à prendre au moment des troubles :

Ambra grisea 9 CH si le saignement se produit en milieu de cycle, à la suite d'une contrariété ou après un léger effort ;

Arnica montana 9 CH si le saignement est dû au port d'un stérilet ;

Bovista gigantea 9 CH si le saignement se produit en milieu de cycle et qu'une diarrhée accompagne les règles.

D'autres médicaments préparés à partir de ***Cactus grandiflorus, China rubra, Erigeron canadensis, Phosphorus, Trillium pendulum*** peuvent être indiqués.

MEZEREUM

Origine

Bois gentil.

Principales indications

- Dermatologie : impétigos, eczémas, herpès, zonas, prurits, dyshidroses.
- Oto-rhino-laryngologie : sinusites.
- Infectiologie : varicelle.

Sur quels critères ?

- Éruptions cutanées avec des vésicules contenant un liquide opalescent, voire purulent, et souvent recouvertes de croûtes blanchâtres.
- Prurit (démangeaisons) intense aggravé par la chaleur.
- Inflammation des muqueuses de la sphère ORL.
- Douleurs « osseuses » brûlantes, siégeant de préférence dans la région malaire (au niveau des pommettes), aggravées la nuit.

MICRONUTRIMENT

Des travaux scientifiques récents ont mis en évidence le rôle essentiel des micronutriments (vitamines, minéraux, acides gras, etc.) dans la nutrition des cellules pour optimiser la forme et la santé. Ces micronutriments sont encore appelés **compléments alimentaires.**

C'est ainsi qu'est née la nutrithérapie, thérapeutique originale en plein développement, qui propose une supplémentation adaptée en micronutriments pour tous les moments de la vie.

Votre médecin pourra, s'il le juge nécessaire, associer des **compléments alimentaires** à votre traitement homéopathique.

MIGRAINE ⚠

Affection caractérisée par la répétition de crises très douloureuses au niveau du crâne, généralement unilatérales (mi-graine = hémi (moitié) + crâne), pouvant être accompagnées de troubles digestifs et/ou visuels.

Un traitement homéopathique de **terrain** est le traitement de choix de la migraine : il permet d'observer des crises de moins en moins fréquentes, de moins en moins longues et de moins en moins intenses.

Les médicaments **symptomatiques** sont déterminés en fonction des signes d'accompagnement et ils font l'objet de prises de 5 **granules** dès les prodromes (premiers symptômes annonciateurs de la crise), prises à répéter toutes les heures jusqu'à la fin de la crise si les douleurs persistent. Par exemple :

Ignatia amara 9 CH lorsque la migraine survient dans un contexte de contrariétés ;

Iris versicolor 9 CH dans le cas de migraines se déclenchant le week-end ;

Sanguinaria canadensis 9 CH lorsque la migraine s'accompagne d'une rougeur congestive du visage ;

Paris quadrifolia 5 CH lorsque la douleur est d'abord perçue au niveau d'un œil.

À titre symptomatique, peuvent être également indiqués les médicaments préparés à partir de : ***Apis mellifica, Arnica montana, Belladonna, Chelidonium majus, Cyclamen europaeum, Gelsemium,*** et, pour les migraines ophtalmiques : ***Kalmia latifolia, Spigelia anthelmia.***

Le traitement de **terrain** fait le plus souvent appel à des médicaments préparés à
partir de : ***Lachesis mutus, Lycopodium clavatum, Nux vomica, Psorinum, Sepia officinalis, Sulfur, Tuberculinum.***

Migraine de l'enfant et de l'adolescent

Sous-estimée, il faut penser à cette pathologie lorsqu'une céphalée se produit régulièrement après une activité sportive, la veille d'un contrôle scolaire, etc., ou lorsqu'elle s'accompagne de troubles digestifs. La prise en charge de ces migraines par un médecin homéopathe est d'autant plus intéressante qu'il n'existe aucun traitement de fond allopathique de la migraine validé chez l'enfant.

MILLEFOLIUM

Origine

Millefeuille.

Principales indications

- Oto-rhino-laryngologie : épistaxis.
- Stomatologie : hémorragies dentaires post-chirurgicales.
- Gynécologie : ménométrorragies.

Sur quel critère ?

- Hémorragies en nappe (le sang est « rouge, brillant, fluide »).

MOLLUSCUM CONTAGIOSUM ⚠

Petite tumeur cutanée bénigne, due à la présence d'un virus très contagieux se développant la plupart du temps sur une peau irritée et ayant tendance à récidiver.

Le traitement **homéopathique** permet dans la plupart des cas d'éviter le recours au curetage – mal vécu par nombre d'enfants – et les récidives.

En attendant la **consultation,** prendre :

Cinnabaris 9 CH et

Dulcamara 9 CH, 5 **granules** de chaque une fois par jour.

Le traitement de **terrain** fait souvent appel à des médicaments préparés à partir de : ***Medorrhinum, Nitricum acidum, Thuya occidentalis, Vaccinotoxinum.***

MOMORDICA BALSAMINA

Origine

Pomme des merveilles.

Principale indication

- Gastro-entérologie : colopathies.

Sur quel critère ?

- Accumulation douloureuse de gaz intestinaux au niveau de l'angle gauche du côlon (partie supérieure gauche de l'abdomen) et/ou du sigmoïde (partie inférieure gauche de l'abdomen).

MONONUCLÉOSE ⚠ INFECTIEUSE

Affection d'origine virale touchant essentiellement les sujets jeunes, caractérisée – entre autres – par une **angine,** des adénopathies (ganglions), une atteinte de l'état général et des perturbations des paramètres sanguins (modification caractéristique du nombre de globules blancs, augmentation des transaminases, tests diagnostiques positifs). La phase aiguë est habituellement suivie d'une **asthénie** intense.

Le traitement **homéopathique** est le traitement de choix. Il fait la plupart du temps appel à :

***Ailanthus glandulosa* 9 CH,** 5 **granules** 4 fois par jour en raison de l'intensité de l'angine ;

***Phytolacca decandra* 9 CH,** 5 granules 4 fois par jour en raison de la présence d'adénopathies et de l'altération de l'état général accompagnant une angine.

***Calcarea phosphorica* 9 CH,** 5 granules par jour est le médicament le plus fréquemment indiqué dans le traitement de la convalescence.

MORBILLINUM

Origine

Lysat d'exsudats buccopharyngés prélevés chez des patients rougeoleux n'ayant pas encore été traités. Sa préparation pour l'usage homéopathique satisfait à tous les critères connus en matière de sécurité virale.

Principales indications

• Infectiologie : rougeole.

• Oto-rhino-laryngologie et pneumologie : rhinopharyngites, trachéites, bronchiolites, bronchites et otites.

• Ophtalmologie : conjonctivites.

MOSCHUS

Origine

Porte-musc.

Principales indications

• Troubles du comportement : lipothymies, spasmophilies.

Sur quels critères ?

• Excitation nerveuse globale avec tendance à de pseudo-syncopes.

• Spasmes au niveau de la gorge imposant une inspiration profonde.

• Polyurie (mictions abondantes).

MUREX PURPUREA

Origine

Pourpre antique.

Principales indications

• Gynécologie : syndromes prémenstruels, dysménorrhées.

Sur quels critères ?

• Sensation de pesanteur plus ou moins douloureuse de l'utérus diminuée en s'asseyant en croisant les cuisses.

• Douleurs pelviennes (bas-ventre) concomitantes de douleurs mammaires.

• Hypersensibilité vulvaire.

• Asthénie.

MURIATICUM ACIDUM

Origine

Acide chlorhydrique concentré.

Principales indications

• Proctologie : hémorroïdes.

• Dermatologie : lucites estivales.

• Stomatologie : aphtoses buccales, stomatites, pharyngites, herpangines.

Sur quels critères ?

• Sécheresse des lèvres et de la langue.

• Ulcérations au niveau du pharynx et haleine fétide.

• Éruptions cutanées très prurigineuses (démangeaisons) après une exposition aux rayons du soleil.

• Veines hémorroïdaires gonflées, bleues, très sensibles au toucher.

MYCOSE ⚠

Le traitement d'une mycose débutante relève dans la plupart des cas d'un traitement spécifique (antifongique). En revanche, les mycoses rebelles ou récidivantes sont du ressort d'un traitement **homéopathique.**

Mycose cutanée

Les médicaments **symptomatiques** les plus souvent prescrits sont :

Arsenicum iodatum 9 CH, 5 **granules** par jour devant l'aspect des squames ;

Berberis vulgaris 5 CH, 5 granules par jour lorsqu'il existe des lésions circinées (arrondies). Voir également **Eczéma marginé de Hebra, Herpès circiné, Intertrigo.**

Mycose vaginale

Prendre :

Helonias dioica 5 CH, 5 granules par jour à titre systématique.

Localement, il faut diminuer l'acidité du vagin en faisant à intervalles réguliers (une fois par jour, puis une fois tous les 2 jours, etc.) des irrigations vaginales à l'aide d'une poire contenant du bicarbonate de soude (*Hydralin Classic* ® par exemple) dissous dans de l'eau tiède.

Le traitement homéopathique de **terrain** fait le plus souvent appel à des médicaments préparés à partir

de : ***Natrum muriaticum, Psorinum, Sepia officinalis, Silicea.***
Voir également **Leucorrhée, Vaginite.**

MYRISTICA SEBIFERA

Origine
Muscadier.

Principales indications
• Infectiologie : panaris, abcès cutanés.

Sur quel critère ?
• Inflammation avec début de collection purulente, principalement au niveau des doigts.

NAPHTALINUM

Origine
Naphtaline.

Principales indications
• Oto-rhino-laryngologie : rhinites allergiques.
• Ophtalmologie : cataractes.

Sur quels critères ?
• Écoulement nasal abondant, très excoriant, avec des éternuements et un larmoiement irritant.
• Quintes de toux spasmodiques.
• Opacités de la cornée.

NATRUM MURIATICUM

Origine
Sel marin.

Principales indications
• Oto-rhino-laryngologie : rhinopharyngites, rhinites allergiques, otites séro-muqueuses, sinusites.
• Pneumologie : asthme.
• Dermatologie : eczémas, acnés, herpès, dermites séborrhéiques, verrues, urticaires, lucites.
• Gynécologie : syndromes prémenstruels, vaginites, mycoses vaginales, spanioménorrhées, aménorrhées secondaires.
• Urologie : cystites.
• Psychiatrie : dépressions nerveuses réactionnelles, asthénies, insomnies, agitations psychomotrices, spasmophilie.
• Endocrinologie : pathologie de la croissance, dysthyroïdies.
• Gastro-entérologie : constipation, acétonémie.

Sur quels critères ?
• Amaigrissement prédominant sur la moitié supérieure du corps.
• Alternance de sécheresse et de sécrétion au niveau des muqueuses (nez, bronches, conjonctive, vagin).
• Peau grasse, huileuse au niveau

du front, du nez et du menton mais peau sèche et squameuse au niveau de la lisière du cuir chevelu, des sourcils et des pommettes ; envies (petites pellicules de peau qui se détachent près des ongles).

• Peau inflammatoire, prurigineuse (démangeaisons) au niveau des plis de flexion (coudes, genoux, etc.).

• Éruptions cutanées vésiculeuses ou pustuleuses.

• Verrues au niveau des paumes, des plis des doigts et des rides du front.

• Asthénie alternant avec irritabilité et agitation aggravées par le climat maritime.

• Sensations de fourmillements, de brûlures et/ou de piqûres.

• Fatigabilité et frilosité habituelles.

• Aggravation de l'inflammation cutanée par l'exposition au soleil.

• Soif inextinguible indépendante de l'état de sécheresse de la muqueuse buccale.

• Boulimie fréquente sans augmentation de poids.

• Aspect de la langue en « carte de géographie ».

• Désir anormal de sel ou d'aliments salés.

• Puberté tardive (âge de la survenue des premières règles), cycles menstruels longs, mauvaise tolérance de la contraception orale puis du traitement hormonal substitutif de la ménopause.

• Difficultés d'endormissement malgré un besoin de longs temps de sommeil.

NATRUM SULFURICUM

Origine

Sulfate de sodium.

Principales indications

• Gastro-entérologie : diarrhées, entérocolites.

• Oto-rhino-laryngologie : rhinopharyngites, sinusites.

• Pneumologie : asthme, bronchites.

• Rhumatologie : arthralgies, arthroses.

• Dermatologie : eczémas, dyshidroses.

• Neurologie : céphalées.

• Autres indications : dépressions nerveuses réactionnelles, lymphœdèmes.

Sur quels critères ?

• Diarrhée matinale avec beaucoup de gaz ou alternance entre diarrhée et constipation ; ballonnement abdominal.

• Inflammation des muqueuses respiratoires avec expectoration verdâtre, abondante, augmentée par temps humide.

- Raideurs articulaires douloureuses aggravées par l'humidité et en climat maritime.
- Éruptions cutanées squameuses reposant sur une peau d'aspect gluant.
- Asthénie avec « viscosité » intellectuelle, tristesse et pleurs.
- Obésité avec cellulite au niveau de l'abdomen, des fesses et des cuisses.

NAUSÉE

En cas de nausée survenant de manière impromptue prendre :

***Colchicum autumnale* 5 CH, 5 granules** à la demande lorsque les nausées s'accompagnent d'une hypersensibilité aux odeurs ;

***Ipeca* 7 CH,** 5 granules à la demande lorsque les nausées s'accompagnent d'une augmentation de la sécrétion salivaire.

Le traitement homéopathique de l'état nauséeux retardé induit par les chimiothérapies anticancéreuses fait généralement appel à des médicaments préparés à partir de ***Ignatia amara*** et ***Phosphorus***.

Voir également **Grossesse, Mal des transports.**

NERIUM OLEANDER

Origine

Laurier-rose.

Principales indications

- Dermatologie : eczémas, dermite séborrhéique.

Sur quels critères ?

- Éruptions prurigineuses (démangeaisons), suintantes et sanguinolentes, au niveau du front, du cuir chevelu et derrière les oreilles.
- Desquamation du cuir chevelu.

Commentaire

la nouvelle nomenclature internationale a transformé *Oleander* en *Nerium oleander.*

NERVOSITÉ

Voir **Comportement (troubles du...).**

NÉVRALGIE

Douleur continue ou paroxystique suivant le trajet d'un nerf.

Le soulagement de la douleur peut être obtenu en répétant aussi souvent que nécessaire la prise de 5 **granules** du (des) médicament(s) **symptomatique(s)** indiqué(s) jusqu'à la sédation des douleurs. Les principaux médicaments sont :

Aconitum napellus 15 CH lorsque la névralgie est dite « a frigore » (littéralement : par le froid) ;
Arsenicum album 15 CH lorsque les douleurs sont calmées par la chaleur ;
Coffea cruda 9 CH ou
Coffea tosta 9 CH lorsqu'il existe une mauvaise tolérance à la douleur ;
Hypericum perforatum 15 CH à titre systématique ;
Ranunculus bulbosus 15 CH en cas de névralgie intercostale.

Peuvent être également indiqués les médicaments préparés à partir de : ***Aranea diadema, Cedron, Tellurium metallicum.***

Le traitement de **terrain** des névralgies fait le plus souvent appel à ***Thuya occidentalis.***

Névralgie cervicobrachiale

Prendre :
Actaea racemosa 9 CH à titre systématique.

Peuvent être également indiqués les médicaments préparés à partir de : ***Magnesia carbonica, Spigelia anthelmia.***

Névralgie crurale

Voir **Cruralgie.**

Névralgie dentaire

Chamomilla vulgaris 15 CH est le médicament de l'intolérance à la douleur.

Peuvent être également indiqués les médicaments préparés à partir de : ***Hypericum perforatum, Magnesia carbonica, Magnesia phosphorica, Rhododendron chrysanthum.***

Névralgie faciale

Prendre :
Aconitum napellus 15 CH lorsque la névralgie est dite « a frigore » ;
Kalmia latifolia 15 CH lorsque les crises douloureuses sont fulgurantes ;
Spigelia anthelmia 7 CH à titre systématique.

Peuvent être également indiqués les médicaments préparés à partir de : ***Chininum sulfuricum, Colocynthis, Magnesia carbonica, Magnesia phosphorica, Paris quadrifolia, Rhododendron chrysanthum.***

Névralgie sciatique

Voir **Sciatalgie.**

NÉVRODERMITE ⚠

Affection cutanée caractérisée par un prurit (démangeaison) intense sur une peau épaissie et indurée.

Dolichos pruriens 5 CH,

5 **granules** à répéter à la demande, est un médicament **homéopathique** destiné à calmer le prurit.

NICCOLUM METALLICUM ET NICCOLUM SULFURICUM

Origine

Nickel et sulfate de nickel.

Principale indication

• Dermatologie : eczémas de contact.

Sur quel critère ?

• Allergie au nickel.

NITRICUM ACIDUM

Origine

Acide nitrique.

Principales indications

• Gastro-entérologie : aphtoses buccales, perlèches, fissures anales, ulcères gastriques, entérocolites, rectocolites hémorragiques, polyposes coliques.

• Dermatologie : verrues, condylomes, molluscums contagiosums, eczémas, gerçures, ulcères de jambes.

• Gynécologie, obstétrique : vaginites, cervicites, polypes muqueux du col, condylomes, fissures du mamelon.

• Urologie : polyposes vésicales.

Sur quels critères ?

• Ulcérations et/ou fissures saignantes, polypes saignant facilement au niveau des muqueuses.

• Indurations de la peau ayant une coloration jaune d'or (comparable à celles provoquées par l'acide nitrique).

• Fissures à bords nets, douloureuses et saignantes.

• Leuconychie (taches blanches au niveau des ongles).

• Fatigue et asthénie.

NOTICE

Pourquoi n'y a-t'il pas de notice avec les **doses** et les **tubes de granules** ? Pourquoi n'y a-t'il ni **posologie** ni indication ?

L'homéopathie est une thérapeutique individualisée : deux patients atteints de la même affection peuvent recevoir un traitement différent selon les signes individuels qui prédominent chez l'un et chez l'autre. Par ailleurs, un même médicament peut traiter différentes affections. Il n'est donc pas possible de mettre une indication et une posologie précises par médicament. Demandez conseil à votre médecin ou à votre pharmacien.

Commentaire

Les **spécialités pharmaceutiques homéopathiques** dites « à nom de fantaisie » sont systématiquement accompagnées d'une notice.

NOURRISSON

Voir **Enfant.**

NUTRITHÉRAPIE

Voir **Micronutriments.**

NUX MOSCHATA

Origine

Noix muscade.

Principales indications

• Troubles du comportement : somnolence, lipothymies.

• Gastro-entérologie : aérogastrie, dyspepsie.

• Ophtalmologie : syndromes de l'œil sec.

Sur quels critères ?

• Somnolence irrésistible, confusion des idées, troubles mnésiques.

• Humeur changeante : alternance de rires et de pleurs.

• Sécheresse extrême des muqueuses.

• Flatulence gastrique et abdominale, mais absence de soif.

NUX VOMICA

Origine

Noix vomique.

Principales indications

• Troubles du comportement : agressivité, mal des transports, insomnie, somnolence diurne, éthylisme.

• Gastro-entérologie : dyspepsies, vomissements, indigestions, hémorroïdes, coliques du nourrisson, colopathie, constipation.

• Oto-rhino-laryngologie : rhinites.

• Infectiologie : syndromes grippaux.

• Cardiologie : hypertensions artérielles

• Autres indications : céphalées, migraines, lombalgies.

Sur quels critères ?

• Hypersensibilité à la lumière, aux bruits, aux odeurs, au moindre toucher, au froid.

• Viscosité intellectuelle matinale (impression de « gueule de bois »).

• Céphalée avec sensibilité douloureuse du cuir chevelu.

• Manifestations violentes de colère et éréthisme cardiaque (palpitations) à la suite de contrariétés.

• Spasmes musculaires (spasmes digestifs, crampes musculaires, etc.).

- Haleine acide, goût acide ou amer dans la bouche.
- Langue saburrale (« chargée »), recouverte d'un enduit blanc jaunâtre au niveau de la partie postérieure, nausées et/ou vomissements.
- Perception douloureuse de l'estomac une à deux heures après les repas.
- Somnolence après les repas, améliorée par une courte sieste.
- Faux besoins d'aller à la selle, constipation avec hémorroïdes.
- Éternuements puis rhinorrhée aqueuse (écoulement nasal liquide comme de l'eau) déclenchés par le moindre refroidissement.
- Élévation de la température interne du corps avec frissons et courbatures.
- Recherche de « stimulants » (café, tabac, alcool, etc.) pour pallier les baisses de tonus aggravées par la sédentarité, le surmenage et les soucis.

OBÉSITÉ

Voir **Surcharge pondérale.**

OBSERVATION

Ensemble des constatations faites par un médecin, nécessaires pour établir un diagnostic puis donner un conseil thérapeutique. Consignées par écrit, ces constatations comprennent l'**interrogatoire,** l'inspection, l'auscultation, la palpation et les résultats des examens complémentaires.

ŒDÈME

Infiltration de divers tissus, en particulier du tissu cellulaire sous-cutané et des muqueuses. Son mécanisme peut être inflammatoire ou circulatoire.
En attendant la **consultation,** prendre :
Apis mellifica 15 CH, 5 **granules** à répéter aussi souvent que nécessaire.

ŒDÈME DE QUINCKE ⚠

Urgence médicale extrême, car il existe un risque d'œdème du larynx pouvant entraîner la mort par asphyxie. Un traitement corticoïde et une hospitalisation s'imposent. La confusion entre œdème de Quincke et **urticaire géante** reste néanmoins habituelle.

ŒIL

Œil sec (syndrome de l'...)
Diminution de la sécrétion lacrymale survenant la plupart du temps chez la femme au moment de la ménopause.
À titre systématique, prendre :
Belladonna 5 CH, 5 **granules** 3 fois par jour. Traitement de 3 mois renouvelable.
Peuvent être également indiqués les médicaments préparés à partir de : ***Alumina, Bryonia alba, Magnesia carbonica, Nux moschata.***

Œil rouge
Voir **Asthénopie, Hémorragie conjonctivale.**

Œil « au beurre noir »
Prendre :
Arnica montana 9 CH et
Ledum palustre 5 CH, 5 granules de chaque 4 fois par jour pendant 1 semaine.

Fond d'œil
Pour diminuer la durée de l'éblouissement après cet examen réalisé par l'ophtalmologiste pour observer la rétine, prendre :
Belladonna 5 CH, 5 granules tous les quarts d'heure pendant 1 heure.

Voir également **Conjonctivite, Dacryo-cystite, Dégénérescence maculaire liée à l'âge, Kérato-conjonctivite, Photophobie, Rétinopathie.**

ŒSOPHAGITE

Voir **Dyspepsie.**

OLEANDER

Voir : ***Nerium oleander.***

OLIGO-ÉLÉMENTS

Nom donné à certains métaux et métalloïdes dont la présence en très petites quantités est indispensable à l'organisme.
Certains traitements comportent une association complémentaire de **médicaments homéopathiques** et d'oligo-éléments comme cuivre-or-argent, manganèse-cuivre, etc.

OLIGOMÉNORRHÉE

Synonyme de **Hypoménorrhée.**

ONGLES

Avulsion unguéale
Arrachement d'un ongle d'origine traumatique ou thérapeutique.

Pour diminuer l'intensité de la douleur, prendre :

Arnica montana 9 CH et ***Hypericum perforatum 15 CH,*** 5 **granules** de chaque tous les quarts d'heure. Espacer les prises avec l'amélioration constatée.

Onychopathie

Terme général désignant toutes les affections des ongles.

Lorsqu'un traitement **homéopathique** de **terrain** est indiqué, celui-ci fera le plus souvent appel à un médicament préparé à partir de ***Thuya occidentalis.***

OPÉRATION CHIRURGICALE

Voir **Soins pré et post-opératoires.**

OPIUM

Origine

Pavot somnifère.

Principales indications

• Anesthésiologie : obnubilation prolongée après anesthésie générale, retard dans la reprise du transit digestif.

• Troubles du sommeil : apnées du sommeil, insomnies.

• Gastro-entérologie : constipation.

Sur quels critères ?

• Sommeil comateux avec bradypnée (ralentissement du rythme de la respiration), bradycardie (ralentissement du rythme cardiaque) et transpiration.

• Hyperacousie (hypersensibilité de l'ouïe) empêchant l'endormissement ou provoquant un réveil au moindre bruit.

• Ralentissement important du transit intestinal sans douleur abdominale.

OREILLE

Voir **Acouphène, Otite.**

OREILLONS

Voir **Parotidite.**

ORGELET

Furoncle de la paupière développé à partir d'une glande sébacée entourant la racine d'un cil ; sa taille a été comparée à celle d'un grain d'orge.

Le traitement **homéopathique** de l'orgelet est comparable à celui d'un **abcès.** Au stade inflammatoire, pour éviter la formation d'une collection purulente, prendre :

***Belladonna* 5 CH,** 5 **granules** toutes les 2 heures pendant 2 jours,

***Hepar sulfuris calcareum* 30 CH,** 2 **doses** par jour pendant 2 jours, et

***Pyrogenium* 9 CH,** 2 doses par jour pendant 2 jours.

Appliquer localement matin et soir un peu de pommade *Homéoplasmine®*.

S'il n'y a pas d'amélioration au bout de 48 heures, consulter un médecin pour adapter le traitement.

Le traitement homéopathique préventif des orgelets récidivants fait la plupart du temps appel à des médicaments préparés à partir de : ***Graphites, Hepar sulfuris calcareum, Pulsatilla, Silicea, Staphysagria, Sulfur, Tuberculinum.***

OSCILLOCOCCINUM®

Origine

Autolysat filtré de foie et de cœur d'*Anas barbariae* (canard de Barbarie) dynamisé à la 200e **K.**

Principales indications

- États grippaux.

Traitement préventif : 1 **dose** par semaine pendant la période d'exposition grippale (septembre à mars).

État grippal à son début : 1 dose le plus tôt possible ; répéter éventuellement 2 à 3 fois à 6 heures d'intervalle.

État grippal déclaré : 1 dose matin et soir pendant 1 à 3 jours.

- Otites moyennes aiguës accompagnant la plupart du temps un syndrome grippal (indication historique qui a été quelque peu oubliée aujourd'hui).

Sur quels critères ?

- Frissons, courbatures, fièvre, céphalée.
- Douleur importante de l'oreille en plus des signes précédents.

OSGOOD-SCHLATTER (maladie d'…)

Dystrophie de croissance unilatérale ou bilatérale, localisée au niveau de la tubérosité antérieure du tibia (sous la rotule) et caractérisée par une tuméfaction douloureuse survenant chez les garçons âgés de 10 à 15 ans. Le diagnostic est confirmé par des radiographies et/ou une échographie. D'évolution favorable, cette affection peut entraîner une gêne à la marche pendant plusieurs mois. Prendre :

***Angustura vera* 5 CH** et

***Calcarea fluorica* 9 CH** ou

***Calcarea phosphorica* 9 CH** selon le degré de souplesse articulaire (voir ces médicaments), 5 **granules** de chaque par jour pendant 2 mois.

Peuvent être également indiqués les médicaments préparés à partir de ***Fluoricum acidum***, ***Hekla lava, Silicea*** et ***Symphytum.***

OSTÉITE ⚠

Infection d'un os à caractère particulièrement rebelle.

En plus du traitement antibiotique et pendant les fenêtres thérapeutiques (périodes où le malade ne reçoit pas de traitement), prendre :

***Silicea* 30 CH,** 5 **granules** par jour jusqu'à la guérison.

OSTÉOPÉNIE ⚠

Raréfaction osseuse constituant un état intermédiaire entre l'os normal et l'**ostéoporose.**

En plus d'un apport convenable en calcium et en vitamine D, prendre :

***Silicea* 9 CH,** 1 **dose** par semaine pendant la durée du traitement vitamino-calcique.

Voir également **Ostéoporose.**

OSTÉOPHYTOSE VERTÉBRALE

Présence d'excroissances osseuses au niveau des vertèbres, pouvant être à l'origine de douleurs et connues sous le nom de « becs de perroquet ». Prendre :

***Hekla lava* 5 CH,** 5 **granules** par jour. Traitement de 3 mois renouvelable.

OSTÉOPOROSE ⚠

Raréfaction de la trame osseuse à l'origine de douleurs consécutives en cas de microtraumatismes répétés et à l'origine de fractures.

L'ostéoporose siège principalement au niveau du rachis (vertèbres) et des os longs (fémur, radius, cubitus). La diminution de la densité de l'os débute après la fin de la croissance ; chez la femme, elle augmente à partir de la **ménopause.** Le risque de survenue d'une ostéoporose est enfin soumis à des variations individuelles (certains sujets ne feront pas d'ostéoporose en vieillissant).

La prévention de l'ostéoporose repose avant tout sur une bonne hygiène de vie, comportant une activité physique importante (dans la mesure du possible), un apport en calcium (alimentation) et la présence de vitamine D (soleil). Dans le cas contraire, il faut faire appel à la kinésithérapie et à un apport vitamino-calcique extérieur (médicaments).

Les traitements à base de bisphophonates n'ont jusqu'à présent montré leur efficacité que dans la diminution du risque de survenue d'une deuxième fracture chez les sujets ayant déjà présenté une fracture imputable à la présence d'une ostéoporose. Les effets indésirables (troubles digestifs) imposent parfois son abandon. L'effet du traitement hormonal substitutif (THS) est controversé ; d'autre part, il peut être contre-indiqué (cancer, phlébite, etc.) et peut engendrer des effets indésirables.

Une étude prospective a montré des résultats encourageants sur l'amélioration de la densitométrie osseuse obtenue avec un traitement au long cours comportant une **dilution homéopathique** d'hormone parathyroïdienne (***Parathyroidinum 15 CH*** ou ***30 CH*** à raison d'une **dose** par semaine) et des dilutions homéopathiques de sels de calcium (ces dernières sont contenues dans *Ostéocynésine*®, 2 comprimés par jour).

OTALGIE

Douleur siégeant au niveau de l'oreille. Ce terme est souvent employé pour désigner une inflammation modérée du tympan et/ou du conduit auditif.

Voir **Otite.**

OTITE

Terme désignant toutes les inflammations de l'oreille.

La persistance d'une douleur et/ou d'une diminution de l'acuité auditive impose l'examen du tympan par un médecin ; la prudence fait conseiller cette **consultation** dès que possible.

En attendant celle-ci, un ou plusieurs des médicaments suivants seront administrés à raison de 5 **granules** toutes les demi-heures lorsque les douleurs seront vives ; les prises seront ensuite espacées avec la diminution de l'intensité de la douleur. Les médicaments cités permettent de traiter simultanément l'otalgie et la **fièvre.**

Oscillococcinum®, 1 dose à titre systématique lorsque l'otite évolue dans un contexte grippal (frissons, courbature, fièvre, céphalée).

Aconitum napellus 9 CH en cas

de douleur survenant la nuit et/ou après un coup de froid ;

***Arsenicum album* 9 CH** en cas de douleur calmée par la chaleur locale (le patient met spontanément sa main contre la pavillon de l'oreille) ;

***Belladonna* 9 CH** en cas de douleur battante ;

***Capsicum annuum* 5 CH** en cas de douleur sans signe d'orientation particulier ;

***Chamomilla vulgaris* 15 CH** en cas de douleur insupportable ;

***Ferrum phosphoricum* 9 CH** lorsque la fièvre est peu élevée (38 à 38,5 °C) ; ce dernier médicament ne sera donné que 4 fois par 24 heures.

Une fois l'examen du tympan pratiqué, deux médicaments sont indiqués dans des circonstances particulières :

***Manganum metallicum* 9 CH** ou ***Manganum aceticum* 9 CH** lorsque l'examen du tympan avec un otoscope a entraîné une quinte de toux ;

***Phytolacca decandra* 9 CH** en cas de douleur au niveau de l'oreille, aggravée lors des mouvements de déglutition mais sans inflammation du tympan (otalgie réflexe).

Otite moyenne aiguë

L'otite moyenne aiguë est une inflammation de la caisse du tympan ; le diagnostic est affirmé par le médecin après examen du tympan à l'aide d'un otoscope.

Peuvent être indiqués à raison de 5 granules toutes les demi-heures : ***Arsenicum album* 9 CH, *Belladonna* 9 CH, *Capsicum annuum* 5 CH, *Chamomilla vulgaris* 15 CH, *Ferrum phosphoricum* 9 CH.**

D'autre part, le traitement fait souvent appel à :

***Aviaire* 9 CH, 1 dose** en début de traitement dans le cas d'une otite aiguë s'inscrivant dans un cadre d'otites récidivantes ;

***Hepar sulfuris calcareum* 30 CH** et

***Pyrogenium* 9 CH,** 1 dose de chaque par 24 heures pendant 3 jours lorsque l'otite complique une rhinopharyngite ;

***Lachesis mutus* 9 CH,** 1 dose dès que possible pour soulager la douleur en attendant la paracentèse (geste qui consiste à perforer délicatement le tympan pour évacuer la collection – généralement purulente – qui est derrière).

Otite phlycténulaire

Inflammation très douloureuse

du tympan caractérisée par la présence d'une phlyctène (formation bulleuse) en relation avec une infection la plupart du temps d'origine virale.
Prendre :
***Cantharis vesicatoria* 9 CH,** 5 granules toutes les demi-heures. Les prises seront ensuite espacées avec la diminution de l'intensité de la douleur.

Otite séromuqueuse

Inflammation de la caisse du tympan caractérisée par l'accumulation de sécrétions qui ne peuvent plus s'évacuer spontanément en raison de l'obstruction de la trompe d'Eustache (conduit reliant la caisse du tympan au pharynx et permettant la ventilation de celle-là), la plupart du temps par un mécanisme d'hyperréactivité de la muqueuse tapissant la trompe d'Eustache, se traduisant par une sécrétion de mucus obstruant ladite trompe.
Le médicament **symptomatique** le plus fréquemment indiqué est ***Kalium muriaticum* 9 CH,** qui est employé à raison de 5 granules 1 à 4 fois par jour selon l'intensité des symptômes.
Le traitement **homéopathique** de **terrain** des otites récidivantes et des otites séro-muqueuses fait appel à des médicaments préparés à partir de : ***Aviaire, Calcarea carbonica ostrearum, Calcarea phosphorica, Kalium bichromicum, Kalium muriaticum, Lachesis mutus, Medorrhinum, Morbillinum, Natrum muriaticum, Psorinum, Silicea, Sulfur, Thuya occidentalis, Tuberculinum, VAB.***

Otorrhée mucopurulente

Écoulement de pus par le conduit auditif.
En attendant la consultation, prendre :
***Aviaire* 9 CH,** 1 dose, et
***Mercurius solubilis* 15 CH,** 5 granules toutes les 2 heures.
Le traitement comporte le plus souvent des médicaments préparés à partir de ***Hepar sulfuris calcareum*** et ***Pyro-genium.*** L'indication d'une antibiothérapie est du ressort du médecin.

Otorrhée chronique

Écoulement de pus persistant malgré un traitement spécifique. Le traitement homéopathique fait alors appel à des médicaments préparés à partir de : ***Aurum muriaticum, Aviaire, Pyrogenium, Siegesbeckia orientalis, Silicea.***

OVAIRE ⚠ (kyste de l'…)

Les kystes fonctionnels de l'ovaire sont des affections douloureuses souvent récurrentes en relation avec une perturbation du bon déroulement du cycle menstruel. La nature du kyste (fonctionnel ou non) est affirmée grâce à un examen gynécologique comportant une échographie.
Pour calmer la douleur, prendre :
Apis mellifica 9 CH, 5 **granules** à répéter aussi souvent que nécessaire.

Syndrome des ovaires polykystiques

Association de kystes ovariens multiples repérables par échographie, d'un trouble de la menstruation, d'une obésité, d'une acné et d'une hyperpilosité, la plupart du temps en lien avec une **insulinorésistance**. Le traitement **homéopathique** de celle-ci permet d'obtenir un recul de tous ces symptômes.

OXALICUM ACIDUM

Origine

Acide oxalique.

Principale indication

- Urologie : coliques néphrétiques.

Sur quels critères ?

- Troubles du métabolisme de l'acide oxalique se traduisant par la formation de calculs urinaires.
- Névralgies fulgurantes irradiant, chez l'homme, jusque dans les testicules.

OXYURASE

Maladie produite par les oxyures, parasites intestinaux (communément dénommés « vers ») dont la présence est fréquente et récurrente chez les enfants. Le signe le plus fréquent est un prurit (démangeaison) anal. Les oxyures sont également responsables de la plupart des **vaginites** chez les petites filles. Les douleurs abdominales sont fréquentes.
Teucrium marum 5 CH, 5 **granules** matin et soir pendant une dizaine de jours, est le traitement du prurit anal par oxyurase.
Sans qu'on puisse en expliquer la raison, on constate une accentuation de certaines manifestations au moment des changements de lune : épisodes récurrents de fièvre isolée, troubles du sommeil, toux, etc.

Le traitement de l'infestation repose avant tout sur l'administration d'un vermifuge à base de pyrantel.
En revanche, la prévention des récidives fait systématiquement appel à :
Cina* 30 CH,** 1 **dose** par semaine pendant 3 mois. Le traitement **homéopathique** de **terrain** comportera des médicaments préparés à partir de : ***Sabadilla, Silicea, Sulfur.

PAEONIA OFFICINALIS

Origine
Pivoine.

Principales indications
• Proctologie : hémorroïdes, anites.

Sur quels critères ?
• Congestion des veines hémorroïdaires.
• Fissures piquantes avec douleurs intolérables au moment de la défécation.
• Suintement anal.

PALPITATIONS ⚠

Perception ressentie comme anormale et gênante des battements cardiaques, ceux-ci étant plus rapides que d'ordinaire, réguliers ou non.
La **posologie** des médicaments suivants est de 5 **granules** par jour, à répéter si nécessaire au moment de la survenue d'une crise :
***Aconitum napellus* 9 CH** lorsque les palpitations surviennent la nuit et sont accompagnées d'une sensation d'anxiété ;
***Glonoinum* 7 CH** lorsque les palpitations sont accompagnées d'une rougeur du visage ;
***Lycopus* 5 CH** lorsque le rythme cardiaque est particulièrement accéléré.
Les médicaments préparés à partir de ***Ambra grisea*** et de ***Lilium tigrinum*** peuvent être également indiqués.

PALUDISME

La plus grave et la plus répandue des maladies infectieuses transmissibles inoculée par certains moustiques (l'anophèle femelle).
Il n'existe pas de traitement homéopathique préventif.
Voir également **Piqûre d'insecte.**

PANARIS

Inflammation aiguë de l'extrémité d'un doigt. Rougeur, douleur, chaleur locale et gonflement sont les symptômes de début.

L'évolution se fait en 2 à 3 jours vers la formation de pus, dont l'évacuation apporte un soulagement et signe la fin de l'épisode. Le pus peut être contaminant, car il contient généralement un staphylocoque ; une complication est possible par dissémination de ce germe.

***Myristica sebifera* 15 CH,** 5 **granules** 4 fois par jour pendant 5 jours, est le médicament du panaris du pourtour de l'ongle (appelé tourniole).

Les médicaments préparés à partir de ***Tarentula cubensis*** s'adressent à des cas plus graves ; ils sont utilisés en complément d'un traitement antibiotique.

PANCRÉATITE

Inflammation du pancréas nécessitant une prise en charge hospitalière.

***Phosphorus* 15 CH,** 5 **granules** 2 fois par jour est à utiliser en complément du traitement **allopathique.**

PAPILLOME

Voir **Verrue.**

PARALYSIE FACIALE

La paralysie faciale se traduit par un affaissement unilatéral des traits du visage.

En attendant la **consultation,** prendre :

***Aconitum napellus* 15 CH,** 5 **granules** toutes les heures lorsque la paralysie survient à la suite de l'exposition au froid ;

***Curare* 15 CH,** 5 granules 3 fois par jour ; la prise de ce médicament doit être poursuivie pendant au moins une quinzaine de jours.

Peuvent être également indiqués les médicaments préparés à partir de : ***Causticum, Conium maculatum, Gelsemium, Hypericum perforatum.***

PARATHYROIDINUM

Origine

Glande parathyroïde prélevée chez l'animal.

Principale indication

- Rhumatologie : ostéopénies, ostéoporoses.

Sur quel critère ?

• Diminution de la densité osseuse objectivée par une ostéodensitométrie.

Commentaire

Dans les cas où les traitements classiques de l'ostéoporose sont contre-indiqués, inefficaces et/ou générateurs d'effets indésirables, ***Parathyroidinum*** est un médicament de choix. Dans les autres cas, ***Parathyroidinum*** peut être utilisé simultanément.

PARATYPHOIDINUM B

Origine

Lysat de cultures pures de *Salmonella paratyphi B.*

Principales indications

• Gastro-entérologie : diarrhées aiguës et chroniques ; diarrhées récidivantes.

• Dermatologie : alopécies transitoires.

Sur quels critères ?

• Diarrhée aiguë profuse, fébrile ou non.

• Troubles digestifs chroniques et chute des cheveux tels qu'on les observait lors des fièvres typhoïdes.

PAREIRA BRAVA

Origine

Vigne sauvage.

Principales indications

• Urologie : coliques néphrétiques, cystites, dysuries.

• Gynécologie-obstétrique : dysménorrhées, tranchées.

Sur quels critères ?

• Brûlures mictionnelles (en urinant) avec oligurie (urines peu abondantes) et douleurs spasmodiques évoquant une colique néphrétique.

• Envie constante d'uriner et toute miction est laborieuse, impossible en position allongée (malades alités).

• Chez l'homme, douleur au niveau du gland à type d'éclatement.

• Chez la femme, douleur utérine spasmodique.

PARESTHÉSIE ⚠

Perception de sensations variées telles qu'engourdissement, fourmillement, picotement, constriction, ruissellement, etc.

Une **consultation** s'impose afin d'éliminer une cause neurologique.

En attendant celle-ci, prendre :

Curare 15 CH et

***Hypericum perforatum* 15 CH,** 5 **granules** de chaque 2 fois par jour.

Acroparesthésie
Paresthésie nocturne des doigts et de la main accompagnée de douleurs paroxystiques du membre supérieur.
Prendre :
***Aranea diadema* 5 CH,** 5 granules chaque soir pendant 1 mois.
***Bovista gigantea* 5 CH,** 5 granules matin et soir pendant 1 mois lorsque les paresthésies s'accompagnent d'un gonflement des doigts.

PARIS QUADRIFOLIA

Origine
Parisette.
Principales indications
• Traitement de la douleur : céphalées, migraines, névralgies faciales, zonas.
• Ophtalmologie : asthénopies.
Sur quels critères ?
• Douleurs névralgiques au niveau du crâne avec la sensation d'avoir les « yeux tirés en arrière ».
• Douleurs névralgiques (principalement gauches) allant de la nuque au vertex (sommet du crâne).

PARKINSON (maladie de...)

Maladie neurologique nécessitant un suivi médical et un traitement allopathique.
L'effet « fin de dose » (réaugmentation des tremblements se reproduisant quelques heures après la prise du traitement) peut être diminué par la prise pluriquotidienne de 5 granules de ***Dopamine* 4 CH**.
Voir **Sialorrhée**.

PARODONTITE

Inflammation du parodonte (tissu de soutien de la dent, gencive) aboutissant à la chute des dents lorsqu'il est détruit. Une **consultation** est nécessaire.
***Mercurius solubilis* 15 CH** ou ***Mercurius corrosivus* 15 CH,** 5 **granules** 3 fois par jour pendant 15 jours lors des poussées douloureuses, limite l'inflammation et les fréquentes infections.
Le traitement de **terrain** fait le plus souvent appel aux médicaments préparés à partir de ***Silicea*** et ***Calcarea sulfurica.***

PAROTIDITE

Inflammation de la glande parotide, glande située derrière l'angle du maxillaire inférieur ; les causes de cette inflammation sont diverses, la plus connue étant les oreillons.
En attendant la **consultation,** prendre :
Mercurius solubilis 9 CH et ***Bryonia 9 CH,*** 5 **granules** de chaque 3 fois par jour.
Les médicaments préparés à partir de ***Apis mellifica*** et ***Phytolacca decandra*** peuvent également être indiqués.

PASSIFLORA INCARNATA

Origine

Fleur de la passion.

Principale indication

• Troubles du comportement : insomnies.

Sur quel critère ?

• Anxiété retardant l'endormissement.

PÉRIARTHRITE ⚠

Affection inflammatoire atteignant les tissus fibrotendineux (tendons) entourant l'articulation ; la phase douloureuse est souvent longue (plusieurs mois).

Périarthrite scapulo-humérale

Il s'agit de la périarthrite de l'épaule ; l'**imagerie** montre fréquemment des calcifications tendineuses.
Prendre pendant 2 mois :
Ruta graveolens 5 CH, 5 **granules** 2 fois par jour lorsqu'il existe toujours une inflammation tendineuse ;
Solanum malacoxylon 15 CH, 5 granules 2 fois par jour lorsqu'il existe une calcification ;
Ferrum metallicum 9 CH, 1 **dose** par semaine.

Périarthrite coxofémorale

Il s'agit de la périarthrite de la hanche.
Prendre :
Solanum malacoxylon 15 CH, 5 granules 2 fois par jour pendant 2 mois.

PÉRICARDITE ⚠

Inflammation du péricarde (enveloppe du cœur formée de deux feuillets glissant l'un sur l'autre, dont le glissement permet le bon déroulement des contractions cardiaques).

La prise en charge en milieu spécialisé est obligatoire pour en déterminer la cause.

Apis mellifica 9 CH et

Bryonia alba 9 CH, 5 **granules** 3 fois par jour, sont les médicaments choisis pour leur effet anti-inflammatoire.

Certaines péricardites récidivantes peuvent avantageusement bénéficier d'un traitement **homéopathique.**

PÉRINÉE ⚠ (rééducation des muscles du)

En plus des séances de rééducation qui sont du ressort des sages-femmes et des kinésithérapeutes,

Calcarea fluorica 5 CH est particulièrement indiqué, à raison de 5 **granules** par jour pendant 3 mois, pour son tropisme pour les tissus de soutien.

L'action de ce médicament sera d'autant plus marquée que le sujet sera jeune (femme jeune, dans les suites d'accouchement).

Causticum 9 CH, 5 granules 2 fois par jour, lorsqu'il existe des signes d'incontinence urinaire.

PÉRIPHLÉBITE

Inflammation du tissu conjonctif qui entoure une veine, caractérisée localement par une rougeur et par un cordon douloureux tuméfié.

Une **consultation** médicale est nécessaire pour éliminer l'hypothèse d'une phlébite, qui peut entraîner de graves complications (embolie pulmonaire).

Prendre pendant 10 jours :

Apis mellifica 9 CH (pour l'inflammation) et

Vipera redi 5 CH (pour son action au niveau circulatoire), 5 **granules** de chaque 3 fois par jour, ainsi que

Arnica montana 9 CH, 5 granules par jour.

PERLÈCHE

Fissure siégeant à la commissure des lèvres et ayant un caractère récidivant.

Condurango 5 CH, 5 **granules** 2 fois par jour pendant 1 semaine à chaque poussée.

Les médicaments préparés à partir de ***Graphites*** et de ***Nitricum acidum,*** médicaments de lésions fissuraires, peuvent être également indiqués.

PERTES BLANCHES

Voir **Leucorrhée.**

PERTUSSINUM

Origine

Lysat d'expectorations prélevées chez des patients coquelucheux n'ayant pas encore été traités. Sa préparation pour l'usage homéopathique satisfait à tous les critères connus en matière de sécurité virale.

Principales indications

- Infectiologie : bronchopneumopathies, coqueluche.
- Pneumologie : trachéites, bronchiolites et bronchites.

Sur quel critère ?

- Toux rebelles à caractère suffocant.

PETROLEUM

Origine

Pétrole blanc.

Principales indications

- Dermatologie : eczémas, gerçures.
- Troubles du comportement : mal des transports.
- Gastro-entérologie : vomissements, diarrhées.

Sur quels critères ?

- Éruptions cutanées vésiculeuses, puis croûteuses, puis fissuraires survenant sur une peau sèche, d'aspect sale ; aggravation hivernale.
- Inflammation des conduits auditifs externes avec infection, hypoacousie (diminution de l'acuité auditive) et acouphènes (sifflements ou bourdonnements d'oreille).
- Nausées matinales avec sialorrhée (augmentation de la sécrétion salivaire) ou sueurs froides, vomissements, diarrhée avec violentes coliques.
- Nausées aggravées par le mouvement passif (déplacement en voiture, bateau, avion), améliorées en mangeant.
- Sensations vertigineuses.

PHARMACIE FAMILIALE

Dans chaque foyer, on trouve des médicaments constituant une réserve destinée à faire rapidement face aux événements prévisibles mais imprévus de la vie quotidienne.

Le lecteur trouvera ci-contre un exemple de ce que peut contenir une pharmacie familiale

homéopathique. Bien entendu, sa composition est variable en fonction des personnes vivant au foyer (âge, sexe, activités, etc.) et des maladies auxquelles celles-ci sont exposées : par exemple, les enfants en bas âge sont particulièrement exposés aux affections ORL, plus ou moins en rapport avec des poussées dentaires, tandis que les seniors sont volontiers sujets aux douleurs...

Chacun pourra personnaliser sa trousse en faisant appel aux médicaments signalés dans ce dictionnaire pour chacune des pathologies traitées :

• Les **spécialités** sont des produits composés de plusieurs médicaments d'action voisine et signalés au long de l'ouvrage comme des « passe-partout » ; leur **posologie** est indiquée sur la **notice** qui les accompagne.

• Les **médicaments** homéopathiques les plus fréquemment utilisés comportent une posologie : quantité de médicament par prise, fréquence des prises et durée du traitement.

• Les médicaments homéopathiques moins fréquemment utilisés ont une posologie identique à celle des précédents ; la hauteur de dilution (le nombre figurant avant **CH**) dépend la plupart du temps du nombre de critères présentés par le patient et justifiant l'indication du médicament : plus celui-ci sera élevé, plus la dilution sera élevée (5 CH, 9 CH, 15 CH, 30 CH).

PHARYNGITE

Inflammation du pharynx caractérisée par une douleur de la gorge irradiant dans la partie postérieure du nez.

Jusqu'à la disparition des symptômes, prendre :

Argentum nitricum 9 CH, 5 **granules** 3 fois par jour, ainsi que

Hepar sulfuris calcareum 9 CH, 5 granules une fois par jour lorsqu'il existe une « sensation d'écharde fichée dans la gorge », ou

Phytolacca decandra 9 CH, 5 granules 3 fois par jour lorsque, au moment de la déglutition, il existe une irradiation de la douleur en direction des oreilles.

Peuvent également être indiqués les médicaments préparés à partir de : ***Apis mellifica, Kalium carbonicum, Mercurius corrosivus, Mercurius solubilis, Muriaticum acidum, Nitricum acidum, Sabadilla.***

Médicament	Avoir en réserve	Indications en automédication
Aconitum napellus 15 CH	2 doses	« Coups de froid », insolation, anxiété, tachycardie.
Aconitum napellus 9 CH	1 tube	Fièvres, rhinopharyngites, toux.
Æsculus composé	1 tube	Poussées hémorroïdaires.
Allium cepa composé	1 tube	Rhinites.
Alumina 5 CH	1 tube	Constipation.
Antimonium crudum 5CH	1 tube	Indigestions, excès alimentaires.
Apis mellifica 9 CH	1 tube	Piqûre d'insectes, inflammations, œdèmes inflammatoires.
Arnica montana 9 CH	1 tube	Traumatismes, « bosses et bleus », efforts prolongés.
Arum triphyllum composé	1 tube	Enrouements, laryngites.
Belladonna 9 CH	1 tube	Maux de gorge, fièvre, coups de soleil.
Cantharis vesicatoria 9 CH	1 tube	Brûlures cutanées, brûlures urinaires.
Chamomilla vulgaris 15 CH	1 tube	Hypersensibilité à la douleur (poussée dentaire), irritabilité.
China rubra 9 CH	1 tube	Diarrhées, hémorragies, asthénie.
Coffea tosta 15 CH	1 tube	Nervosité, troubles du sommeil.
Colocynthis 9 CH	1 tube	Douleurs abdominales, spasmes.
Cuprum metallicum 9 CH	1 tube	Crampes, toux.
Euphrasia officinalis 5 CH	1 tube	Conjonctivites.
Gelsemium sempervirens 15 CH	3 doses	Grippe, trac, anxiété.
Glonoinum 9 CH	1 tube	Maux de tête, coups de chaleur, palpitations.
Ignatia amara 9 CH	1 tube	Anxiété.
Ipeca 5 CH	1 tube	Nausées, vomissements, toux grasses.
Kalium bichromicum 9 CH	1 tube	Rhinites avec écoulement nasal verdâtre, aphtes.
Mercurius solubilis 15 CH	1 tube	Maux de gorge, rhinopharyngites, poussées dentaires.
Nux vomica 9 CH	1 tube	Douleurs d'estomac, constipation, éternuements.
Phytolacca decandra 7 CH	1 tube	Maux de gorge, douleurs articulaires.
Platina 5 CH	1 tube	Constipation en voyage.
Podophyllum peltatum 9 CH	1 tube	Diarrhées, hémorragies, asthénie.
Poumon Histamine 9 CH	3 doses	Allergies.
Rhus toxicodendron 15 CH	1 tube	Herpès, grippe, douleurs articulaires.
Ruta graveolens 5 CH	1 tube	Tendinites.
Stramonium 9 CH	3 doses	Cauchemars.
Arnigel ®	1 tube	Traumatismes, douleurs articulaires.
Cephyl ®	1 boîte	Douleurs.
Homéoplasmine ®	1 tube	Petites plaies.
Oscillococcinum ® ou	1 boîte de 6	Grippe, syndromes grippaux.
Infludo ® ou	1 flacon	Grippe, syndromes grippaux.
L.52 ®	1 flacon	Grippe, syndromes grippaux.

PHÉNOBARBITAL

Origine

Éthyl-phényl-dimalonylurée.

Principale indication

• Dermatologie : urticaires aiguës ou récidivantes.

Sur quels critères ?

• Éruption cutanée prurigineuse (démangeaisons) ayant l'aspect d'une urticaire ou celui d'une scarlatine.

• Éruptions cutanées aiguës ou récidivantes avec des récurrences pouvant être liées au cycle menstruel ou à l'ingestion de crustacés, de poissons, de crème ou de charcuterie.

• Prurit (démangeaisons) oculaire avec œdème palpébral (gonflement des paupières) et larmoiement.

• Somnolence concomitante.

PHLÉBITE ⚠

La plupart du temps, il s'agit d'une thrombophlébite : la veine est oblitérée par un caillot ; celui-ci peut se détacher et entraîner une embolie pulmonaire mettant en danger la vie du patient.

Une hospitalisation et un traitement anticoagulant s'imposent.

Les médicaments homéopathiques ont un rôle adjuvant ; ils sont employés jusqu'à la disparition des symptômes. Prendre :

***Apis mellifica* 9 CH,**

***Arnica montana* 9 CH** et

***Vipera redi* 5 CH,** 5 **granules** de chaque par jour.

PHOSPHORICUM ACIDUM

Origine

Acide phosphorique concentré.

Principales indications

• Troubles du comportement : dépressions nerveuses réactionnelles, surmenage, asthénies, céphalées.

• Gastro-entérologie : diarrhées.

• Néphrologie : phosphaturies.

• Dermatologie : alopécies.

• Urologie : coliques néphrétiques.

Sur quels critères ?

• Asthénie profonde, épuisement mental, incapacité à faire des efforts intellectuels, somnolence, sensation de fourmillements.

• Hyperesthésie aux stimulus sensoriels (lumière, bruit, musique).

• Céphalée avec vertige, aggravée par quelque effort que ce soit.

• Diarrhée indolore.

• Sueurs abondantes, chute des cheveux.
• Phosphaturie (présence de phosphates dans les urines en quantité anormale).
• Dorsalgie et lombalgie, courbatures, douleurs perçues au niveau des os longs.
• Les sujets longilignes (grands et minces) sont de bons répondeurs à ce médicament.

PHOSPHORUS

Origine

Phosphore blanc.

Principales indications

• Angéiologie : hémorragies, purpuras.
• Oto-rhino-laryngologie : épistaxis, laryngites.
• Pneumologie : toux, pneumopathies.
• Hépato-gastro-entérologie : hépatites aiguës, gastro-entérites, acétonémies, rectocolites hémorragiques, cirrhoses, pancréatites, états nauséeux retardés et mucites (aphtes) des chimiothérapies.
• Cardiologie : vertiges, prévention du risque cardiovasculaire, insuffisance cardiaque.
• Ophtalmologie : rétinopathies.
• Gynécologie : ménorragies, métrorragies.
• Stomatologie : gingivorragies.
• Dermatologie : ulcères variqueux.
• Néphrologie : hématuries.
• Troubles du comportement : asthénies.
• Autre indication : hémophilie.

Sur quels critères ?

• Gastro-entérite avec douleurs à type de brûlures.
• Cytolyse hépatique (destruction des cellules du foie) évoluant vers une stéatose (dégénérescence graisseuse), puis vers une cirrhose.
• Atteinte du muscle cardiaque et sclérose progressive des vaisseaux.
• Insuffisance rénale (destruction des cellules des reins).
• Inflammation des voies respiratoires et digestives avec sensation de brûlures.
• Fragilité vasculaire se traduisant par des hémorragies.
• Alternance de phases d'excitation et de phases de prostration.
• Sensation de brûlures au niveau des paumes et du rachis dorsal (entre les omoplates).
• Frilosité, fatigabilité.
• Anxiété exagérée par temps orageux.
• Fringales nocturnes, envies d'aliments salés, soif.

• Endormissement difficile avec palpitations, nuits agitées avec impression de rêves permanents.
• Les sujets longilignes (grands et minces) sont de bons répondeurs à ce médicament.

PHOTOPHOBIE

Intolérance oculaire à la lumière, soit en raison d'une cause locale inflammatoire (**conjonctivite,** etc.), soit en raison d'une cause générale (fièvre avec dilatation de la pupille, méningite).
En attendant la **consultation,** prendre :
Belladonna 5 CH, 5 **granules** toutes les heures.
Voir également la rubrique « **fond d'œil** » dans l'article **Œil.**

PHOTO-SENSIBILISATION

Sensibilisation des zones découvertes aux rayons ultraviolets (rayons solaires) caractérisée par l'inflammation de la peau, qui devient rapidement rouge, chaude, douloureuse. Il peut s'agir d'un effet indésirable engendré par certains médicaments.
Prendre :
Hypericum perforatum 9 CH, 5 **granules** 4 fois par jour jusqu'à la disparition des symptômes.
Voir également **Lucite estivale bénigne.**

PHYTOLACCA DECANDRA

Origine
Raisin d'Amérique.

Principales indications
• Oto-rhino-laryngologie : angines, pharyngites, parotidites.
• Gynécologie : mastodynies, mastoses, fissures du mamelon.
• Rhumatologie : arthralgies.
• Infectiologie : états grippaux, mononucléoses infectieuses.
• Pédiatrie : poussées dentaires.

Sur quels critères ?
• Inflammation douloureuse du pharynx (arrière-gorge) de couleur rouge sombre avec besoin constant de déglutir.
• Rougeur et augmentation du volume des amygdales – qui peuvent être recouvertes de « points blancs » – avec œdème de la luette et coloration rouge sombre des piliers (de part et d'autre des amygdales).

• Ganglions cervicaux hypertrophiés et douloureux.
• Douleurs irradiant de la base de la langue vers les oreilles (otalgie réflexe) à chaque déglutition.
• Douleurs de la première dentition entraînant un mâchonnement.
• Courbatures concomitantes d'une inflammation du pharynx.
• Douleurs rhumatismales et osseuses fulgurantes, très erratiques, aggravées la nuit et par temps humide.
• Congestion et tension mammaires douloureuses avant et pendant les règles.
• Fissures des mamelons avec douleurs irradiant « à tout le corps » lors de la tétée.

PHYTOTHÉRAPIE

Thérapeutique par les plantes.
Il existe fréquemment une confusion entre phytothérapie et **homéopathie.** La phytothérapie n'utilise que des produits d'origine végétale (extraits secs, teintures mères), avec une **posologie** pouvant atteindre plusieurs centaines de milligrammes par jour.

PIQÛRE D'INSECTE

Selon le type d'insecte et la sensibilité particulière de l'individu, une piqûre d'insecte sur la peau entraîne des réactions inflammatoires (rougeur) et prurigineuses (démangeaison) d'intensité variable.
Prendre :
Apis mellifica 15 CH, 5 granules 3 fois de suite à 10 minutes d'intervalle, puis 3 fois par jour jusqu'à la disparition des démangeaisons.
Ce traitement est également indiqué en cas de piqûre par un hyménoptère, à l'exception des sujets allergiques (voir **Allergie**).
Lorsque le point de piqûre s'infecte secondairement,
Tarentula cubensis 9 CH et
Calendula officinalis 5 CH sont indiqués, à raison de 5 granules 2 fois par jour pendant 1 semaine, pour leur effet anti-infectieux et cicatrisant. Localement, appliquer : *Cicaderma* ®.

Hypersensibilité aux piqûres de moustiques
Prendre :
Caladium seguinum 5 CH et
Ledum palustre 5 CH, 5 granules de chaque par jour pendant la période d'exposition.
N.B. : ces médicaments ne sont pas préventifs du **paludisme,** de la **dengue** ou du chikungunya.

PITYRIASIS ROSÉ ⚠ DE GIBERT

Affection cutanée bénigne débutant par une plaque unique, rosée et desquamante, suivie d'une éruption en médaillons de forme ovale, rosés, siégeant sur le tronc et les membres. Sa durée d'évolution est de 6 à 8 semaines.

Berberis vulgaris 5 CH, 5 **granules** 2 fois par jour jusqu'à la disparition de l'éruption cutanée, permet d'en raccourcir la durée d'évolution.

PITYRIASIS VERSICOLOR ⚠

Dermatose due à un champignon parasite qui favorise l'apparition de taches bistres. Paradoxalement, celles-ci apparaîtront claires sur une peau hâlée.
Prendre :
Berberis vulgaris 5 CH, 5 **granules** 2 fois par jour pendant 1 mois en complément du traitement antimycosique, pour éviter les récidives.

PLAIE

Voir **Traumatisme.**

PLATINA

Origine
Platine.

Principales indications
- Gastro-entérologie : constipation.
- Gynécologie : syndromes prémenstruels, syndromes intermenstruels, endométriose, dysménorrhées, ménométrorragies.
- Troubles du comportement: spasmophilie.

Sur quels critères ?
- Constipation spasmodique augmentée lors des voyages.
- Douleurs pelviennes (bas-ventre) spasmodiques au moment de l'ovulation et/ou au moment des règles chez des femmes ayant des cycles courts, des menstruations abondantes et une hypersensibilité vaginale (l'examen gynécologique est douloureux).
- Spasmes et crampes dans un contexte d'hyperémotivité.

PLEURÉSIE, PLEURITE

Inflammation de la plèvre (enveloppe du poumon formée de deux feuillets glissant l'un sur l'autre, dont le glissement permet le bon déroulement de la ventilation pulmonaire) caractérisée par une toux douloureuse déclenchée par les mouvements respiratoires. Le terme pleurésie est employé lorsqu'il existe un épanchement (présence de liquide) entre les deux feuillets.

Une **consultation** spécialisée est obligatoire pour en définir l'origine et déterminer le traitement adapté.

Le traitement **homéopathique** possible est celui de l'inflammation. Prendre :

Apis mellifica 9 CH et ***Bryonia alba 9 CH,*** 5 **granules** de chaque 3 fois par jour pendant 15 jours.

PLUMBUM METALLICUM

Origine

Plomb.

Principales indications

• Gastro-entérologie : entérocolites, constipation.

• Neurologie : polynévrites, troubles de la mémoire.

• Autre indication : saturnisme.

Sur quels critères ?

• Coliques abdominales violentes faisant fléchir les cuisses sur le bassin (en chien de fusil).

• Haleine fétide.

• Constipation avec spasmes au niveau de l'anus et selles en « crottes de mouton ».

• Perte du tonus des muscles extenseurs des avant-bras, des doigts et des membres inférieurs avec atrophie musculaire progressive.

• Asthénie, maux de tête, pertes de mémoire, lenteur de perception.

PLURALISME

Technique de **prescription** utilisant plusieurs **médicaments homéopathiques** (en prise simultanée ou successive) décrite par **Hahnemann** dans son *Traité des maladies chroniques* (1823).

Voir : **Histoire de l'homéopathie, Complexisme, Unicisme**.

PNEUMOPATHIE

Nom donné à toutes les affections du poumon mais généralement employé pour désigner une inflammation aiguë du poumon, d'origine virale ou bactérienne, associant fièvre, altération de l'état général et toux. Une **consultation** médicale est nécessaire. Prendre :

Bryonia alba 9 CH et

Mercurius solubilis 15 CH,

5 **granules** de chaque 3 fois par

jour pendant 10 jours,
***Phosphorus* 9 CH,** 5 granules par jour pendant 10 jours, et
***Pertussinum* 15 CH, 1 dose** à renouveler 48 heures plus tard lorsqu'il existe des quintes de toux coqueluchoïdes (suffocantes).

PODOPHYLLUM PELTATUM

Origine

Podophylle.

Principale indication

• Gastro-entérologie : diarrhées, turista.

Sur quels critères ?

• Diarrhée abondante, jaunâtre, fétide, explosive, en jet, irritante, épuisante, accompagnée de gaz et de douleurs crampoïdes.

• Langue chargée, jaunâtre, avec em-preinte des dents et borborygmes.

• Douleurs abdominales soulagées à plat ventre.

• Asthénie.

Commentaire

Ce médicament ne doit pas être utilisé dans une **dilution** inférieure à **9 CH** pour ne pas risquer d'aggraver la diarrhée.

POLLENS ou POLLANTINUM

Origine

Préparation issue de l'Institut Pasteur et destinée aux traitements des pollinoses (rhume des foins) par désensibilisation.

Principales indications

• Oto-rhino-laryngologie : rhinites allergiques saisonnières.

• Ophtalmologie : conjonctivites allergiques saisonnières.

• Pneumologie : asthme allergique saisonnier.

Sur quel critère ?

• Inflammation des muqueuses ORL, oculaires et respiratoires en relation avec les périodes de pollinisation.

POLYARTHRITE RHUMATOÏDE ⚠

Maladie rhumatismale auto-immune frappant les articulations distales des mem-bres, bilatérales et symétriques. Son évolution est caractérisée par des déformations articulaires et par une impotence variable.

Seul un traitement de **terrain** peut accompagner des patients atteints

de cette affection. Celui-ci permet de diminuer la fréquence et l'intensité des poussées inflammatoires qui nécessitent un traitement allopathique. Les résultats constatés sont d'autant plus satisfaisants que le traitement est instauré plus tôt.
En première intention, on utilise ***Fluoricum acidum 9 CH,*** 5 **granules** par jour par cure de 6 mois. Ce médicament est indiqué sur la notion de douleur et de déformations.

POLYGONUM AVICULARE

Origine
Renouée des oiseaux.

Principale indication
• Rhumatologie : arthralgies, arthrose.

Sur quel critère ?
• Déformations et douleurs rhumatismales des articulations interphalangiennes distales (dernières articulations des doigts).

POLYNÉVRITE ⚠

Lésion des nerfs périphériques, symétrique, d'origine toxique (alcool, médicaments) ou infectieuse.
Prendre :
Plumbum metallicum 15 CH, 5 **granules** par jour en plus du traitement classique.

POLYPE ⚠

Tumeur, généralement bénigne, s'implantant par un pédicule au niveau d'une cavité naturelle.
Le traitement **homéopathique** est indiqué pour prévenir la récidive des polypes, qu'il s'agisse de polypes muqueux du col utérin, de polypes intestinaux, de polypes de la vessie ou de polypes nasosinusiens. Le traitement de **terrain** fait le plus souvent appel aux médicaments préparés à partir de : ***Calcarea carbonica ostrearum, Medorrhinum, Nitricum acidum*** et ***Thuya occidentalis.***

Polypose nasosinusienne
Contrairement aux autres polyposes, l'exérèse (ablation chirurgicale) des polypes nasosinusiens n'est pas systématique.
En plus des médicaments indiqués ci-dessus, le traitement **homéopathique** de **terrain** fait appel, à raison de 5 **granules** 3 fois par jour, à :
Sanguinarina nitrica 5 CH, à titre systématique ;

***Sanguinaria canadensis* 5 CH,** lorsqu'il existe un écoulement nasal abondant et brûlant ainsi que des quintes de toux ;

***Teucrium marum* 5 CH,** en cas de dé-mangeaisons des narines.

PONDÉRABLE

Que l'on peut peser.

« Dose pondérable » s'oppose à « dose infinitésimale ».

POSOLOGIE

Mode d'emploi d'un médicament caractérisé par trois paramètres : quantité de médicament par prise, fréquence des prises et durée du traitement.

Exemples :

• 5 **granules** matin et soir pendant 10 jours.

• 1 **dose** par semaine pendant trois mois.

POUMON HISTAMINE

Origine

Ce médicament est préparé à partir du poumon d'un cobaye soumis à un choc anaphylactique.

Principales indications

• Allergologie : asthme, rhinites allergiques, urticaires, eczémas, prurits.

Sur quels critères ?

• Inflammation et œdème des voies aériennes supérieures avec sensation de brûlure rétrosternale (au milieu de la poitrine).

• Inflammation œdémateuse de la peau.

POUSSÉE DENTAIRE

L'apparition des premières dents entraîne chez bon nombre de nourrissons des troubles du **comportement** (irritabilité), une inflammation de la sphère ORL (**otalgie/otite, rhinite**), des troubles digestifs (**diarrhée, érythème fessier**).

La **posologie** des médicaments suivants est de 5 **granules** 3 fois par jour au moment des poussées. Ils seront utilisés seuls ou en association en fonction des signes observés :

***Chamomilla vulgaris* 9 CH** ou ***Chamomilla vulgaris* 15 CH** quand l'enfant devient coléreux, jette les objets et n'est calmé que par le bercement (dans les bras de maman ou à l'occasion d'un déplacement en automobile) ; ce

médicament est indiqué dans le traitement de la douleur, en particulier dans les cas d'intolérance à la douleur ;
Mercurius solubilis 15 CH lorsqu'il existe une sialorrhée (exagération de la salivation) imposant le port d'un bavoir ;
Phytolacca decandra 9 CH lorsque l'enfant mordille tout ce qui est à sa portée.
Rheum 5 CH lorsqu'il existe une diarrhée concomitante.
La plupart de ces médicaments se retrouvent dans la **spécialité** *Camilia®*.

Commentaires

Chamomilla vulgaris est le médicament homéopathique incontournable des poussées dentaires ; il est conseillé de disposer de tubes de ***Chamomilla vulgaris 9 CH*** et de ***Chamomillla vulgaris 15 CH*** car, si peu importe de débuter le traitement par une **dilution** 9 **CH** ou 15 CH, on observe parfois une diminution progressive de l'effet du médicament au bout de quelques prises. Il convient alors de changer la hauteur de dilution du médicament (par exemple, passer de 9 CH à 15 CH) jusqu'au moment où cette nouvelle dilution deviendra moins efficace et où il faudra revenir à la dilution précédente (dans l'exemple précédent, revenir à 9 CH), et ainsi de suite.
Prônée par certains, l'utilisation du médicament sous forme de suppositoires est discutable lorsqu'il existe une diarrhée concomitante de la poussée dentaire…
Voir également **Diarrhée, Érythème fessier.**

PRÉCAUTIONS D'EMPLOI

• Respectez les indications portées sur l'ordonnance ou dans cet ouvrage ainsi que les conseils donnés par votre pharmacien.
• L'usage veut que les médicaments homéopathiques se prennent en dehors des repas ; café, tabac et menthe ne sont donc déconseillés qu'au moment de la prise d'un médicament homéopathique.
• Du fait de leur déconcentration, les médicaments homéopathiques n'ont ni toxicité chimique, ni **contre-indication,** ni **interaction** avec d'autres médicaments, ni effet indésirable lié à la quantité de produit ingéré. Ils peuvent donc être

administrés aux femmes enceintes, aux nourrissons, aux enfants, aux adultes et aux personnes âgées.

• Cependant, les **teintures mères** sont alcoolisées (voir **Fabrication des médicaments homéopathiques**). Il en est de même de toutes les **gouttes buvables** préparées en solution alcoolique. Ainsi, 100 gouttes de teinture mère à 65 % contiennent 1,026 grammes d'alcool pur (un verre de vin à 12 degrés en contient 9,5 grammes). Avant un traitement par **automédication** utilisant ces médicaments, il est donc recommandé de prendre conseil auprès de votre **médecin** ou de votre pharmacien.

Commentaire

Les idées reçues les plus diverses ont été colportées à propos de prétendues précautions impératives à respecter au cours d'un traitement homéopathique. Cumulées, ces précautions imposaient un rituel infernal qui a découragé plus d'un utilisateur. Ce rituel est en fait la résultante d'un certain nombre d'opinions qui ont été déformées ou amalgamées au fil du temps :

• Si **Hahnemann** a rejeté le café ou la camomille, c'est parce qu'il jugeait inutile l'utilisation médicamenteuse que ses contemporains en faisaient.

• Hahnemann a laissé une fort belle collection de pipes et n'a jamais soutenu que le tabac est mauvais pour la santé.

• Quant à la menthe, Hahnemann l'a utilisée au cours de ses expérimentations lorsqu'un sujet volontaire présentait des brûlures digestives à la suite de l'ingestion d'un produit caustique en trop grande quantité (voir **Histoire de l'homéopathie**) ; la menthe est en effet connue pour avoir des propriétés digestives et rafraîchissantes.

Voir aussi **Horaire des prises.**

PRÉCORDIALGIE ⚠

Douleur siégeant dans la poitrine, principalement dans la région cardiaque.

Quand une cause cardiaque a été éliminée, ce type de douleur est amélioré par :

Cactus grandiflorus 9 CH, 5 **granules** au moment des crises douloureuses.

PRÉDIABÈTE ⚠

Manifestation proche du diabète observée chez des sujets faisant

partie d'une famille de diabétiques, des obèses, des suralimentés.
***Calcarea carbonica ostrearum* 15 CH,** 1 **dose** par semaine, peut apporter une aide à ces patients, mais ne remplace ni un régime, ni la surveillance médicale.
Les **dilutions homéopathiques** d'insuline peuvent également permettre de retarder l'apparition d'un diabète de type 2.

PRESCRIPTION

Dernier temps de la **consultation,** au cours duquel un médecin rédige, en général sous forme d'ordonnance(s), les conseils qu'il donne au patient venu lui demander son avis : traitement médical, indication chirurgicale, soins paramédicaux, règles hygiéno-diététiques, demande d'un avis spécialisé, etc.
La prescription d'un médicament **homéopathique** est justifiée non seulement par son indication dans la pathologie à traiter, mais encore par la présence chez le patient de tout ou partie des critères en justifiant l'indication tels qu'ils sont résumés dans cet ouvrage pour chaque médicament.

PRISE DES MÉDICAMENTS HOMÉOPATHIQUES

Voir **Précautions d'emploi.**

PROSTATE ⚠ (affections de la...)

Glande génitale masculine intra-abdominale, située à la racine du pénis et traversée par l'urètre (canal d'évacuation de l'urine abouché avec la vessie). Son augmentation progressive de volume est génératrice d'une diminution du calibre de l'urètre, se traduisant par une gêne mictionnelle (difficulté pour vider la vessie).

Prostatisme
Ensemble des incidents liés à l'hypertrophie de la prostate. Des médicaments préparés à partir de : ***Benzoicum acidum, Chimaphila umbellata, Conium maculatum, Sabal serrulata*** sont indiqués.
Utiliser :
Sabal serrulata composé, 20 **gouttes** buvables 2 fois par jour, diluées dans un peu d'eau pure, par cure de 3 mois renouvelable.
Le traitement de **terrain** fait le plus souvent appel à ***Lycopodium clavatum, Sulfur.***

Adénome prostatique

Tumeur hypertrophique bénigne se développant aux dépens de la prostate et devenant, à terme, un obstacle à l'élimination de l'urine.

Le traitement **homéopathique** de **terrain** fait appel à ***Baryta carbonica, Thuya occidentalis.***

Le risque de cancer impose un suivi régulier de la prostate : toucher rectal, dosage du PSA (quantification du marqueur spécifique du cancer de la prostate), échographie, ponction-biopsie si nécessaire.

Voir également **Dysurie.**

Prostatite

Inflammation aiguë ou chronique de la prostate liée à la présence de germes contenus à l'intérieur même de la glande. La survenue de récidives est fréquente. Pour les prévenir, prendre pendant 3 mois :

Chimaphila umbellata 7 CH, 5 **granules** 2 fois par jour,

Medorrhinum 15 CH, 1 **dose** par semaine, et

Hepar sulfuris calcareum 30 CH, 1 dose par semaine.

Le traitement de **terrain** peut d'autre part faire appel aux médicaments préparés à partir de ***Silicea.***

PRUNUS SPINOSA

Origine

Prunellier.

Principale indication

- Infectiologie : zonas ophtalmiques.

Sur quel critère ?

- Douleurs névralgiques au niveau du visage, principalement au niveau d'un œil.

PRURIT

Synonyme : démangeaison.

Croton tiglium 9 CH, 5 **granules** à répéter aussi souvent que nécessaire, est le médicament de première intention lorsqu'il existe des lésions cutanées.

Apis mellifica 15 CH ou ***Poumon Histamine 15 CH*** (même **posologie**) sont indiqués lorsqu'il n'existe qu'une rougeur de la peau.

Peuvent également être indiqués les médicaments préparés à partir de : ***Anacardium orientale, Caladium seguinum, Causticum, Coffea cruda*** ou ***Coffea tosta, Dolichos pruriens, Fagopyrum esculentum, Fluoricum acidum, Graphites, Teucrium marum, Urtica urens.***

Prurit sine materia, prurit sénile

Le prurit sine materia est caractérisé par l'absence de cause responsable des démangeaisons. Le prurit sénile est un prurit survenant fréquemment chez le sujet âgé ; il est souvent accompagné d'une xérose cutanée (sécheresse de la peau).
Le traitement de ces deux affections fait appel aux mêmes médicaments symptomatiques :
Dolichos pruriens 5 CH et/ou ***Sarsaparilla 15 CH,*** 5 granules 1 à 2 fois par jour selon l'intensité des symptômes, par cure de 3 mois renouvelable.
Des médicaments préparés à partir de ***Fagopyrum esculentum, Mezereum, Radium bromatum, Rumex crispus*** peuvent également être indiqués.
N.B. : Une maladie générale (maladie de Hodgkin, diabète, etc.) peut se manifester par un prurit inexpliqué ; c'est pourquoi il faut consulter en cas de persistance des symptômes et/ou de baisse de l'état général.

PSORIASIS

Maladie de peau caractérisée par l'apparition, dans des régions préférentielles (coudes, genoux, cuir chevelu, etc.), mais parfois sur tout le corps, de plaques sèches, desquamantes, laissant apparaître une surface rouge et luisante.
Le traitement **homéopathique** de **terrain** donne des résultats irréguliers, mais il mérite d'être essayé. Celui-ci fait la plupart du temps appel à des médicaments préparés à partir de : ***Arsenicum album, Arsenicum iodatum, Berberis vulgaris, Kalium arsenicosum, Luesinum, Sepia officinalis*** et aux médicaments indiqués dans les troubles de la sphère émotionnelle. Voir **Comportement (troubles du).**

PSORINUM

Origine

Médicament d'origine humaine, dont la préparation satisfait à tous les critères connus en matière de sécurité virale.

Principales indications

• Oto-rhino-laryngologie : rhinites, rhinopharyngites, otites, bronchites itératives.
• Pneumologie : asthme.
• Dermatologie : eczémas, dermatites atopiques, mycoses.
• Gynécologie : mycoses vaginales.
• Autres indications : constipation, migraines.

Sur quels critères ?

• Irritation et/ou réactions

allergiques à caractère répétitif au niveau de la peau et des muqueuses.

- Chronicité désespérante de la répétitivité des épisodes, même si leur périodicité est parfois longue (rhume des foins = 1 an).
- Prurit (démangeaisons) augmenté par la chaleur du lit et au contact de l'eau.
- Frilosité extrême mais prurit au contact des vêtements en laine.
- Sécrétions ayant une odeur fétide.
- Asthénie et anxiété habituelles contrastant avec un bien-être exceptionnel la veille de la survenue d'une crise.
- Fringales nocturnes.
- Amaigrissement et tendance dépressive.
- Tendance aux parasitoses (mycoses, poux, oxyures, etc.).

PTOSIS

Chute de la paupière supérieure.
La survenue d'un ptosis impose une **consultation** médicale. En attendant la consultation, prendre :
Causticum 9 CH et
Curare 15 CH, 5 **granules** de chaque toutes les 2 heures.
Voir **Paralysie faciale.**

PUBALGIE

Douleur siégeant au niveau du pubis, rencontrée principalement chez les sportifs à la suite de lésions des muscles adducteurs de la cuisse (ceux qui sont utilisés pour serrer les genoux) et chez la femme après un accouchement.
Prendre :
Calcarea phosphorica 5 CH et
Ruta graveolens 5 CH, 5 **granules** de chaque 2 fois par jour pendant 10 jours.

PULSATILLA

Origine

Anémone pulsatille.

Principales indications

- Oto-rhino-laryngologie : rhinopharyngites, rhinites allergiques, otites.
- Pneumologie : bronchites.
- Gastro-entérologie : dyspepsies.
- Gynécologie : oligoménorrhées, syndromes prémenstruels, leucorrhées, vaginites, mastites.
- Angéiologie : engelures, syndromes de Raynaud, varices, ulcères variqueux.
- Dermatologie : urticaires.
- Infectiologie : rubéole, rougeole, oreillons.

• Ophtalmologie : conjonctivites, blépharo-conjontivites, orgelets.
• Psychiatrie : dépressions nerveuses réactionnelles.

Sur quels critères ?
• Sécheresse et obstruction nasales le soir et la nuit, mais rhinorrhée (écoulement nasal) diurne, aggravées dans une chambre chaude et améliorées à l'air frais.
• Anosmie (perte de l'odorat) et agueusie (perte du goût).
• Toux sèche la nuit, toux grasse le jour.
• Sécheresse de la bouche sans soif.
• Digestion lente et difficile, avec aigreurs, ballonnements, éructations ayant le goût des aliments ingérés.
• Mauvaise tolérance – voire dégoût – des aliments gras.
• Alternance d'épisodes de diarrhée et d'épisodes de constipation.
• Cycles menstruels longs avec règles peu abondantes, intermittentes, plus abondantes le jour que la nuit.
• Leucorrhée (pertes blanches) épaisse, jaunâtre, parfois légèrement irritante.
• Tension mammaire douloureuse en fin de cycle menstruel.
• Aspect marbré et cyanosé (de rose à bleuâtre) de la peau.
• Froideur quasi permanente des mains et des pieds.
• Lourdeur des membres inférieurs augmentant à la chaleur et au repos.
• Extrême émotivité : timidité, érythème pudique (rougissement facile), voire pudibonderie.
• Caractère doux, facilement influençable, avec humeur changeante ; attitudes dépressives disparaissant avec la consolation.

PURPURA ⚠

Lésion cutanée liée à l'issue des globules rouges hors des vaisseaux et caractérisée par la présence de petits points ou de plaques rouges ne disparaissant pas à la pression (contrairement aux piqûres d'insectes, par exemple).

Purpura rhumatoïde
Affection de l'enfance associant douleurs articulaires avec éruptions cutanées symétriques sous forme d'**ecchymoses** et pouvant se compliquer de symptômes digestifs, voire d'une **hématurie.**
Arnica montana 9 CH et ***Phosphorus 15 CH*** sont particulièrement recommandés dans cette affection, à raison de 5

granules de chaque 3 fois par jour pendant 10 jours.

Purpura sénile de Bateman
Affection de la peau survenant chez la personne âgée, probablement liée au vieillissement de la peau et caractérisée par l'existence de taches cutanées purpuriques sur les avant-bras et sur les jambes.
Prendre :
Sarsaparilla 15 CH, 5 granules par jour. Traitement de 3 mois renouvelable.

PYÉLONÉPHRITE ⚠

Inflammation du rein d'origine bactérienne, qui nécessite une antibiothérapie.
Pour limiter la fréquence et la récidive des accès aigus, un traitement de **terrain** est indispensable. Un bilan urinaire doit être préalablement effectué pour éliminer l'hypothèse d'un obstacle sur les voies urinaires, source de l'infection. Ce traitement fera le plus souvent appel à des médicaments préparés à partir de : ***Arsenicum album, Medorrhinum, Thuya occidentalis, Tuberculinum.***

PYORRHÉE ALVÉOLO-DENTAIRE

Voir **Parodontite.**

PYROGENIUM

Origine
Médicament d'origine animale préparé à partir d'un autolysat de tissu musculaire de porc.

Principales indications
• Infectiologie : otites, sinusites, bronchites, abcès, furoncles, folliculites, eczémas, plaies infectées, infections dentaires, fistules.

Sur quels critères ?
• Processus inflammatoires se compliquant régulièrement d'infections.
• Processus suppuratifs aigus ou chroniques pour lesquels l'indication d'une antibiothérapie est discutable.
• Sensation d'endolorissement ou de courbature, douleur au niveau des globes oculaires.
• Langue rouge, vernissée, craquelée.

PYROSIS

Voir **Dyspepsie, Reflux gastro-œsophagien.**

RADIODERMITE

Lésion cutanée provoquée par une exposition aux rayons X dans le cadre d'une radiothérapie. Les médicaments les plus fréquemment indiqués limitent la rougeur, l'inflammation, les démangeaisons.

***Apis mellifica* 9 CH** et

***Belladonna* 9 CH,** 5 **granules** de chaque 3 fois par jour jusqu'à la disparition des symptômes, sont d'indication systématique ;

***Rhus toxicodendron* 15 CH** (même **posologie**) lorsque la peau prend un aspect boursouflé.

Les médicaments préparés à partir de ***Radium bromatum*** peuvent également être indiqués.

Localement, appliquer matin et soir en alternance : crème au *Calendula*® et *Cicaderma*®.

RADIUM BROMATUM

Origine

Bromure de radium.

Principales indications

- Dermatologie : prurits, radiodermites.
- Rhumatologie : arthroses.
- Troubles du comportement : asthénies.

Sur quels critères ?

- Érythème (rougeur inflammatoire) et œdème (gonflement) cutanés suivis d'une pigmentation de la peau.
- Fissures cutanées douloureuses, altérations des ongles.
- Prurit (démangeaisons) avec sensation de brûlure, aggravé en se déshabillant et par la chaleur, amélioré par le grattage.
- Douleurs articulaires (cou, lombes, membres inférieurs) aggravées la nuit, améliorées par des bains très chauds.
- Asthénie.

RANA BUFO

Voir ***Bufo bufo.***

RANUNCULUS BULBOSUS

Origine

Bouton d'or, renoncule bulbeuse.

Principales indications

- Infectiologie : zonas, herpès.
- Traitement de la douleur : névralgies intercostales, cors.

• Oto-rhino-laryngologie : rhinites.

Sur quels critères ?

• Éruptions cutanées de vésicules pouvant contenir un liquide bleuâtre à cause du sang qu'elles contiennent.

• Vésicules recouvertes secondairement de croûtes ou laissant la place à de larges placards à vif.

• Prurit (démangeaison) intense, brûlant, aggravé par le froid et le toucher.

• Larmoiement avec sensation de brûlure au niveau des commissures palpébrales.

• Rhinorrhée (écoulement nasal) abondante avec prurit violent des narines et sensation de brûlure au niveau de la gorge.

• Douleurs thoraciques aiguës, aggravées par le toucher ou le moindre mouvement.

RAPHANUS SATIVUS NIGER

Origine

Radis noir.

Principales indications

• Gastro-entérologie : constipation, iléus paralytiques post-opératoires.

Sur quels critères ?

• Météorisme important (présence de gaz distendant l'abdomen).

• Spasmes intestinaux avec constipation et incarcération gazeuse (impossibilité d'extérioriser les gaz digestifs).

• Spasmes de l'œsophage ou de l'estomac avec éructations malodorantes et/ou pénibles.

RATANHIA

Origine

Ratanhia du Pérou.

Principales indications

• Proctologie : hémorroïdes, constipation, fissures anales.

• Gynécologie-obstétrique : fissures du mamelon pendant l'allaitement.

Sur quels critères ?

• Constipation avec selles dures, difficiles à expulser en raison d'une constriction douloureuse de l'anus.

• Procidence hémorroïdaire (extériorisation des hémorroïdes) douloureuse.

• Douleurs aiguës et brûlantes, « comme des coups d'aiguilles ».

RAYNAUD (syndrome de)

Trouble circulatoire siégeant aux extrémités, caractérisé par des accès paroxystiques de cyanose et

de sensation de « doigts morts », souvent déclenchés par le froid.
Prendre :
***Secale cornutum* 9 CH** et ***Agaricus muscarius* 9 CH**, 5 **granules** de chaque 3 fois par jour au moment des paroxysmes douloureux, ainsi que
***Bovista gigantea* 5 CH** et ***Pulsatilla* 15 CH**, 5 granules de chaque par jour pendant toute la saison froide.

RECHERCHE

Comme toutes les disciplines scientifiques, l'**homéopathie** est concernée par la recherche. Celle-ci s'effectue sous quatre formes : la recherche fondamentale, la recherche clinique, les études pharmaco-épidémiologiques et la recherche industrielle.

La recherche fondamentale pour comprendre

Celle-ci comporte 2 volets :

- L'observation de la structure des dilutions infinitésimales, obtenue grâce au mode de préparation des médicaments homéopathiques (voir **Fabrication des médicaments homéopathiques**).
- L'identification des mécanismes physiques et biologiques qui entrent en jeu dans l'action des **dilutions infinitésimales.** Des travaux ont ainsi démontré l'existence d'une pharmacologie spécifique pour les dilutions homéopathiques.

Les chercheurs s'emploient aujourd'hui à amplifier ces résultats, à les faire connaître et à toujours mieux étudier le mécanisme d'action des médicaments.

La recherche clinique pour prouver l'efficacité

La recherche clinique a pour objectif de confirmer scientifiquement l'efficacité thérapeutique des médicaments homéopathiques. À ce titre, les essais cliniques publiés sont de plus en plus nombreux, essais cliniques auxquels il faut ajouter les thèses soutenues en médecine humaine, en médecine vétérinaire ainsi qu'en pharmacologie. Ces travaux ont, entre autres, livré des conclusions positives sur l'efficacité de médicaments homéopathiques dans l'allergie, l'asthme, les diarrhées aiguës ou encore le sevrage des traitements par anxiolytiques.

Les études pharmaco-épidémiologiques pour évaluer

Observatoires de la vraie vie, ces études comparent les résultats obtenus par les traitements homéopathiques et ceux obtenus par les traitements allopathiques pour des pathologies identiques touchant des populations comparables. Elles mettent régulièrement en évidence l'intérêt de l'homéopathie sur des points précis : efficacité, toxicité, effets indésirables, nombre de rechutes dans les affections récidivantes, satisfaction des prescripteurs et des utilisateurs, etc.

La recherche industrielle pour la qualité des médicaments

La recherche industrielle a pour but d'affiner les contrôles effectués à chaque étape de la **fabrication des médicaments homéopathiques** et, ainsi, d'assurer la meilleure qualité desdits médicaments dispensés par les pharmaciens.

Commentaires

Il est vrai qu'on a encore beaucoup à apprendre sur l'homéopathie, et c'est à cette tâche que s'attellent plusieurs équipes de recherche dans le monde : Europe, États-Unis, Canada, Mexique, Brésil, Inde, Russie, Israël, etc. Cette attitude relativement nouvelle rompt avec la position longtemps défendue par certains médecins homéopathes, qui refusaient toute évaluation, au motif que l'individualisation des traitements homéopathiques empêcherait toute forme d'étude comparant des séries de cas. Le retard de la recherche en homéopathie vis-à-vis de la recherche médicale en général se comble donc peu à peu mais les fonds publics pour ce faire manquent encore cruellement.

RECTOCOLITE HÉMORRAGIQUE

Affection caractérisée par une dysenterie muco-hémorragique pouvant être fébrile, nécessitant une prise en charge spécialisée.

En cas de crise, le traitement homéopathique peut permettre une amélioration des symptômes aigus. Les médicaments les plus fréquemment indiqués sont :

Ipeca 9 CH, 5 **granules** 3 fois par jour, sur la notion de selles glaireuses et sanglantes, et

Mercurius corrosivus 9 CH, 5 granules 3 fois par jour devant l'inflammation et les ulcérations intestinales.

Pour limiter la fréquence et la récidive des accès aigus, un traitement de **terrain** est indispensable. Celui-ci fait appel aux médicaments préparés à partir de : ***Argentum nitricum, Ignatia amara, Mercurius dulcis, Mercurius solubilis, Nitricum acidum, Phosphorus, Tuberculinum residuum.***

REFLUX GASTRO-ŒSOPHAGIEN ⚠

Le liquide contenu dans l'estomac est très acide et le cardia (sorte de clapet entre l'œsophage et l'estomac) l'empêche, en principe, de remonter dans l'œsophage. Quand l'étanchéité n'est pas assurée, la présence de liquide gastrique dans l'œsophage déclenche des douleurs rétrosternales (dans la poitrine) et un pyrosis (renvois acides). Une hernie hiatale (une petite partie de l'estomac passe à travers le diaphragme) est souvent responsable de reflux.

La **posologie** est de 5 **granules** à la demande en cas d'aigreurs.

Robinia pseudo-acacia 5 CH est le médicament de première intention ;

Argentum nitricum 7 CH lorsque le reflux s'accompagne d'éructations (rots) nombreuses survenant dans un contexte de contrariétés ;

Iris versicolor 9 CH lorsqu'il existe une augmentation de la sécrétion salivaire et/ou un terrain migraineux ;

Kalium carbonicum 9 CH en présence d'une importante flatulence, d'une aggravation nocturne et de crachats grisâtres comparables à des grains de tapioca ;

Nux vomica 9 CH lorsque le reflux se produit à la suite d'excès alimentaires ;

Sulfuricum acidum 5 CH lorsque la sensation de brûlure intéresse l'estomac, l'œsophage et la bouche.

RÈGLES

Arrêt des règles :
voir **Aménorrhée, Ménopause**.

Règles douloureuses :
voir **Dysménorrhée, Endométriose.**

Règles abondantes, avec ou sans caillots : voir **Ménorragie, Hypoménorrhée.**

Règles peu abondantes :
voir **Hypoménorrhée.**

Règles espacées :
voir **Spanioménorrhée.**

Règles avec des caillots et saignement utérin se produisant également en dehors des règles :
voir **Ménométrorragie.**

Saignement utérin se produisant en dehors des règles : voir **Métrorragie.**

REMBOURSEMENT

En France, les médicaments **homéopathiques** bénéficient d'un statut officiel depuis 1965, année où ils ont été inscrits à la pharmacopée française. Le coût des médicaments homéopathiques est donc pris en charge par la Sécurité sociale française au même titre que les autres médicaments, puisque les médicaments homéopathiques préparés à partir de 1 163 **souches** sont remboursables. Comme tous les médicaments, le taux de remboursement des médicaments homéopathiques par l'assurance-maladie subit les vicissitudes des décisions politiques. D'où l'intérêt de bien examiner les propositions des assureurs complémentaires et de porter son choix sur celui qui prend en charge non seulement la fraction non remboursée par l'assurance-maladie mais aussi l'automédication et surtout les consultations des médecins conventionnés du secteur 1 (convention Sécurité sociale-médecins 2011).

Les études médico-économiques menées jusqu'à présent montrent que, toutes choses étant égales par ailleurs, le coût d'un traitement homéopathique est moindre que celui d'un traitement **allopathique :**

• Publiée en 1996 et analysant près de 128 000 ordonnances, une étude de la CNAMTS montre que le coût remboursé d'une ligne de prescription de **spécialités** allopathiques est 3 fois plus élevé que celui d'une ligne de prescription de spécialités homéopathiques (2,27 euros contre 7,16 euros) ;

• Il ressort d'une étude (*Carnets statistiques* CNAMTS 1998 – N° 95) portant sur un échantillon de près de 1 400 médecins homéopathes qu'un médecin homéopathe induit une charge annuelle de remboursement 2 fois moins élevée que celle d'un médecin généraliste (157 000 euros contre 300 000).

RÉTINOPATHIE ⚠

Affection de la rétine (membrane interne de l'œil jouant un rôle primordial dans la vision, observée par l'ophtalmologiste à l'occasion d'un examen appelé « fond d'œil »). Certaines maladies (**diabète, dégénérescence maculaire liée à**

l'âge) peuvent altérer la rétine en provoquant des hémorragies qui vont altérer les capacités visuelles.
Prendre :
Arnica montana 5 CH et
Phosphorus 9 CH, 5 **granules** de chaque par jour pendant 6 mois pour prévenir la récidive des hémorragies (effet protecteur sur les vaisseaux). Le traitement sera poursuivi sans limitation de durée à raison d'une **dose** par semaine.
Les médicaments préparés à partir de ***Secale cornutum*** sont indiqués lorsque les lésions sont en rapport avec une artériosclérose (durcissement des artères).
Voir également **Œil.**

RHEUM

Origine

Rhubarbe officinale dite « de Chine ».

Principale indication

• Gastro-entérologie : diarrhées.

Sur quels critères ?

• Coliques périombilicales (douleurs abdominales spasmodiques au niveau du nombril) soulagées par la flexion des cuisses sur le bassin.
• Selles brunes, pâteuses et d'odeur forte, suivies de ténesme (douleurs anales) et de brûlures au niveau de l'anus.
• Facteurs déclenchants : première dentition de l'enfant, abus de fruits verts.
• Chez l'enfant, sueurs abondantes du cuir chevelu d'odeur aigre.

RHINITE

Inflammation de la muqueuse qui tapisse les fosses nasales.
Cette inflammation peut avoir diverses origines ; elle se traduit fréquemment par un écoulement aqueux et/ou une obstruction nasale, des éternuements.

Rhinite allergique

La plus commune est la pollinose, appelée également « rhume des foins ». Les médicaments suivants seront pris à raison de 5 **granules** 3 fois par jour, au moment des crises de rhinite (ce nombre de prises par jour peut être augmenté si nécessaire) :
Apis mellifica 15 CH et
Arsenicum album 9 CH, pour leur action sur le gonflement de la muqueuse et sur l'écoulement brûlant ;
Sabadilla 15 CH lorsqu'il existe un prurit (démangeaison) au

niveau du palais ;
***Arundo donax* 5 CH** lorsque, en plus des signes caractéristiques de ***Sabadilla*,** il existe des démangeaisons des conduits auditifs.
Les symptômes présentés par les patients allergiques peuvent justifier l'indication des médicaments préparés à partir de : ***Allium cepa, Ambrosia artemisiaefolia, Aralia racemosa, Arsenicum iodatum, Kalium iodatum, Naphtalinum, Ranunculus bulbosus, Sanguinaria canadensis, Sticta pulmonaria*.**
On peut également utiliser une **spécialité :**
Allium cepa composé ou *Rhinallergy* ®.
Des médicaments « généralistes » agissant sur les mécanismes de l'allergie (agression des muqueuses par les pollens et libération d'histamine) peuvent également apporter un soulagement. Ils seront pris pendant toute la période d'allergie :
***Histaminum* 9 CH** ou
Poumon Histamine 9 CH, 5 granules matin et soir ;
Pollens 30 CH, de 5 granules par jour à 1 **dose** par semaine.
Le choix entre ces trois médicaments est souvent déterminé par approximations successives.
Seul un traitement de **terrain** (débuté en amont de la période de pollinose s'il s'agit d'une allergie aux pollens) pourra limiter, voire supprimer les désagréments liés à cette pathologie. Celui-ci fait le plus souvent appel aux médicaments préparés à partir de : ***Lachesis mutus, Lycopodium clavatum, Natrum muriaticum, Nux vomica, Psorinum, Pulsatilla, Sulfur, Sulfur iodatum, Tuberculinum*.**

Rhinite infectieuse

Due à une agression virale ou bactérienne, elle se traduit par un écoulement nasal d'abord clair, puis épais, jaune verdâtre.
Prendre :
***Nux vomica* 9 CH,** 1 dose dès que possible ou 5 granules dès les premiers éternuements, prise à renouveler une heure plus tard.
Nombreux sont les médicaments indiqués dans les rhinites. Ils seront pris à raison de 5 granules toutes les heures au début, puis les prises seront espacées progressivement. Le choix sera déterminé par les signes d'accompagnement :
• Si l'écoulement nasal est aqueux :
***Allium cepa* 9 CH** en présence d'un picotement oculaire et/ou d'un larmoiement ainsi que d'une

accentuation de l'écoulement en passant du froid au chaud (de l'extérieur à l'intérieur en hiver) ;
Ammonium muriaticum 5 CH en présence d'une sensation d'obstruction nasale malgré l'écoulement ;
Arsenicum album 9 CH lorsque l'écoulement est brûlant et qu'il augmente en passant du chaud au froid (de l'intérieur à l'extérieur en hiver) ;
Kalium iodatum 9 CH devant un écoulement nasal clair et brûlant s'accompagnant de douleurs au niveau des os de la face.
On peut également utiliser des **spécialités** comme *Allium cepa composé* ou *Coryzalia* ®.

• Si l'écoulement est purulent :
Hepar sulfuris calcareum 30 CH, 1 dose par jour pendant 4 jours lorsque l'écoulement devient purulent ou chez les sujets chez lesquels un simple rhume évolue généralement en sinusite, et
Kalium bichromicum 9 CH, 5 granules 3 fois par jour ; espacer progressivement les prises avec l'amélioration.

Peuvent également être indiqués les médicaments préparés à partir de : ***Ammonium carbonicum, Aralia racemosa, Arsenicum iodatum, Aurum muriaticum, Badiaga, Calcarea sulfurica, Magnesia muriatica, Mercurius solubilis, Sambucus nigra, Sanguinaria canadensis, Sticta pulmonaria, Sulfur.***
Le traitement de **terrain** préventif des récidives de rhinite infectieuse fait appel aux mêmes médicaments que celui des rhinites allergiques.

RHINO-CONJONCTIVITE

Inflammation conjuguée de la muqueuse nasale et de la muqueuse oculaire, se traduisant par un écoulement nasal et un larmoiement simultanés.
Prendre :
Euphrasia officinalis 9 CH, 5 **granules** 4 fois par jour jusqu'à la disparition des symptômes, lorsque l'irritation oculaire est responsable d'une rougeur de la conjonctive et d'une sensation de sable dans les yeux.
Un traitement local avec un collyre contenant ***Calendula officinalis*** est un appoint indispensable (*Homéoptic* ®).
En période de pollinose, ce médicament est souvent associé à :

Poumon Histamine 9 CH, à raison de 5 granules matin et soir. Les médicaments préparés à partir de ***Bromum*** et de ***Kalium iodatum*** peuvent également être indiqués.

RHINOPHARYNGITE

Inflammation du rhinopharynx, d'origine infectieuse, débutant par une douleur de la gorge et de l'arrière-nez. Dans un deuxième temps apparaissent des éternuements puis un écoulement nasal et/ou une obstruction nasale, voire une toux. Des maux de tête, de la fièvre, une otite peuvent compléter le tableau. Cette pathologie est souvent attribuée à un « coup de froid ». Prendre :
Aconitum napellus 9 CH, 1 **dose** dès les premiers symptômes ou, mieux, dès que possible après une situation d'exposition au risque, et ***Belladonna 9 CH,*** 5 **granules** toutes les 2 heures, médicament de rhinopharyngite débutante (douleur et sensation de sécheresse de la gorge et du nez).
Si le traitement a été commencé suffisamment tôt, l'inflammation régresse en général en quelques heures. Sinon, les médicaments indiqués sont les mêmes que ceux de la rhinite infectieuse.
Voir **Rhinite infectieuse.**
Les rhinopharyngites constituent une pathologie très fréquente et récidivante, en particulier chez l'enfant de moins de 2 ans. La collectivité (crèche) est une cause aggravante reconnue. Un traitement de **terrain** permet de diminuer la fréquence et l'intensité de ces épisodes infectieux. Les médicaments prescrits prennent en compte le fonctionnement global de l'enfant et pas seulement la pathologie ORL.
Ce traitement de fond fait souvent appel aux médicaments préparés à partir de : ***Aviaire, Bryonia alba, Calcarea carbonica ostrearum, Calcarea phosphorica, Corallium rubrum, Drosera rotundifolia, Dulcamara, Ferrum phosphoricum, Hepar sulfuris calcareum, Hydrastis canadensis, Kalium bichromicum, Kalium sulfuricum, Lycopodium clavatum, Manganum metallicum ou Manganum aceticum, Medorrhinum, Mercurius solubilis, Morbillinum, Natrum muriaticum, Natrum sulfuricum, Pertussinum, Psorinum, Pulsatilla, Silicea, Sulfur, Sulfur iodatum,***

Thuya occidentalis, Tuberculinum, VAB.

RHINOPHYMA

Hypertrophie du nez liée à un épaississement de la peau et une augmentation de la sécrétion des glandes sébacées : le nez devient gros, rouge et luisant. Le traitement fera, entre autres, appel aux médicaments préparés à partir de ***Carbo animalis*, *Lachesis mutus*.**

RHODODENDRON CHRYSANTHUM

Origine

Rhododendron jaune de Sibérie.

Principales indications

• Rhumatologie : arthralgies (douleurs articulaires).

• Traitement de la douleur : névralgies faciales, névralgies dentaires.

Sur quel critère ?

• Hypersensibilité aux variations d'électricité atmosphérique : les douleurs et les névralgies sont aggravées avant l'orage ou les tempêtes ; elles diminuent après.

RHUMATISME

Voir **Arthralgie.**

RHUME

Rhume de cerveau : voir **Rhinite.**
Rhume de hanche : voir **Synovite aiguë transitoire de la hanche.**
Rhume des foins : voir **Rhinite allergique.**

RHUS TOXICODENDRON

Origine

Sumac vénéneux.

Principales indications

• Dermatologie : eczémas, herpès labial ou génital, zonas.

• Rhumatologie : arthralgies (douleurs articulaires), sciatalgies, fibromyalgies.

• Traumatologie : entorses, foulures, luxations, courbatures des efforts musculaires.

• Infectiologie : grippe, états grippaux, dengue, varicelle.

• Oto-rhino-laryngologie : enrouements, dysphonies, gingivostomatites herpétiques, herpangines.

• Ophtalmologie : kératoconjonctivites phlycténulaires, kératoconjonctivites herpétiques, iritis.

Sur quels critères ?

• Éruptions cutanées de petites vésicules reposant sur une base inflammatoire (inflammation rouge

de la peau) et contenant un liquide citrin.
• Sensation de brûlure cutanée avec prurit (démangeaison) soulagé par la chaleur locale (souvent des douches très chaudes).
• Diarrhée avec répétition fréquente de selles peu abondantes, glaireuses et très nauséabondes.
• Ulcération des muqueuses (bouche, œil, vagin) avec sensation de brûlure.
• Raideurs articulaires douloureuses, aggravées par temps humide et soulagées par le mouvement (« dérouillage ») et par la chaleur locale (douche chaude).
• Raideurs articulaires douloureuses survenant après un effort physique inhabituel.
• Élévation de la température interne du corps avec sécheresse de la bouche entraînant une soif vive pour des boissons froides ; aspect saburral de la langue (langue chargée) dans sa partie postérieure.
• Au cours des épisodes fébriles, courbatures et douleurs articulaires soulagées temporairement par le mouvement, d'où un besoin de changer constamment de place ; frisson au moindre mouvement ; sueurs épargnant le visage ; poussée d'herpès.
• Épisodes fébriles survenant après avoir été mouillé.

RICINUS COMMUNIS

Origine
Ricin.

Principales indications
• Gastro-entérologie : gastro-entérites, coliques hépatiques, dyspepsies.
• Obstétrique : anomalies de l'allaitement maternel.

Sur quels critères ?
• Douleurs épigastriques (au niveau de l'estomac) et nausées ou diarrhée avec nausées mais sans douleur abdominale.
• Sensation de tension mammaire pulsative (douleur battante dans les seins).

ROBINIA PSEUDO-ACACIA

Origine
Robinier.

Principales indications
• Gastro-entérologie : dyspepsies, gastrites, reflux gastro-œsophagiens, hernies hiatales, ulcères gastroduodénaux.

Sur quels critères ?

• Gastralgies (douleurs de l'estomac) à caractère acide, la plupart du temps nocturnes.
• Pyrosis (« renvois » brûlants), vomissements abondants et acides.
• Céphalées frontales (douleurs au niveau du front) accompagnant les symptômes digestifs.

ROUGEOLE ⚠

Fièvre éruptive contagieuse et épidémique qui évolue en plusieurs phases :
• écoulement nasal clair accompagné d'une irritation oculaire et de larmoiement,
• énanthème (rougeur de la bouche) bientôt accompagné du signe de Koplick (taches comparables à des grains de semoule sur la face interne des joues),
• exanthème : apparition sur le visage, puis sur le corps, de petites taches rouges non saillantes, rapidement confluentes.

Le traitement **homéopathique** de la rougeole telle qu'elle est décrite ci-dessus est relativement standardisé ; il doit être conduit sous surveillance médicale :
Sulfur 30 CH, 1 **dose** au début de la maladie ;
Morbillinum 30 CH, 1 dose au début de la maladie et 1 dose 10 jours plus tard ; ainsi que
Belladonna 9 CH et
Euphrasia officinalis 9 CH, 5 **granules** de chaque toutes les 2 heures ; espacer progressivement les prises avec la diminution de l'intensité des symptômes ; puis
Pulsatilla 30 CH, 1 dose après 1 semaine d'évolution de la maladie.

La rougeole peut s'accompagner de complications, telles qu'une otite ou une pneumopathie ; les encéphalites restent heureusement exceptionnelles.

ROUGEUR

En attendant la **consultation,** prendre :
Belladonna 9 CH, 5 **granules** toutes les 2 heures.

Ce traitement est aussi celui du rash scarlatiniforme, éruption ressemblant à celle de la scarlatine.

Voir : **Acné rosacée**, **Flush**, **Rhinophyma**.

RUBÉOLE ⚠

Maladie totalement bénigne en dehors du cas des femmes non immunisées (environ 90 % étaient immunisées spontanément à l'âge adulte avant la généralisation de la vaccination) et infectées au cours des 3 premiers mois d'une grossesse ; il existe alors un risque de malformations pour le fœtus. Prendre : ***Pulsatilla* 15 CH,** 1 **dose** par jour pendant 4 jours.

RUMEX CRISPUS

Origine

Parelle ou patience sauvage.

Principales indications

• Oto-rhino-laryngologie : rhinopharyngites, laryngotrachéites, toux.

• Dermatologie : prurit.

Sur quels critères ?

• Irritation du larynx (gorge) et de la trachée avec ou sans irritation de la mu-queuse nasale (éternuements et écoulement nasal comme de l'eau).

• Toux violente, incessante, sèche et fatigante, aggravée tout spécialement par l'inspiration d'air froid (le malade porte constamment une écharpe devant le nez et la bouche pour réchauffer l'air inspiré).

• Toux déclenchée à la suite d'un chatouillement localisé dans le creux sus-sternal (sous la pomme d'Adam).

• Démangeaisons de la peau après avoir quitté ses vêtements.

RUTA GRAVEOLENS

Origine

Rue fétide.

Principales indications

• Traumatologie : entorses, luxations.

• Rhumatologie : tendinites, périarthrites, lombalgies, pubalgies.

• Ophtalmologie : asthénopie.

Sur quels critères ?

• Sensation de meurtrissure et de courbatures.

• Raideur articulaire douloureuse augmentée par le repos et améliorée par la chaleur et les mouvements.

• Fatigue oculaire douloureuse survenant après des efforts visuels, principalement lorsque la source de lumière est artificielle.

SABADILLA

Origine

Cévadille.

Principales indications

• Oto-rhino-laryngologie : rhinites allergiques, pharyngites.

• Neurologie : cénestopathies.

• Gastro-entérologie : troubles digestifs liés aux parasitoses.

Sur quels critères ?

• Écoulement nasal aqueux (liquide comme de l'eau) avec éternuements, larmoiement et inflammation du pharynx (gorge).

• Démangeaison du voile du palais suivie d'éternuements que l'on peut contenir en appuyant la langue contre le palais.

• Sensation de brûlure et d'obstruction des narines.

• Hypersensibilité de l'odorat, surtout à l'odeur des fleurs.

• Amélioration des symptômes ORL par la chaleur.

• Perception de sensations anormales au niveau du corps.

• Prurit anal ou anovulvaire alternant avec un prurit des narines et des conduits auditifs.

• Coliques abdominales avec troubles de l'humeur et de l'appétit aggravés à la pleine et à la nouvelle lune.

SABAL SERRULATA

Origine

Sabal.

Principale indication

• Urologie : troubles fonctionnels de l'hypertrophie prostatique.

Sur quels critères ?

• Mictions nocturnes fréquentes.

• Lenteur dans le déclenchement de la miction et/ou diminution de la force du jet.

• Sensation de lourdeur au niveau du périnée.

SABINA

Origine

Sabine.

Principales indications

• Gynécologie : ménorragies, métrorragies, dysménorrhées.

• Dermatologie : condylomes.

Sur quels critères ?

• Cycles menstruels courts.

• Écoulement menstruel (règles) contenant des caillots rouges évacués au moindre mouvement.

• Douleurs au moment des règles ressenties du sacrum au pubis, perçues « comme des coups de canif dans le vagin » et irradiant à la racine des cuisses.

• Verrues des régions génitales, condylomes saignant facilement avec démangeaisons intenses et brûlures.

SAIGNEMENT DE NEZ

Voir **Épistaxis.**

SALIVE

Voir **Sialorrhée.**

SAMBUCUS NIGRA

Origine

Sureau noir.

Principales indications

• Oto-rhino-laryngologie : laryngites striduleuses, rhinites avec obstruction nasale.

• Pneumologie : asthme, toux coqueluchoïdes.

• Infectiologie : coqueluche.

Sur quels critères ?

• Inflammation des voies aériennes supérieures dans laquelle l'obstruction nasale domine, obligeant à respirer la bouche ouverte ; le nourrisson ne peut téter.

• Inflammation des voies aériennes supérieures s'aggravant brusquement vers minuit avec une suffocation intense et une toux rauque, suffocante.

• Enrouement avec mucus gluant et épais dans le larynx.

• Ventilation améliorée en position assise.

• Transpiration profuse au moment du réveil.

SANGUINARIA CANADENSIS

Origine

Sanguinaire du Canada.

Principales indications

• Traitement de la douleur : migraines, céphalées.

• Gynécologie : bouffées de chaleur de la ménopause.

• Oto-rhino-laryngologie : rhinites aiguës ou récidivantes, rhinites allergiques, rhinites polliniques, polyposes nasosinusiennes.

• Dermatologie : acnés rosacées, flush.

• Gastro-entérologie : œsophagites, gastralgies, pyrosis, diarrhées alternant avec des troubles respiratoires.

Sur quels critères ?

• Rougeur du visage avec douleurs battantes allant de la région occipitale à la région sus-orbitaire (au-dessus de l'œil), essentiellement du côté droit.

• Douleurs aggravées par le moindre bruit, les odeurs, le mouvement ou la lumière ; amélioration en étant couché dans l'obscurité.

• Hémicrânie récurrente (douleurs périodiques au niveau d'une moitié du crâne), principalement droite qui débute le matin, augmente dans la journée et diminue vers le soir.

• Congestion brûlante du visage avec rougeur circonscrite des joues et des oreilles.

• Sécheresse intense des muqueuses nasales et pharyngées, avec sensation de brûlure intense, améliorée en respirant de l'air frais.

• Inflammation des voies aériennes supérieures avec éternuements et écoulement nasal aqueux (comme de l'eau), abondant, brûlant, irritant les narines.

• Hypersensibilité aux odeurs, en particulier à celle des fleurs.

• Toux sèche, spasmodique, avec sensation d'écorchure brûlante dans la trachée, aggravée la nuit ou dans une chambre froide.

• Toux avec rougeur circonscrite des joues.

• Brûlures gastriques et œsophagiennes avec soif importante et perte de l'appétit.

• Diarrhée avec météorisme (présence d'air dans l'intestin) alternant avec des troubles respiratoires.

SANGUINARINA NITRICA

Origine

Nitrate de sanguinarine.

Principales indications

• Oto-rhino-laryngologie : conséquences et complications cliniques des polyposes nasales, prévention des récidives.

Sur quel critère ?

• Présence de polype dans les fosses nasales pouvant entraîner obstruction nasale, sinusites, coryzas spasmodiques, bronchospasmes, etc.

SARCOLACTICUM ACIDUM

Origine

Acide sarcolactique.

Principales indications

• Traumatologie : courbatures et crampes musculaires.

Sur quels critères ?

• Sensation générale de courbature et de raideur améliorées par le mouvement.

• Spasmes musculaires.

SARSAPARILLA

Origine

Salsepareille du Mexique.

Principales indications

• Dermatologie : prurit cutané, purpura sénile de Bateman.

• Urologie : cystalgies, coliques néphrétiques.

Sur quels critères ?

• Prurit (démangeaisons) et sécheresse de la peau qui est recouverte de fines squames ou de croûtes, parfois de vésicules.

• Gerçures surtout au niveau du pouce.

• Taches cutanées violettes ou bleuâtres au niveau des jambes et des avant-bras.

• Douleur intense dans la région rénale, surtout à droite.

• Vive douleur au niveau de la vessie en fin de miction et surtout après la miction.

SATURNISME ⚠

Intoxication par le plomb. L'intoxication aiguë se manifeste par des douleurs abdominales, alors que l'intoxication chronique se traduit par des troubles rénaux et neurologiques.

Plumbum metallicum 15 CH, 5 **granules** par jour (traitement de 6 mois renouvelable) présente un intérêt non négligeable dans les cas d'intoxication chronique.

SCARLATINE ⚠

Fièvre éruptive due à un strepto-coque bêta-hémolytique du groupe A, caractérisée par une angine accompagnée de vomissements, puis par une éruption cutanée généralisée de teinte écarlate. Ce type d'éruption cutanée peut également s'observer à l'occasion d'autres infections, virales en particulier ; c'est pourquoi une **consultation** s'impose pour la réalisation d'un test de diagnostic rapide (voir **Angine**) ou d'une analyse bactériologique à partir d'un prélèvement de gorge. Cela permettra de décider de la mise en place ou non d'un traitement antibiotique. Cette consultation ne présente aucun caractère d'urgence, car ce n'est pas la présence d'un streptocoque bêta-hémolytique du groupe A qui peut être dangereuse, mais sa persistance à l'intérieur de l'organisme. De plus, l'organisme doit avoir le temps de sécréter des anticorps protecteurs contre la maladie. En attendant la consultation, procéder comme dans le cas d'une angine.

SCHEUERMANN ⚠ (maladie de)

Certains adolescents en pleine croissance présentent des douleurs

de la colonne vertébrale, associées à une raideur et une cyphose.
Ostéocynésine ® est un médicament particulièrement bien indiqué dans cette pathologie, à raison de 2 comprimés à sucer matin et soir. Traitement d'un mois renouvelable.
Les médicaments préparés à partir de ***Calcarea fluorica, Calcarea phosphorica, Silicea*** peuvent également être indiqués.

SCIATALGIE, SCIATIQUE

Douleur qui suit le trajet du nerf sciatique : sacrum, fesse, face postérieure de la cuisse, creux poplité (derrière le genou), face postérieure de la jambe, pied. Cette pathologie est généralement unilatérale.
Une consultation est nécessaire pour discuter l'existence d'une **hernie discale.**
En attendant la **consultation,** prendre :
Colocynthis 9 CH et
Hypericum perforatum 15 CH, 5 **granules** de chaque 3 fois par jour.
Peuvent être également indiqués, choisis sur leurs critères d'indication, les médicaments préparés à partir de : ***Ammonium muriaticum, Bryonia alba, Chamomilla vulgaris, Gnaphalium polycephalum, Kalium bichromicum, Kalmia latifolia, Magnesia phosphorica, Rhus toxicodendron, Tellurium metallicum.***

SECALE CORNUTUM

Origine

Ergot de seigle.

Principales indications

• Angéiologie : syndromes de Raynaud, engelures, céphalées ou migraines vasomotrices, artériopathies des membres inférieurs.
• Gynécologie : ménométrorragies.
• Dermatologie : ulcères de jambes, escarres de décubitus.
• Ophtalmologie : rétinopathies.

Sur quels critères ?

• Crampes des membres inférieurs se produisant à l'effort, voire simplement lors de la marche.
• Fourmillements et paresthésies (anomalies de la sensibilité) des membres.
• Peau cyanosée (couleur bleuâtre) et froide au toucher.
• Céphalée avec vertiges et troubles visuels.
• Hémorragie utérine contenant des caillots noirâtres parce qu'ils ont

séjourné dans l'utérus avant d'être expulsés avec ou sans douleurs.

SEIN (douleurs du)

Voir **Mastodynie, Mastose, Mastite, Traumatisme**.

SELENIUM METALLICUM

Origine

Sélénium.

Principales indications

• Dermatologie : acnés, séborrhées et alopécies séborrhéiques.

• Troubles du comportement : asthénie, troubles de la mémorisation.

Sur quels critères ?

• Peau grasse, huileuse, parsemée de comédons et de kystes sébacés de petite taille.

• Chute des cheveux.

• Fatigue physique et mentale intense consécutive à des efforts intellectuels prolongés.

• Troubles de la mémorisation et troubles du sommeil.

SENECIO AUREUS

Origine

Séneçon doré.

Principales indications

• Gynécologie : spanioménorrhées, hypoménorrhées, aménorrhées secondaires.

Sur quels critères ?

• Allongement du cycle menstruel avec sensation de menstruation imminente (impression que les règles vont arriver).

• Abondante leucorrhée (pertes blanches).

• Dorsalgies (douleurs du dos) et lombalgies (mal aux « reins ») concomitantes.

• Dysurie (gêne en urinant) et/ou pollakiurie (mictions rapprochées) concomitantes.

• Toux sèche survenant en fin de cycle menstruel.

SENEGA

Origine

Polygala de Virginie.

Principales indications

• Pneumologie : trachéites et trachéo-bronchites, asthme, bronchites chroniques, emphysème.

Sur quels critères ?

• Picotement dans les narines et sensation d'écorchure dans le larynx.

• Toux incessante et suffocante, aggravée en position allongée.

• Quintes de toux finissant souvent par des éternuements.

• Oppression considérable.

• Sifflements respiratoires traduisant l'accumulation d'une grande quantité de mucosités dans la trachée et dans les bronches.

• Expectoration difficile de mucus visqueux et filandreux.

SENNA

Origine

Séné d'Alexandrie ou séné de Khartoum, séné de Tinnevelly ou séné de l'Inde.

Principale indication

• Gastro-entérologie : vomissements acétonémiques de l'enfant.

Sur quels critères ?

• Nausées, vomissements, coliques et flatulences abdominales.

• Présence de corps cétoniques dans les urines, odeur aromatique de l'haleine.

• Asthénie avec pâleur du visage et insomnie.

SENSATION

Voir **Cénestopathie.**

SEPIA OFFICINALIS

Origine

Encre de seiche.

Principales indications

• Gastro-entérologie : dyspepsies, douleurs de la vésicule biliaire, colopathies, constipation, hémorroïdes, céphalées et migraines.

• Gynécologie, obstétrique : vaginites et mycoses vaginales récidivantes, dysménorrhées, bouffées de chaleur, ménopause ; nausées de la grossesse, dépression du post-partum (après l'accouchement).

• Urologie : cystites récidivantes.

• Dermatologie : eczémas, dermatites atopiques, mycoses cutanées, herpès, acnés, psoriasis, chloasma.

• Troubles du comportement : dépressions nerveuses réactionnelles.

Sur quels critères ?

• Sensation de lourdeur au niveau des membres inférieurs, en particulier lors de la station debout prolongée.

• Dilatation des veines hémorroïdaires avec sensation de congestion au niveau du petit bassin (bas-ventre) et impression de « boule » dans le rectum.

• Nausées matinales déclenchées

par l'odeur ou la vue des aliments.

- Impression de « vide » au niveau de l'estomac entraînant un besoin de grignoter, constipation.
- Envies de condiments au vinaigre (cornichons, moutarde, etc.).
- Brûlures urinaires fréquentes.
- Chez la femme, lourdeur pelvienne (bas-ventre) se traduisant par la sensation de « perception d'un poids » au niveau de l'utérus ou de la vessie ; impression de sécheresse vaginale malgré la présence objective d'une leucorrhée (pertes blanches) ; mauvaise tolérance des traitements hormonaux (contraception orale, traitement hormonal substitutif de la ménopause) ; bouffées de chaleur au moment de la ménopause.
- Affections cutanées inflammatoires siégeant particulièrement autour de la bouche et au niveau des plis de flexion.
- Accentuation de la pigmentation de la peau.
- Troubles de l'humeur avec alternance de phases d'hyperactivité (pouvant aller jusqu'à l'irascibilité en cas de contrariétés) et de phases dépressives avec recherche de la solitude.

SÉRUM ANTICOLIBACILLAIRE

Origine

Sérum provenant d'animaux ayant été immunisés au moyen de cultures tuées d'*Escherichia coli.*

Principale indication

- Urologie : cystites.

Sur quels critères ?

- Sensation de brûlure au niveau de la vessie.
- Brûlures mictionnelles (en urinant).

SÉRUM DE YERSIN

Sérum de lapins ayant été immunisés au moyen de cultures tuées d'*Yersinia pestis.*

Principales indications

- Infectiologie : grippe, syndromes grippaux, bronchites.

Sur quel critère ?

- Survenue d'une toux lors de toute inflammation des voies aériennes supérieures.

Commentaire

Ce médicament est parfois recommandé dans les traitements préventifs de la grippe, mais il ne confère pas une séroconversion contre cette maladie, c'est-à-dire qu'il n'induit pas la production d'anticorps comme le fait un vaccin.

SEVER (maladie de)

Apophysite calcanéenne postérieure (maladie inflammatoire du talon) observée chez l'adolescent. Son traitement se confond avec celui de la **maladie d'Osgood-Schlatter**.

SIALORRHÉE

Production excessive de salive, rencontrée dans certaines situations telles que **grossesse, stomatite,** mais aussi **maladie de Parkinson**.
Jaborandi 5 CH, 5 **granules** 3 fois par jour est le médicament homéopathique de première intention. Traitement d'un mois renouvelable.

SIDA

Mot formé avec les initiales de syndrome immunodéficitaire acquis. Voir **VIH.**

SIEGESBECKIA ORIENTALIS

Origine

Herbe divine.

Principales indications

• Dermatologie : furoncles, abcès, impétigos, acnés pustuleuses, sycosis, staphylococcies cutanées chroniques.
• Oto-rhino-laryngologie : otites moyennes aiguës, otorrhées purulentes.
• Stomatologie : abcès dentaires.

Sur quels critères ?

• Infections aiguës et chroniques avec fièvre, adénopathies satellites (ganglions) et douleurs musculaires.
• Infections chroniques avec abattement.

SIGMOÏDITE

Inflammation douloureuse de la partie du côlon située dans la partie latérale gauche et inférieure de l'abdomen ; elle peut s'accompagner de fièvre et se compliquer d'une perforation entraînant une péritonite.
Une **consultation** est nécessaire, amenant la plupart du temps une exploration complémentaire

(coloscopie). En attendant, prendre :

Mercurius solubilis 9 CH, 5 **granules** 3 fois par jour.

SILICEA

Origine

Silice colloïdale anhydre.

Principales indications

- Oto-rhino-laryngologie : rhinopharyngites, angines, sinusites et otites itératives.
- Ophtalmologie : blépharites, orgelets, dacryocystites.
- Pneumologie : bronchites.
- Urologie : cystites, prostatites.
- Gynécologie : vaginites.
- Dermatologie : furoncles, impétigos, acnés furonculeuses, staphylococcies cutanées, panaris, bécégites, eczémas, mycoses, hyperhidroses, verrues.
- Rhumatologie : maladie de Scheuer-mann, fractures, ostéopénies, ostéites, algodystrophies. maladies d'Osgood-Schlatter, maladies de Sever.
- Stomatologie : parodontoses, pyorrhées alvéolaires.
- Gastro-entérologie : constipation.
- Parasitologie : oxyurases.
- Troubles du comportement : troubles de la mémoire, asthénie, somnambulisme, insomnies, trac, céphalées.

Sur quels critères ?

- Tendance aux infections en particulier au niveau de la peau et des voies respiratoires.
- Fragilité des voies respiratoires avec sensibilité au temps froid et humide.
- Malgré une frilosité certaine, hyperhidrose (transpiration excessive) malodorante au niveau des pieds.
- Sensibilité aux parasites (champignons, oxyures).
- Fatigabilité physique et intellectuelle, anxiété, instabilité.
- Chez l'enfant en particulier, on retrouve fréquemment les caractéristiques morphologiques suivantes : maigreur (voire aspect chétif), exagération des bosses frontales et visage triangulaire, leuconychie (taches blanches au niveau des ongles).
- Troubles digestifs à type de constipation avec aversion pour la nourriture chaude (le jeune enfant attend que le contenu de l'assiette ait refroidi pour manger).
- Arthralgies, en particulier au moment de la croissance et chez les sujets ostéopéniques (déminéralisés).

SIMILITUDE

Terme du vocabulaire **homéopathique** résumant habituellement l'observation suivante : toute substance capable à dose **pondérable** de provoquer des symptômes chez un sujet sain peut, à dose faible ou **infinitésimale,** faire disparaître les mêmes symptômes lorsqu'ils sont présents chez un sujet malade.

Les premiers traitements homéopathiques instaurés par **Hahnemann** ont donc consisté à donner à dose faible (puis infinitésimale) la substance capable de provoquer une « semblable souffrance » (*homoios*, semblable ; *pathos*, souffrance) : par exemple, on a traité les diarrhées chroniques des malades ayant survécu aux épidémies de typhus ou de choléra avec de faibles doses de laxatifs.

Au fil du temps, la connaissance des médicaments homéopathiques s'est enrichie d'un certain nombre de données qui ont complété les expérimentations faites par Hahnemann.

C'est ainsi que nombre de critères permettant le choix du médicament homéopathique indiqué pour traiter un malade particulier ne sont pas issus des simples observations de l'administration d'un produit pharmacologiquement actif à un sujet supposé en bon état de santé.

SINUSITE

L'inflammation des sinus de la face se traduit par des douleurs du front et/ou des mâchoire supérieures, celles-ci ressemblant alors à des douleurs dentaires. Un écoulement nasal est fréquent. S'il est intermittent, cet écoulement diminue la douleur, car il effectue un drainage du sinus. Prendre :

Hepar sulfuris calcareum 15 CH, 1 **dose** par jour pendant 4 jours, à titre systématique,

Mezereum 9 CH, 5 **granules** 3 fois par jour pendant 1 semaine, et

Lachesis mutus 9 CH, 5 granules 3 fois par jour tant que l'écoulement est absent ou intermittent.

Peuvent être également indiqués les médicaments préparés à partir de : ***Aurum muriaticum, Cinnabaris, Corallium rubrum, Hydrastis canadensis, Kalium bichromicum, Pyrogenium, Sticta pulmonaria.***

Le traitement homéopathique de **terrain** des sinusites récidivantes fait appel à des médicaments préparés à partir de : ***Medorrhinum, Mercurius solubilis, Natrum muriaticum, Natrum sulfuricum, Silicea, Thuya occidentalis.***

SOINS DE SUPPORT

Ensemble des prises en charge accompagnant le traitement spécifique des pathologies lourdes comme les **cancers**.

SOINS PRÉ ET POST-OPÉRATOIRES

Toute intervention chirurgicale, même minime, peut être accompagnée d'un traitement **homéopathique.** Celui-ci permet – entre autres – de limiter douleurs et saignements, d'aider la reprise du transit digestif (retour de l'émission des gaz et des selles) dans les suites de chirurgie abdominale et de mieux gérer certains encombrements respiratoires du sujet âgé. Votre médecin et/ou votre anesthésiste sont à même de vous conseiller le traitement juste en fonction de l'intervention que vous aurez à subir ; celui-ci fera la plupart du temps appel aux médicaments suivants :

Avant l'intervention

Arnica montana 9 CH et ***Phosphorus 9 CH,*** 1 **dose** de chaque par jour pendant les 3 jours précédant le geste chirurgical.

N.B. : dans le cadre d'une extraction dentaire, on se limitera à la prise d'***Arnica montana 9 CH,*** car le saignement est impératif pour la formation d'un caillot de qualité convenable (voir également **Trismus**).

L'anxiété sera traitée avec les médicaments correspondants.

Après l'intervention

Les médicaments suivants seront pris à raison de 5 **granules** 3 fois par jour jusqu'au retour à la normale ; ils peuvent être dissous dans un peu d'eau pour éviter la sensation de bouche pâteuse qui peut être engendrée par le fait de sucer des granules de façon répétitive :

Antimonium tartaricum 5 CH pour faciliter l'expectoration des mucosités qui s'accumulent dans les bronches lorsqu'on est alité et qui sont douloureuses à cracher dans les suites d'une laparotomie (ouverture de la paroi abdominale) ;

Apis mellifica 9 CH pour diminuer l'œdème engendré par le geste chirurgical ;

***Arnica montana* 9 CH** pour limiter la douleur et faciliter la résorption des hématomes ;

***Bryonia alba* 7 CH** après une anesthésie péridurale (voir **Céphalée après anesthésie péridurale**) ou après une cœlioscopie ;

***China rubra* 9 CH** en cas d'intervention particulièrement sanglante (orthopédie, ORL, etc.) ;

***Hypericum perforatum* 15 CH** après une extraction dentaire ou une intervention neurochirurgicale ;

***Millefolium* 5 CH** en cas d'hémorragie à la suite d'une extraction dentaire ;

***Opium* 30 CH** en cas d'obnubilation consécutive à l'anesthésie générale et

***Opium* 9 CH** pour faciliter la reprise du transit digestif après une intervention abdominale ;

***Raphanus sativus niger* 5 CH** pour faciliter la reprise du transit digestif après une intervention abdominale ;

***Staphysagria* 9 CH** pour diminuer la douleur liée à la plaie faite par le scalpel.

Voir **Douleur**.

SOLANUM MALACOXYLON

Origine

Solanum malacoxycolon.

Principales indications

• Rhumatologie : périarthrites scapulo-humérales et coxofémorales calcifiantes.

Sur quel critère ?

• Douleur articulaire et diminution de l'amplitude des mouvements en relation avec un dépôt calcique au niveau d'un ou de plusieurs tendons.

SOLEIL

Allergie au soleil : voir **Lucite estivale bénigne.**

Coup de soleil : voir **Érythème solaire.**

SOMMEIL (troubles du)

Voir **Insomnie.**

SOMNAMBULISME

Automatismes constatés la plupart du temps par l'entourage et survenant pendant le sommeil : en général, le sujet marche ou accomplit des tâches habituelles ; il n'en gardera aucun souvenir.

***Kalium bromatum* 9 CH,** 5 **granules** le soir, est le principal médicament de la déambulation nocturne, principalement chez des enfants qui, dans la journée, ont des difficultés à « rester tranquilles ». Traitement d'un mois renouvelable.
Donner :
***Cina* 30 CH,** 1 **dose** par semaine aux enfants parasités par les oxyures (voir **Oxyurase**).
Le traitement de **terrain** fait souvent appel aux médicaments préparés à partir de ***Silicea.***

SOMNOLENCE

Tendance à l'assoupissement dans la journée.
La somnolence doit être distinguée de l'hypersomnie pathologique, où le sujet s'endort brutalement plusieurs fois par jour et en toutes circonstances.
Prendre :
***Nux moschata* 9 CH,** 5 **granules** 2 fois par jour ;
***Nux vomica* 9 CH,** 5 granules avant le déjeuner chez les sujets ayant tendance à s'endormir après les repas.
Voir **Apnée du sommeil.**

SOUCHE

Terme correspondant avec précision à la partie de matière première utilisée pour la **fabrication des médicaments homéopathiques.** Exemples :
- ***Actaea spicata* :** plante herbacée dont on utilise les parties souterraines pour l'usage **homéopathique ;**
- ***Aloe socotrina* :** plante d'Afrique du Sud dont on utilise le suc concentré et desséché pour l'usage homéopathique.

SPANIOMÉNORRHÉE

Allongement de l'intervalle qui sépare deux menstruations successives, ce qui est généralement exprimé par « avoir des règles en retard ».
Un diagnostic doit être établi afin d'en identifier la cause (grossesse, etc.).
Prendre :
***Senecio aureus* 5 CH,** 5 **granules** 2 fois par jour pendant 3 mois à titre systématique.
Le traitement homéopathique de **terrain** fait souvent appel aux médicaments préparés à partir de ***Natrum muriaticum*** au moment de la puberté et à partir de

Lachesis mutus au moment de la ménopause.
Voir **Oligoménorrhée**.

SPASME

Contraction involontaire d'un groupe musculaire.

Spasmes du sanglot
Souvent au cours d'une colère, l'enfant pleure, ne peut reprendre son souffle (apnée) et son visage devient bleuâtre (cyanose) ; une baisse transitoire d'oxygène au niveau de son cerveau entraîne une perte de conscience brève mais très impressionnante pour l'entourage.
Le diagnostic est fait par le médecin, qui distingue le spasme du sanglot d'une crise d'épilepsie.
La répétition des spasmes du sanglot fait employer les médicaments suivants, à raison de 5 **granules** par jour (traitement de 3 mois renouvelable) :
Chamomilla vulgaris 15 CH chez les enfants coléreux ou hypersensibles à la douleur (dans ce cas, le spasme du sanglot survient après un choc, une chute, etc.) ;
Ignatia amara 9 CH chez des enfants pleurant facilement en raison d'une hypersensibilité aux contrariétés ;
Mephitis putorius 9 CH lorsque le spasme du sanglot est consécutif à une quinte de toux ;
Stramonium 15 CH lorsque des terreurs nocturnes sont à l'origine des spasmes.

SPASMOPHILIE ⚠

Ce terme regroupe diverses manifestations (malaises, crampes et spasmes variés) survenant dans un contexte de troubles psychiques, dont elles sont la manifestation principale. On attribue la spasmophilie à une hyperexcitabilité neuromusculaire. La tétanie est en relation avec des perturbations du métabolisme du calcium.
Le traitement fait le plus souvent appel à :
Cuprum metallicum 15 CH, 1 **dose** dès les premières manifestations d'une nouvelle crise, et
Ignatia amara 9 CH, 5 **granules** par jour, pour limiter l'hypersensibilité.
Peuvent être également indiqués les médicaments préparés à partir de : ***Asa foetida, Hyoscyamus niger, Magnesia phosphorica, Mephitis putorius, Moschus, Natrum muriaticum, Platina,***

Tuberculinum, Valeriana officinalis, Veratrum album.

SPÉCIALITÉ PHARMACEUTIQUE

Médicament de composition définie, ayant obtenu un visa d'exploitation auprès des autorités sanitaires et commercialisé par un laboratoire sous un nom dit « de fantaisie ».

Commentaire

Aspirine est un nom de fantaisie pour acide acétylsalicylique.

SPIGELIA ANTHELMIA

Origine

Spigélie anthelminthique, herbe à la Brinvilliers.

Principales indications

• Neurologie : névralgies faciales et cervicobrachiales, zonas, migraines.

Sur quels critères ?

• Douleurs périodiques intolérables à type de brûlure au niveau d'une moitié du visage et/ou au niveau du cou avec irradiation à un bras.

• Impression d'étincelles devant les yeux.

• Aggravation par le toucher et par l'air froid.

SPONGIA TOSTA

Origine

Éponge officinale torréfiée.

Principales indications

• Oto-rhino-laryngologie : laryngites aiguës et laryngites striduleuses.

Sur quels critères ?

• Sécheresse de la muqueuse du nez et du larynx avec sensation de brûlure et d'obstruction.

• Enrouement avec voix rauque.

• Toux sèche et suffocante, comparable au « bruit d'une scie dans une planche de sapin » , débutant souvent la nuit.

SPORT

Voir **Compétition sportive.**

STANNUM METALLICUM

Origine

Étain métallique.

Principales indications

• Pneumologie : bronchites chroniques.

Sur quels critères ?

• Toux avec expectoration abondante, visqueuse, muqueuse ou

mucopurulente, parfois fétide ou striée de sang.

• Dyspnée (essoufflement) au moindre effort.

• Faiblesse et amaigrissement.

• Sueurs fatigantes.

STAPHYLOCOCCIE CUTANÉE

Le staphylocoque provoque au niveau cutané des lésions vésiculeuses, croûteuses, suintantes, qui ont la particularité d'être très contagieuses. La conséquence en est la dissémination des lésions chez un même sujet et la transmission possible aux membres de la famille ou de l'entourage.

En attendant la **consultation,** prendre :

Hepar sulfuris calcareum 15 CH

et

Siegesbeckia orientalis 5 CH, 5 **granules** de chaque 2 fois par jour.

Le traitement curatif des staphylococcies chroniques et le traitement préventif des staphylococcies récidivantes fait – entre autres – souvent appel aux médicaments préparés à partir de : ***Hepar sulfuris calcareum, Staphylococcinum, Silicea.***

STAPHYLOCOCCINUM

Origine

Lysat de cultures pures de *Staphylococcus aureus.*

Principales indications

• Infectiologie : zonas, prévention des angines récidivantes, staphylococcies.

STAPHYSAGRIA

Origine

Staphysaigre, herbe aux poux.

Principales indications

• Urologie : cystites.

• Dermatologie : eczémas, herpès ; douleurs des plaies chirurgicales et des blessures par incisions, douleurs post-opératoires ; verrues, condylomes.

• Ophtalmologie : orgelets, chalazions, blépharites.

• Autres indications : troubles du comportement et somatisations faisant suite à une colère contenue, une humiliation, une vexation, une frustration, un chagrin dissimulé ou à une indignation refoulée ; il peut s'agir non seulement de symptômes urinaires ou cutanés mais aussi de troubles digestifs, de symptômes pseudo-cardiaques, de troubles de l'humeur, de troubles du sommeil, d'une lombalgie, etc.

Sur quels critères ?

• Envies fréquentes d'uriner avec émission de petites quantités d'urine, souvent déclenchées après des rapports sexuels.

• Brûlure urétrale entre les mictions et cessant pendant la miction.

• Sensation de pression sur la vessie.

• Hyperesthésie de contact au niveau des organes génitaux chez la femme.

• Prurit (démangeaison) important, changeant de place après le grattage.

• Éruptions prurigineuses avec vésicules secondairement recouvertes de croûtes, dont la description et les localisations évoquent l'herpès, le prurigo ou l'eczéma.

• Inflammation du bord libre des paupières, parfois suppuration.

• Troubles du comportement : irritabilité, susceptibilité, morosité, tristesse, indifférence, apathie.

• Toute manifestation pathologique survenant après colère, indignation, humiliation, chagrin, inquiétude dominés, contenus ou refoulés.

STICTA PULMONARIA

Origine

Lichen pulmonaire.

Principales indications

• Oto-rhino-laryngologie : coryzas, sinusites, trachéites.

Sur quels critères ?

• Sécheresse de la muqueuse nasale avec sensation douloureuse d'obstruction au niveau de la racine du nez entraînant un besoin constant de se moucher sans résultat.

• Sensation de pesanteur à la racine du nez avec impression de plénitude, améliorée s'il se produit un écoulement nasal.

• Toux sèche, irritante, incessante, à recrudescence nocturne, aggravée par l'inspiration forcée, accompagnée de douleurs dans les sinus frontaux.

• Concomitance d'une impression de syndrome grippal débutant avec sensation de malaise général, courbatures, fatigue et céphalée frontale.

STOMATITE

Inflammation de la cavité buccale (intérieur de la bouche) dont les causes sont variées : **aphtes, herpès, mycose,** etc.

Prendre :

***Mercurius solubilis* 9 CH, 5 granules** 3 fois par jour pendant 1 semaine en cas de douleur, de mauvaise haleine et d'augmentation de la sécrétion salivaire.
On peut également faire appel aux médicaments préparés à partir de : ***Mercurius corrosivus, Muriaticum acidum, Sulfur, Sulfuricum acidum.***
Voir : **Aphte, aphtose**.

STRAMONIUM

Origine
Stramoine, herbe du diable, endormie.

Principales indications
• Infectiologie : fièvres.
• Syndromes inflammatoires : insolations.
• Troubles du comportement : terreurs nocturnes, agitation psychomotrice, spasmes laryngés.
• Pneumologie : toux coqueluchoïde violente, bronchospasmes.

Sur quels critères ?
• Tachycardie (accélération du rythme cardiaque), congestion du visage, mydriase (dilatation des pupilles) ; élévation de la température interne du corps mais froideur des extrémités des membres.
• Céphalée pulsative intense ; absence de toute autre douleur.
• Rash cutané (éruption cutanée brève) ;
• Sécheresse de la bouche et du pharynx (gorge) entraînant une sensation de soif et des quintes de toux ; déglutition douloureuse.
• Perturbations du comportement avec hallucinations (vision d'animaux ou de spectres terrifiants), délire loquace et mouvements incoordonnés.
• Peur de l'obscurité.

STREPTOCOCCINUM

Origine
Lysat de cultures pures de *Streptococcus pyogenes*.

Principales indications
• Infectiologie : prévention des angines récidivantes et des autres infections hivernales de la sphère ORL chez l'enfant et l'adulte.

STRESS

Synonyme de tension émotionnelle, ce mot fait partie de notre quotidien. Il peut avoir des effets positifs, en nous permettant de nous dépasser et d'accomplir des performances, ou au contraire nous faire

vivre dans la crainte et l'inquiétude, perturbant alors nos activités.
Lorsque le stress se traduit par une **anxiété,** les médicaments préparés à partir d'***Ignatia amara*** sont d'indication quasi systématique. La **hauteur de la dilution** et la forme pharmaceutique (**granules** ou **doses-globules**) sont variables selon les auteurs et selon les médecins.
En pratique, dès la moindre sensation de stress, prendre :
***Ignatia amara* 9 CH,** 5 granules, et répéter cette prise aussi souvent que nécessaire.
Cela permet souvent d'éviter le recours aux anxiolytiques (benzodiazépines en particulier), d'en limiter la consommation ou d'en faciliter le sevrage.
Voir également **Comportement (troubles du...).**

SUCRE (apport en...)

Voir **Médicament homéopathique.**

SUEUR

Voir **Hyperhidrose.**

SULFUR

Origine
Soufre sublimé et lavé.

Principales indications
- Infectiologie et syndromes inflammatoires aigus : fièvres, grippe et syndromes grippaux ; inflammations aiguës cutanées (urticaires, etc.), muqueuses (rhinites, angines non streptococciques, trachéites, conjonctivites, anites, vaginites, etc.) et/ou séreuses (arthrites, etc.).
- Dermatologie : prurits, eczémas, dermatites atopiques, lucites ; herpès, acnés pustuleuses, acnés rosacées, furonculoses ; urticaires chroniques, urticaires cholinergiques ; hémorroïdes.
- Oto-rhino-laryngologie : rhinites allergiques, rhinites vasomotrices, otites séro-muqueuses.
- Pneumologie : asthme, bronchites chroniques, bronchiolites.
- Ophtalmologie : conjonctivites allergiques ou infectieuses, kératoconjonctivites, blépharites, orgelets.
- Gastro-entérologie : stomatites, aphtoses, gastrites, diarrhées, colites, entérocolites, dyspepsies, migraines digestives.
- Rhumatologie : arthrites inflammatoires et métaboliques (goutte), arthrose.
- Cardiologie : hypertension artérielle spasmodique.
- Urologie : cystalgies chroniques ou récidivantes, prostatisme.

• Gynécologie : ménopause, vaginites récidivantes.
• Métabolisme : diabète, hyperuricémies, hyperlipidémies, hépatocytolyses d'origine éthylique.

Sur quels critères ?

• Sensation de chaleur – voire de brûlure – au niveau de la tête, des paumes et de la plante des pieds, ce qui conduit à rechercher la fraîcheur (par exemple en déplaçant fréquemment les membres inférieurs dans le lit).
• Thermophobie (intolérance à la chaleur) se traduisant par une transpiration et par le port de vêtements légers, y compris pendant la saison froide.
• Rougeur des orifices : lèvres, bord des narines et des paupières, méat ou pavillon de l'oreille, anus, méat urinaire, vulve.
• Sensation de brûlure au niveau des zones inflammatoires.
• Prurit (démangeaisons) s'aggravant à la chaleur du lit ou au contact de vêtements en laine.
• Transpiration « agressive » pour la peau.
• Diarrhée matinale.
• Sensibilité aux maladies parasitaires (champignons, oxyures, poux, etc.).
• Comportement la plupart du temps jovial, voire extraverti ; attirance pour une alimentation riche conduisant aux maladies de surcharge (diabète, cholestérol, acide urique) et aggravant les risques cardiovasculaires.
• « Coups de pompe » vers 11 h du matin.
• Expression bruyante et « explosive » des signes pathologiques avec une tendance à la succession des différentes maladies (eczéma, asthme, hémorroïdes, douleurs articulaires, hypertension artérielle, etc.).

SULFURICUM ACIDUM

Origine

Acide sulfurique officinal.

Principales indications

• Gastro-entérologie : aphtoses, stomatites, œsophagites, gastrites, reflux gastro-œsophagiens.

Sur quels critères ?

• Inflammation de la bouche, du pharynx, de l'œsophage et de l'estomac.
• Sensation de brûlure diminuée en buvant des liquides chauds.
• Quintes de toux provoquant des nausées.

• Asthénie malgré une certaine nervosité.

SULFUR IODATUM

Origine

Iodure de soufre.

Principales indications

• Oto-rhino-laryngologie : rhinopharyngites et angines récidivantes, rhinites allergiques.

• Pneumologie : trachéobronchites, hyperréactivité bronchique, toux persistantes.

• Dermatologie : acnés, folliculites, sycosis.

• Ophtalmologie : blépharoconjonctivites.

• Métabolisme : convalescences.

• Rhumatologie : arthroses, arthrites réactionnelles.

Sur quels critères ?

• Affections de la peau ayant tendance à s'infecter.

• Inflammations récidivantes des mu-queuses respiratoires.

• Inflammations articulaires.

• Inflammations des ganglions lymphatiques, en particulier au niveau du cou, à l'occasion des épisodes infectieux des voies aériennes supérieures.

• Fatigue et amaigrissement progressif, consécutif aux infections récidivantes.

• Hypersensibilité au froid malgré l'absence de frilosité.

SURCHARGE PONDÉRALE ⚠

Évaluée par la mesure de différents paramètres, dont l'indice de masse corporelle (IMC) : rapport du poids (en kg) sur le carré de la taille (exprimé en m^2). Une valeur calculée entre 25 et 30 traduit la surcharge pondérale.

Le traitement est complexe et il n'existe pas de médicament homéopathique « qui fait maigrir ». Néanmoins, la prise de :

***Foenum graecum* 30 CH,** 5 **granules** 20 minutes au moins avant le déjeuner et le dîner (ce peut donc être à l'heure des fringales), permet souvent d'observer la survenue plus rapide d'une sensation de satiété chez les gros mangeurs.

En plus d'un régime correct – établi de préférence par un médecin nutritionniste ou un(e) diététicien(ne) – on peut utiliser :

***Calcarea carbonica ostrearum* 15 CH,** à raison d'une **dose** par semaine, chez les sujets à qui « tout profite ». Traitement de 3 mois renouvelable.

SURMENAGE

État survenant lorsqu'on dépasse la limite de la fatigue pour un exercice physique ou intellectuel.
Prendre :
Acidum phosphoricum composé, 20 **gouttes buvables** diluées dans un peu d'eau 3 fois par jour. Traitement de 15 jours renouvelable.
Cette formule associe des médicaments qui traitent la fatigue en général et les troubles de mémoire qui en résultent. On peut également utiliser les médicaments préparés à partir de : ***Arnica montana, Avena sativa, Kalium phosphoricum, Selenium metallicum.***

SYCOSIS

Formation de petits abcès et d'indurations inesthétiques et récidivantes localisés à la racine des gros poils (barbe).
Seul un traitement de **terrain** permet de supprimer ces infections localisées. Celui-ci fait la plupart du temps appel à :
***Calcarea sulfurica* 5 CH** et ***Siegesbeckia orientalis* 5 CH,** 5 **granules** de chaque 1 fois par jour. Traitement de 2 mois renouvelable.
Les médicaments préparés à partir de ***Sulfur iodatum*** et de ***Thuya occidentalis*** peuvent également être indiqués.

SYMPHYTUM

Origine

Grande consoude.

Principales indications

• Traumatologie : fractures, retards de consolidations des fractures, douleurs des traumatismes osseux ; traumatismes fermés (sans plaie) du globe oculaire ; tendinites du tendon d'Achille.
• Rhumatologie : maladie d'Osgood-Schlatter, Maladie de Sever.

SYMPTOMATIQUE (médicament)

Médicament traitant les **symptômes** et non les causes d'une maladie.
Voir aussi **Médicament.**

SYNDROME DÉPRESSIF RÉACTIONNEL ⚠

Les signes de dépression font suite à un événement éprouvant (perte d'un être cher, perte d'emploi, maladie, etc.) ; chez l'adolescent(e), une déception amoureuse peut entraîner tristesse, désintérêt, repli sur soi.

Un avis médical est justifié, car il est important de détecter les conduites suicidaires et de distinguer les syndromes dépressifs réactionnels (plus ou moins longs mais passagers) des psychoses maniaco-dépressives.

Une aide peut être apportée par :

Natrum muriaticum 15 CH, 5 **granules** par jour ou 1 **dose** par semaine pendant 1 mois ;

Ignatia amara 9 CH, 5 granules 1 à 4 fois par jour en fonction de l'intensité de l'anxiété souvent associée.

Peuvent être également indiqués les médicaments préparés à partir de : ***Arsenicum album, Lilium tigrinum, Lycopodium clavatum, Natrum sulfuricum, Phosphoricum acidum, Pulsatilla, Sepia officinalis, Thuya occidentalis.***

SYNDROME GRIPPAL

Voir **Grippe.**

SYNDROME INTERMENSTRUEL

Douleurs et/ou petits saignements gynécologiques en période d'ovulation, c'est-à-dire survenant environ 12 à 15 jours après les règles.

Une **consultation** est utile pour éliminer une cause organique (polype, kyste) ou un déséquilibre hormonal.

En attendant la consultation, prendre :

Bovista gigantea 5 CH, 5 **granules** du 10e au 15e jour du cycle menstruel (le 1er jour du cycle menstruel est le 1er jour des règles).

D'autres médicaments peuvent être indiqués : ***Actaea racemosa, Ambra grisea, Folliculinum, Platina.***

SYNDROME PRÉMENSTRUEL ⚠

Sont regroupés sous ce terme des symptômes survenant de manière répétitive dans la période qui précède les règles : douleurs des seins, gonflement abdominal, impression de jambes lourdes, modification cyclique du poids, troubles du sommeil et de l'humeur. Ces symptômes peuvent traduire une perturbation hormonale.

***Folliculinum* 15 CH,** 1 **dose** par semaine, permet de limiter cet inconfort ; traitement de 3 mois renouvelable ;

***Lac caninum* 9 CH,** 5 **granules** par jour dès la survenue de douleurs au niveau des seins jusqu'aux règles suivantes.

Votre médecin affinera ce traitement en prescrivant un traitement de **terrain** faisant le plus souvent appel aux médicaments préparés à partir de : ***Actaea racemosa, Asterias rubens, Bovista gigantea, Graphites, Lachesis mutus, Murex purpurea, Natrum muriaticum, Platina, Pulsatilla, Zincum metallicum.***

SYNOVIE (épanchement de)

Voir **Hydarthrose.**

SYNOVITE AIGUË TRANSITOIRE DE LA HANCHE

Appelée aussi « rhume de hanche », cette affection particu- lière à l'enfance entraîne une do[illegible] leur et l'impotence d'une jamb[illegible]

Une consultation est nécessaire pour éliminer d'autres causes plus graves, qui donnent des symptômes similaires ; une échographie de la hanche est habituellement pratiquée. En attendant la **consultation,** prendre :

***Drosera rotundifolia* 15 CH,** 1 **dose** unique, ainsi que

***Bryonia alba* 9 CH** et

***Ferrum phosphoricum* 9 CH,** 5 **granules** de chaque toutes les 2 heures.

TABACUM

Origine

Tabac.

Principales indications

• Troubles du comporte[illegible]ent : mal des transports.

• Gynécologie : vo[illegible]isse[illegible]ents de la grossesse.

Sur quels crit[illegible]

• Vertige [illegible]ré en fermant les yeux [illegible]rand air, céphalée, pâleur [illegible]ge, visage couvert de s[illegible]oides (rappelez-vous [illegible]ère cigarette !).

vo[illegible]ntation de la sécrétion [illegible] nausées et vomissements [illegible]s au moindre mouvement [illegible]éliorés en plein air.

• Dyspnée (gêne respiratoire), palpitations.

Commentaire

Certains auteurs recommandent la prise de granules de ***Tabacum*** pour la désaccoutumance vis-à-vis du tabac (voir **Tabagisme**).

TABAGISME

Tabac et médicaments homéopathiques

Voir **Précautions d'emploi.**

Conduite addictive

Voir **Comportement (troubles du).**

Troubles neurovégétatifs observables lors du sevrage

Prendre [illegible]

Caladiu[illegible] seguinum 9 CH et

Lobelia [illegible]ta 5 CH, 5 **granules** de chaqu[illegible] fois par jour, à titre systématiqu[illegible]ndant 1 mois.

TACHYC[illegible]IE PAROXYST[illegible]IE

Épisodes à débu[illegible] brusques, pouvant durer [illegible]elques minutes à plusieur[illegible] pendant lesquels le c[illegible] très rapidement et réguliè[illegible] [illegible]ne **consultation** est nécessaire pour en définir l'origine ; un enregistrement des pulsations cardiaques sur 24 heures (holter) est généralement pratiqué.

Les médicaments homéopathiques sont utilisés dans le traitement des crises et dans la prévention des récidives. On les utilise à raison de 5 **granules** par jour à titre préventif, prise à répéter à la demande en cas de crise :

Aconitum napellus 15 CH lorsque les crises surviennent la nuit et/ou après une frayeur ;

Belladonna 7 CH lorsque les crises sont accompagnées de sueurs ;

Glonoinum 5 CH lorsque les crises sont accompagnées d'une sensation de bouffée de chaleur ;

Lycopus 5 CH lorsque les crises sont accompagnées d'une sensation d'oppression thoracique.

TALALGIE

Douleur persistante du talon.

En attendant la **consultation,** prendre :

Kalium bichromicum 5 CH, 5 **granules** 2 fois par jour.

Voir également « **Tendinite du tendon d'Achille** » dans la rubrique **Tendinite, maladie de Sever.**

TARENTULA CUBENSIS

Origine

Mygale de Cuba.

Principales indications

• Infectiologie : piqûres d'insectes, furon-cles, panaris.

Sur quels critères ?

• Inflammation aiguë de la peau et du tissu cellulaire sous-cutané avec induration évoluant vers un phlegmon.

• Couleur pourpre ou bleuâtre des régions inflammatoires.

• Douleurs « atroces » et atteinte de l'état général.

TARENTULA HISPANA

Origine

Lycose ou tarentule d'Espagne.

Principales indications

• Troubles du comportement : agitation psychomotrice, troubles du sommeil à type de cauchemars et de terreurs nocturnes.

Sur quels critères ?

• Excitation motrice et psychique avec variabilité paradoxale de l'humeur et du comportement : alternance de rires incoercibles et de colères, d'extrême gaieté et d'impulsions à menacer ou à frapper.

• Troubles du sommeil avec agitation, cauchemars et/ou insomnie.

• Agitation continuelle et rythmies (mouvements parasites non contrôlés) diverses.

TDAH

Acronyme de trouble du déficit de l'attention avec hyperactivité.
Voir **Hyperactivité**.

TEINTURE MÈRE

Voir **Fabrication des médicaments homéopathiques, Phytothérapie.**

TELLURIUM METALLICUM

Origine

Tellure.

Princ indications

• C no-laryngologie : otites

 atologie : sciatalgies, névral-
achidiennes.

- Dermatologie : eczémas.

Sur quels critères ?

- Inflammation du conduit auditif externe, puis suppuration avec écoulement irritant et malodorant.
- Névralgie sciatique aggravée par les secousses.
- Sensibilité de la colonne vertébrale au toucher et à la percussion.
- Éruptions suintantes, prurigineuses, malodorantes, localisées aux plis, au périnée, au cuir chevelu.

TEMPÉRATURE (élévation de la...)

Voir **Fièvre.**

TENDINITE

Inflammation d'un tendon liée à un mouvement répétitif. Le traitement doit être débuté le plus tôt possible, compte tenu du caractère traînant de cette pathologie gênant les gestes de la vie courante.

Les médicaments suivants sont indiqués à raison de [illegible] **granules** 2 fois par jour pendant [illegible] jours :

***Ruta graveolens* 5** [illegible] à titre systématique ;

***Causticum* 7 CH** lorsq[illegible]leur empêche un mouvement complet ;

***Kalium bichromicum* 5 CH** lorsque la douleur à la pression est très localisée.

Tendinite du tendon d'Achille

Prendre :

***Ammonium muriaticum* 5 CH** lorsque la tendinite empêche une flexion complète du pied ;

***Symphytum* 5 CH** à titre systématique.

TERRAIN (médicament de..., traitement de...)

Le terrain est une disposition qu'ont certains sujets à développer plus particulièrement certaines pathologies au cours de leur existence ; on parle de terrain eczémateux, de terrain atopique, etc. Les traitements homéopathiques ont pour but de rétablir un état d'équilibre. Voir **Fond (médicament de..., traitement de ...).**

TERREUR NOCTURNE

Hallucinations occasionnant chez l'enfant des cris, des gestes de défense dont il ne gardera en général aucun souvenir au réveil. Donner :

***Stramonium* 9 CH,** 5 **granules** le soir. Traitement d'un mois renouvelable.

Peuvent être également indiqués les médicaments préparés à partir de : ***Hysocyamus niger, Kalium bromatum, Tarentula hispana.*** On retrouve ces médicaments dans une **spécialité** pharmaceutique : *Quiétude* ®.

TÊTE (mal à la)

Voir **Céphalée** et **Migraine.**

TEUCRIUM MARUM

Origine

Germandrée maritime.

Principales indications

• Oto-rhino-laryngologie : polyposes nasales.

• Proctologie : prurit anal.

Sur quels critères ?

• Démangeaisons au niveau des narines pouvant s'accompagner d'éternuements et de larmoiement.

• Démangeaisons au niveau de l'anus, principalement nocturnes, ce qui entraîne une agitation chez les enfants.

THALLIUM METALLICUM

Origine

Thallium.

Principale indication

• Dermatologie : alopécies.

Sur quel critère ?

• Chute des cheveux dans un contexte pathologique associant des troubles digestifs, des névralgies et des troubles du comportement comme une anxiété, une irritabilité et des insomnies.

THERIDION CURASSAVICUM

Origine

Théridion, araignée orange de Curaçao.

Principales indications

• Neurologie : vertiges.

• Troubles du comportement : mal des transports.

Sur quels critères ?

• Hypersensibilité auditive avec intolérance au moindre bruit qui produit une sensation de malaise général.

• Vertiges avec nausées dont l'intensité augmente en fermant les yeux.

THUYA OCCIDENTALIS

Origine

Thuya, arbre de vie.

Principales indications

- Oto-rhino-laryngologie : rhinopharyngites, angines, otites récidivantes, otites séromuqueuses, sinusites, polyposes naso-sinusiennes.
- Pneumologie : bronchites, asthme.
- Dermatologie : verrues, papillomes, condylomes, molluscums contagiosums, acnés, dermites séborrhéiques, furoncles, hidrosadénites, sycosis, onychopathies, hyperhidroses, eczémas.
- Urologie : infections urinaires, cystites, polypes de la vessie, hypertrophie de la prostate.
- Gynécologie, obstétrique : leucorrhées, fibromes et polypes de l'utérus, rétention hydrosodique au cours de la grossesse.
- Ophtalmologie : conjonctivites, blépharoconjonctivites, chalazions.
- Gastro-entérologie : dyspepsies.
- Rhumatologie : arthralgies.
- Neurologie et psychiatrie : névralgies, dépressions nerveuses réactionnelles.
- Autres indications : pathologies survenant au décours d'une vaccination, d'une antibiothérapie, d'une hormonothérapie à visée gynécologique, d'une corticothérapie au long cours, de l'usage de neuroleptiques, etc.

Sur quels critères ?

- Inflammation traînante de la peau sous forme de papules, de vésicules et/ou de pustules (boutons) plus ou moins prurigineuses (entraînant des démangeaisons).
- Verrucosités sur la peau.
- Transpiration abondante, principalement au niveau de la lèvre supérieure, des organes génito-urinaires et des aisselles ; la sueur des aisselles dégage une odeur tenace de « soupe de poireaux ».
- Infiltration du tissu cellulaire sous-cutané matérialisée par un aspect de peau d'orange observée lorsqu'on pince une peau atteinte par la « cellulite ».
- Hypertrophie des amygdales, des végétations adénoïdes et des ganglions lymphatiques en relation avec une perturbation du système immunitaire.
- Sensibilité des voies aériennes à l'humidité et au froid ambiants.
- Écoulement chronique de mucus ou, surtout, de liquide mucopurulent au niveau d'une muqueuse (voies aériennes, conjonctive, appareil urogénital).
- Présence d'une infection chronique ayant résisté à un ou

plusieurs traitements spécifiques.

• Présence de polypes (tumeurs bénignes par définition) au niveau des sinus, de la vessie, de l'intestin, de l'utérus, etc.

• Présence de fibromes (utérus) ou d'adénomes (prostate).

• Tendance dépressive, nosophobie (peur des maladies).

• Névralgies et cénesthopathies diverses comme une impression de corps étranger qui bouge dans le ventre ou – plus simplement – des borborygmes en relation avec une aérocolie (présence d'air dans l'intestin).

• Dysfonctionnements immunitaires observés à la suite de vaccinations avec des vaccins combinés (contre plusieurs maladies infectieuses) ou non, nécessitant une ou plusieurs injections.

THROMBOSE ⚠

Formation d'un caillot dans un vaisseau qui nécessite la mise en place d'un traitement anticoagulant.

Bothrops lanceolatus 15 CH, 5 **granules** 2 fois par jour est indiqué en relais des anticoagulants dans les cas de phlébites, coronarites, infarctus du myocarde.

THYROÏDE ⚠ (affections de la...)

Glande endocrine située au tiers inférieur du cou, sous la pomme d'Adam, pouvant subir des modifications morphologiques (nodule, goitre) et/ou des perturbations dans son fonctionnement : hyperthyroïdie (augmentation de la sécrétion des hormones thyroïdiennes appelées T3 libre et T4 libre) ou hypothyroïdie (diminution de la sécrétion de ces hormones). Il existe enfin des thyroïdites auto-immunes, maladies dans lesquelles l'organisme sécrète des anticorps (témoins de la défense immunitaire contre sa propre thyroïde).

La thyroïde est sous la dépendance de l'hypophyse, petite glande endocrine située à la base du cerveau qui gère nombre de fonctions : hormone de croissance, fonction ovarienne, etc. ; l'hypophyse sécrète – entre autres – une hormone appelée TSH, abréviation de Hormone Stimulant la Thyroïde (l'ordre des lettres étant renversé puisque l'appellation est anglaise : Thyroid Stimulin Hormon).

La fréquence de la pathologie thyroïdienne est depuis une

vingtaine d'années en augmentation notable avec, dans la plupart des cas, la survenue d'hypothyroïdies. Lorsqu'elle est discrète, cette pathologie ne justifie pas toujours l'emploi d'un traitement hormonal substitutif à base de thyroxine et un traitement homéopathique peut être indiqué et permettre le retour à l'équilibre hormonal tant sur le plan clinique que biologique (dosages de T3L, T4L et TSH). Celui-ci fera le plus souvent appel à des médicaments préparés à partir de ***Baryta carbonica, Graphites*** dans le cas d'une hypothyroïdie, de ***Iodum*** en cas d'hyperthyroïdie, de ***Calcarea fluorica,*** et de ***Iodum*** en cas de nodules thyroïdiens bénins. Le traitement homéopathique peut aussi comprendre des dilutions homéopathiques de l'hormone thyroïdienne (*Thyroidea*) et/ou de l'hormone hypophysaire (*TSH*). Certaines affections de la thyroïde conduisent à un geste chirurgical consistant en une ablation partielle ou totale de la glande (thyroïdectomie).

TIC

Mouvement involontaire répétitif de contraction musculaire. Prendre :

Agaricus muscarius 9 CH, 5 granules 2 fois par jour à titre systématique ; traitement d'un mois renouvelable ;

Cina 15 CH, 5 granules par jour chez des enfants nerveux, agités et surtout s'ils sont (ou ont été) infestés par les oxyures (traitement vermifuge à base de pyrantel indispensable).

Le traitement de **terrain** fait souvent appel aux médicaments préparés à partir de ***Lycopodium clavatum.***

TORTICOLIS

Contracture douloureuse unilatérale des muscles du cou.

Prendre :

Actaea racemosa 9 CH et ***Lachnantes tinctoria 5 CH,*** 5 **granules** de chaque 4 fois par jour jusqu'au retour à l'état antérieur.

TOUX

Une toux persistante nécessite une **consultation** médicale.

On distingue souvent toux sèches et toux grasses, et le choix du(des) bon(s) médicament(s) est souvent difficile, car le nombre de médicaments homéopathiques pouvant être indiqué est très élevé. Ceux-ci sont à prendre à raison de 5 **granules** 3 fois par jour (le nombre de prises peut être augmenté en cas de besoin) pendant une dizaine de jours.

Pour simplifier, prendre :

Aralia racemosa 5 CH lorsque la toux est maximale après le coucher alors qu'il existe une rhinopharyngite ;

Bryonia alba 9 CH lorsque le malade tousse moins lorsqu'il est immobile ;

Cuprum metallicum 9 CH lorsque la toux est momentanément calmée après avoir bu une gorgée d'eau fraîche ;

Drosera rotundifolia 15 CH lorsque la toux est à caractère suffocant ;

Ipeca 9 CH lorsque la toux a tendance à entraîner des vomissements ;

Rumex crispus 5 CH lorsque la toux accompagne un début de rhinopharyngite.

Les médicaments passe-partout sont :

Drosera composé et *Ipeca composé*, 5 granules 3 fois par jour (le nombre de prises peut être augmenté en cas de besoin) pendant une dizaine de jours.

On peut également utiliser des sirops comme

Drosetux ® et

Stodal ®.

Peuvent aussi être indiqués les médicaments préparés à partir de :

Ambra grisea, Arsenicum iodatum, Badiaga, Carbo vegetabilis, Cina, Coccus cacti, Corallium rubrum, Grindelia, Hyoscyamus niger, Kalium bromatum, Stramonium, Sulfur iodatum, Mephitis putorius, Sambucus nigra.

Voir également **Laryngite, Trachéite, Trachéobronchite.**

TRAC

Manifestation anxieuse se traduisant par des troubles variés, accompagnés d'une diminution des performances.

Les médicaments suivants doivent être pris à raison de 5 **granules** 3 fois par jour au moment où l'**anxiété** est à son comble ; lorsqu'un événement est redouté à l'avance (examen, etc.), les médicaments doivent être pris à raison de 5 granules par jour pendant le mois qui précède l'événement :

Argentum nitricum 9 CH lorsque l'anxiété se manifeste par une accentuation du comportement agité naturel ; éructations, diarrhées émotives et sensations vertigineuses font souvent partie du tableau ;

Gelsemium 15 CH lorsque le sujet perd ses moyens à cause d'une inhibition intense et qu'il présente des envies pressantes d'uriner et/ou des diarrhées ;

Ignatia amara 9 CH lorsque l'anxiété s'exprime sous la forme de spasmes variés : gorge serrée, estomac noué, douleurs abdominales, etc.

TRACHÉITE, TRACHÉOBRONCHITE

Inflammation de la trachée pouvant atteindre également les bronches se traduisant par une toux sèche plus ou moins douloureuse.

La **posologie** des médicaments suivants est de 5 **granules** 4 fois par jour jusqu'à la disparition des symptômes :

Aconitum napellus 9 CH en cas de « coup de froid » ;

Causticum 9 CH en cas de douleurs dans la trachée au moment de la toux ;

Dulcamara 9 CH en cas de trachéite consécutive à une exposition à un temps humide ;

Ferrum phosphoricum 9 CH en cas d'état subfébrile associé.

Peuvent également être indiqués les médicaments préparés à partir de : ***Bella-donna, Bryonia alba, Drosera rotundifolia, Senega, Sticta pulmonaria.***

Le traitement de **terrain** préventif des trachéites récidivantes fait souvent appel aux médicaments préparés à partir de : ***Aviaire, Hepar sulfuris calcareum, Morbillinum, Pertussinum, Sulfur, Sulfur iodatum, Tuberculinum.***

Voir également **Toux.**

TRANCHÉES

Voir **Accouchement.**

TRANSAMINASES

Voir **Hépatite.**

TRANSPIRATION

Voir **Hyperhidrose.**

TRAUMATISME

Quel que soit le type d'accident, prendre :

Arnica montana 9 CH, 1 **dose** le plus rapidement possible ou 3 prises de 5 **granules** à 10 minutes d'intervalle. Si nécessaire, continuer 5 granules 4 fois par jour jusqu'au retour à l'état antérieur.

Selon le type de traumatisme et la localisation, plusieurs autres médicaments peuvent être indiqués ; leur prise sera poursuivie jusqu'à la disparition des symptômes :

Apis mellifica 9 CH, 5 granules 4 fois par jour en cas d'œdème (gonflement) ;

Bellis perennis 5 CH et ***Conium maculatum 5 CH,*** 5 granules de chaque 2 fois par jour pendant une semaine en cas de traumatisme du sein ;

Hypericum perforatum 15 CH, 5 granules 4 fois par jour jusqu'à la disparition des symptômes en cas de douleur suivant le trajet d'un nerf ;

Rhus toxicodendron 9 CH et/ou ***Ruta graveolens 5 CH,*** 5 granules de chaque 3 fois par jour pendant 10 jours lorsque le traumatisme intéresse une articulation (voir **Entorse**) ;

Sarcolacticum acidum 5 CH, 5 granules 2 fois par jour en cas de douleurs musculaires liées à un effort inhabituel ;

Symphytum 5 CH, 5 granules toutes les 10 minutes lorsque le traumatisme intéresse le globe oculaire (par exemple après avoir reçu une balle de tennis dans l'œil ; voir également **Œil « au beurre noir »**).

Fracture

En plus du traitement orthopédique et de celui du traumatisme (***Arnica montana 9 CH*** et ***Apis mellifica 9 CH***), afin de favoriser la formation du cal, prendre :

Calcarea phosphorica 5 CH et ***Symphytum 5 CH,*** 5 granules de chaque par jour pendant à 6 semaines, et

Silicea 9 CH, 1 dose par semaine pendant 6 semaines.

Plaie

Nettoyer la plaie à l'eau et au savon puis rincer avec

Calendula officinalis TM, à raison de 50 gouttes dans un demi-verre d'eau (bouillie si possible), et prendre :

Pyrogenium 9 CH, 5 granules par jour pendant 1 semaine si la plaie est anfractueuse (déchiquetée), car il y a un risque infectieux.

Staphysagria 9 CH, 5 granules à la demande pour diminuer la

douleur liée à la coupure faite par un instrument tranchant.
Dans tous les cas, vérifier la validité de la vaccination antitétanique.
Voir également **Hémorragie, Hydarthrose.**

TREMBLEMENT

Mouvements involontaires à type d'oscillations dont il faut déterminer l'origine (une **consultation** s'impose).

Tremblements émotionnels
Prendre :
Gelsemium 15 CH, 1 **dose** la veille de l'événement stressant et 1 dose dans l'heure qui précède ;
Argentum nitricum 9 CH, 5 **granules** 1 à 4 fois par jour selon l'intensité du tremblement lorsque l'anxiété augmente un comportement naturel précipité.
Voir également **Trac, Parkinson (maladie de...).**

TRIGLYCÉRIDES

Voir **Hyperlipidémie.**

TRILLIUM PENDULUM

Origine
Trillium.

Principales indications
• Gynécologie : ménométrorragies, dysménorrhées, hyperménorrhées.

Sur quels critères ?
• Augmentation du flux menstruel (non coagulable) et/ou hémorragie gynécologique (matérialisée par la présence de caillots) dont l'intensité s'accroît au moindre mouvement.
• Douleurs pelviennes (bas-ventre) intéressant aussi le sacrum, diminuées par le port d'une gaine.
• Douleurs de la sphère gynécologique s'accompagnant volontiers d'une sensation d'asthénie, voire d'une tendance syncopale.

TRISMUS

Constriction intense des masséters (muscles de la mâchoire), empêchant l'ouverture de la bouche ; on l'observe notamment après l'extraction d'une dent de sagesse.
Prendre :
Cheiranthus cheiri 15 CH, 5 **granules** 4 fois par jour pendant 3 jours.

TROUBLE BIPOLAIRE

Voir **Dépression nerveuse.**

TROUBLE VENTILATOIRE OBSTRUCTIF

Voir **Bronchite, Emphysème pulmonaire**.

TUBE DE GRANULES

Voir **Conditionnement, Fabrication des médicaments homéopathiques**.

TUBE-DOSE

Synonyme de **dose-globules**, encore appelée simplement **dose.**

TUBERCULINUM

Origine

Tuberculine brute préparée à partir de *Mycobacterium tuberculosis,* microbe responsable de la tuberculose.

Principales indications

- Oto-rhino-laryngologie : rhinopharyngites, otites, angines, laryngites, rhinites allergiques.
- Pneumologie : trachéites, trachéobronchites, bronchites, asthme.
- Ophtalmologie : blépharites, orgelets.
- Gastro-entérologie : diarrhées, entérocolites.
- Urologie : cystites et infections urinaires.
- Gynécologie : leucorrhées et dysménorrhées.
- Dermatologie : eczémas, dermatites de contact, acnés, dermites séborrhéiques.
- Neurologie : céphalées et migraines.
- Troubles du comportement : anxiété, spasmophilie.

Sur quels critères ?

- Sensibilité au froid et à l'humidité qui entraîne une inflammation des voies aériennes supérieures avec adénopathies (augmentation de volume des ganglions lymphatiques).
- Fatigabilité aggravée par les efforts.
- Asthénie et amaigrissement progressifs malgré un appétit conservé, voire augmenté.
- Sueurs au moindre effort, sueurs nocturnes.
- Infections virales ou bactériennes récidivantes.
- Déstabilisation de l'état immunitaire survenant après une(des) vaccination(s) inopportune(s).
- Diarrhée matinale chronique ou récidivante.
- Antécédents de primo-infection tuberculeuse, voire de tuberculose.
- Instabilité affective.

TUBERCULINUM RESIDUUM

Origine

Tuberculine résiduelle obtenue uniquement à partir de cellules lysées par des congélations successives de solutions glycérinées de *Mycobacterium tuberculosis* (bacille de la tuberculose).

Principales indications

- Rhumatologie : arthroses, maladies de Dupuytren.
- Dermatologie : acnés.
- Gastro-entérologie : rectocolites hémorragiques.

Sur quels critères ?

- Raideurs articulaires diminuées par le mouvement, mais indifférente au temps froid et humide.
- Inflammations cutanées d'évolution lente.
- Inflammation chronique du gros intestin.

TURISTA

Nom donné à la diarrhée du voyageur.
Prendre :
***Paratyphoidinum* B 15 CH, 1 dose** 3 fois de suite à douze heures d'intervalle, et
***Podophyllum peltatum* 9 CH, 5 granules** après chaque selle jusqu'au retour à un transit digestif normal.
Voir également **Diarrhée, Gastro-entérite.**

ULCÈRE ⚠ GASTRODUODÉNAL

Lésion de l'estomac se traduisant par des douleurs après les repas, une sensation d'acidité, évoluant par poussées. L'endoscopie est une aide précieuse au diagnostic.
On attribue l'origine de certains de ces ulcères à la présence d'un germe appelé *Helicobacter pylori* (un traitement antibiotique peut dans ce cas donner des résultats intéressants), d'autres peuvent être déclenchés ou entretenus par le stress.
Le traitement homéopathique peut aider à limiter les poussées douloureuses liées au stress et à prévenir les récidives qui surviennent dès la diminution ou l'arrêt du **traitement de fond allopathique**.
Prendre :
***Argentum nitricum* 9 CH, 5 granules** 2 fois par jour pour des douleurs gastriques accompagnées d'éructations (renvois d'air)

et d'acidité chez un individu stressé et précipité ; traitement d'un mois renouvelable ;

***Robinia pseudo-acacia* 5 CH,** 5 **granules** à la demande en cas d'acidité entraînant des brûlures gastriques.

Peuvent également être indiqués les médicaments préparés à partir de : ***Anacardium orientale, Arsenicum album, Colocynthis, Graphites, Kalium bichromicum, Nitricum acidum.***

Préventif des récidives, le traitement de **terrain** fait le plus souvent appel à ***Arsenicum album, Ignatia amara*** et ***Lycopodium clavatum.***

ULCÈRE VARIQUEUX ⚠

Ulcère siégeant sur les jambes de sujets porteurs de varices.

Le traitement fait appel à des soins locaux et à un traitement homéopathique poursuivi jusqu'à la cicatrisation (plusieurs mois). Les principaux médicaments sont :

***Arsenicum album* 15 CH,** 5 **granules** 2 fois par jour lorsque le malade se plaint de douleurs brûlantes ;

***Fluoricum acidum* 9 CH,** 5 **granules** 2 fois par jour lorsqu'il existe un prurit (démangeaison) intense amélioré par le frais ;

***Kalium bichromicum* 9 CH,** 5 **granules** 2 fois par jour si l'ulcère est creusé, bien dessiné, comme découpé à l'emporte-pièce.

Peuvent également être indiqués les médicaments préparés à partir de : ***Æsculus hippocastanum, Calendula officinalis, Carbo vegetabilis, Hamamelis virginiana.***

Le traitement de **terrain** agit sur l'état circulatoire déficient ; on utilise les médicaments préparés à partir de : ***Hepar sulfuris calcareum, Lachesis mutus, Luesinum, Nitricum acidum, Phosphorus, Pulsatilla, Secale cornutum.***

UNICISME

Technique de **prescription** utilisant – en principe – une seule prise d'un seul **médicament homéopathique** et supposée être pour certains la seule véritable homéopathie. En réalité, au moment des expérimentations, par esprit scientifique avant l'heure, **Hahnemann** a voulu tester l'effet individuel de chaque médicament ; en effet, si un traitement comporte plusieurs médicaments, il est quasi impossible de savoir si l'effet observé est dû à tel ou tel médicament, ou s'il est le résultat de la conjonction de plusieurs. De plus, par opposition aux traitements de la médecine du XVIIIe siècle qui comportaient de savants mélanges de nombreux produits, le même Hahnemann a conseillé de ne pas utiliser plusieurs médicaments lorsqu'un seul peut suffire. Une erreur de transcription a transformé la prescription du médicament unique en dogme intangible alors que le texte dit : « à quoi bon utiliser plusieurs médicaments quand un seul peut suffire ». Dans son *Traité des maladies chroniques* (1823), Hahnemann prône le recours régulier à plusieurs médicaments pour traiter un patient.

Voir : **Histoire de l'homéopathie, Complexisme, Pluralisme**.

URÉE

Voir **Insuffisance rénale chronique**.

URTICA URENS

Origine

Ortie brûlante.

Principales indications

- Dermatologie : urticaires, prurits.

Sur quels critères ?

- Inflammation cutanée caractérisée par un œdème brûlant (gonflement de la peau) à peine rosé et souvent parsemé de papules non colorées.
- Prurit (démangeaisons) intolérable aggravé par le grattage, très peu amélioré au contact de l'eau froide.

URTICAIRE

Éruption cutanée, ressemblant aux piqûres provoquées par les orties, accompagnée de violentes démangeaisons.

La **posologie** des médicaments suivants est de 5 **granules** par prise d'abord répétées toutes les 10 minutes, puis espacées progressivement avec l'amélioration observée :

Apis mellifica 15 CH à titre systématique ;

Bovista gigantea 5 CH lorsqu'il existe un œdème (gonflement) ou simplement une sensation d'augmentation de volume local et que le prurit (démangeaison) n'est pas momentanément soulagé par le grattage ;

***Urtica urens* 5 CH** lorsque le prurit est exacerbé par le grattage.
Peuvent également être indiqués les médicaments préparés à partir de : ***Calendula officinalis, Dolichos pruriens, Histaminum, Poumon Histamine, Phénobarbital.***
Le traitement préventif des urticaires récidivantes fait le plus souvent appel à des médicaments préparés à partir de : ***Lycopodium clavatum, Natrum muriaticum, Pulsatilla, Sulfur.***

Urticaire géante
Impressionnante, cette manifestation quasi généralisée ne doit pas être confondue avec l'**œdème de Quincke,** caractérisé par la présence d'une détresse respiratoire nécessitant des soins intensifs (SAMU).

USTILAGO

Origine
Charbon du maïs.

Principale indication
• Gynécologie : ménométrorragies.

Sur quel critère ?
• Saignement gynécologique noirâtre, peu abondant et contenant de petits caillots filamenteux survenant au moment de la période ménopausique.

VAB

Origine
Le vaccin bilié Calmette-Guérin, constitué par une suspension de microbes vivants provenant de subcultures de la souche artificiellement atténuée, décrite par Calmette et Guérin sous le nom de BCG®

Principales indications
• Oto-rhino-laryngologie : rhinopharyngites et otites.
• Pneumologie : bronchites.

Sur quel critère ?
• Atteinte des voies respiratoires survenant à la suite d'une vaccination contre la tuberculose.

VACCINOTOXINUM

Origine
Dilution infinitésimale de vaccin antivariolique.

Principales indications
• Infectiologie, dermatologie : herpès, zonas, molluscums contagiosums.

Sur quel critère ?
• Infections dues à des virus appar-

tenant à la famille des Herpesviridae ou à celle des Poxviridae.

VACCINS

Par la modification immunitaire qu'elle induit, la vaccination peut entraîner, chez certains sujets sensibles (sans qu'il soit possible de les repérer à l'avance dans le cas où le sujet n'a pas présenté de problème de santé préalable), des modifications de l'état général qui seront par la suite du ressort d'un traitement homéopathique de **terrain** : pathologie ORL et respiratoire récidivante, eczéma, allergies, etc.

Thuya occidentalis 15 CH, 1 **dose** le jour de la vaccination, est recommandé par de nombreux médecins. La **posologie** est variable selon les prescripteurs.

Commentaire

Cette prescription de ***Thuya occidentalis*** – voire de ***Silicea*** – était justifiée à l'époque de la vaccination antivariolique et de la vaccination antituberculeuse systématiques. Aujourd'hui, la multiplication des vaccins et la modification périodique du calendrier vaccinal ne permettent plus d'être aussi restrictifs. En effet, les effets indésirables des vaccinations actuelles sont manifestement sous-estimés et il faut davantage s'orienter vers des pathologies s'accompagnant de réactions exubérantes de l'organisme telles que eczéma, hyperréactivité bronchique, asthme, otites séromuqueuses, etc., dont le seul traitement privilégié est le traitement homéopathique de terrain.

VAGINITE

Inflammation du vagin d'origine infectieuse entraînant une sensation de brûlure et des pertes (**leucorrhée**) parfois malodorantes.

Une **consultation** est nécessaire pour en déterminer l'origine et recevoir le traitement spécifique.

Ces vaginites sont parfois désespérément récidivantes et un traitement de **terrain** permettra de limiter ou de supprimer les récidives.

Les principaux médicaments **symptomatiques** sont préparés à partir de :

Argentum metalllicum, Argentum nitricum, Arsenicum album, Kalium bichromicum, Kreosotum, Mercurius corrosivus, Mercurius solubilis.

Les médicaments de terrain sont déterminés en fonction du type d'infection et de la réaction personnelle de la patiente ; ils sont préparés à partir de ***Calcarea phosphorica, Medorrhinum, Natrum muriaticum, Nitricum acidum, Pulsatilla, Sepia officinalis, Silicea, Sulfur, Thuya occidentalis, Tuberculinum.***

Calendula officinalis et ***Hydrastis canadensis,*** contenus dans les **spécialités** *Ovules Hydrastis Calendula* ® *et Endhométrol* ®, ont une action locale antiseptique et calmante.

Voir également **Mycose vaginale.**

VALERIANA OFFICINALIS

Origine

Valériane.

Principales indications

- Troubles du comportement : insomnie, spasmophilie.

Sur quels critères ?

- Agitation, variabilité de l'humeur, hypersensibilité à la douleur et insomnie.
- Crampes musculaires au niveau des membres.
- Spasmes pharyngés, œsophagiens ou gastriques.
- Sensibilité aux contrariétés.

VARICELLE

Maladie infantile bénigne et très fréquente due à un Herpesvirus, famille responsable également de l'herpès et du zona. Caractérisée par des vésicules évoluant vers des croûtes, elle provoque des démangeaisons.

Prendre :

Vaccinotoxinum 15 CH, **1 dose** dès que possible, et

Croton tiglium 9 CH, 5 **granules** toutes les 2 heures jusqu'à ce que le malade ne se gratte plus (le délai est souvent inférieur à 24 heures).

Les soins locaux avec talc et de l'éosine aqueuse sont conseillés.

Les autres médicaments seront variables selon le stade d'évolution des vésicules :

Rhus toxicodendron 15 CH, 5 granules 3 fois par jour pendant 10 jours, tant que le contenu des vésicules sera citrin ;

Mezereum 15 CH (même **posologie**) lorsque les vésicules seront croûteuses ;

Antimonium tartaricum 5 CH, 5 granules 2 fois par jour, une fois les croûtes tombées, pour limiter les cicatrices.

VARICES

Dilatation des veines entraînant des troubles circulatoires.

Une contention par un collant ou par des bas est conseillée ; celle-ci est difficilement supportable l'été.

Le traitement **homéopathique** permet d'obtenir un soulagement appréciable de la douleur. Il y a lieu de faire un traitement de 3 mois, à renouveler si nécessaire :

Vipera redi 5 CH et

Arnica montana 9 CH, 5 **granules** de chaque, matin et soir, à titre systématique (douleur et gonflement des jambes) ; ainsi que

Æsculus hippocastanum 5 CH, 5 granules 3 fois par jour en cas de poussée hémorroïdaire associée.

La **spécialité** *Hamamelis composé* s'utilise à raison de 20 **gouttes buvables** diluées dans un peu d'eau pure 2 à 3 fois par jour.

Peuvent également être indiqués les médicaments préparés à partir de : ***Calcarea fluorica, Fluoricum acidum, Hamamelis virginiana, Lachesis mutus, Pulsatilla.***

VERATRUM ALBUM

Origine

Ellébore blanc ou varaire.

Principales indications

• Gastro-entérologie : diarrhées, gastro-entérites.

• Gynécologie : dysménorrhées.

• Troubles du comportement : spasmophilie.

Sur quels critères ?

• Douleurs abdominales très intenses à type de crampes.

• Diarrhée et vomissements incoercibles avec sueurs froides.

• Sensation de brûlure interne contrastant avec la froideur objective de la peau.

• Prostration, tendance au collapsus (évanouissement).

VERRUE

Autre appellation : papillomes.

Tumeurs bénignes et contagieuses de la peau, dues à des papillomavirus. On distingue divers types de verrues : les verrues vulgaires siégeant sur le dos des mains, les verrues plantaires, les **condylomes** (verrues des régions génitales), etc. En attendant la **consultation,** prendre :

***Antimonium crudum* 9 CH,** 5 **granules** par jour lorsque la verrue est cornée (dure), comme c'est souvent le cas sur le dos des mains ;

***Nitricum acidum* 9 CH,** 5 granules par jour lorsque la verrue a une teinte jaunâtre, comme ce peut être le cas pour les verrues plantaires ;

***Thuya occidentalis* 30 CH,** 1 **dose** par semaine, à titre systématique.

Peuvent également être indiqués les médicaments préparés à partir de : ***Calcarea carbonica ostrearum, Causticum, Cinnabaris, Dulcamara, Medorrhinum, Natrum muriaticum, Silicea, Staphysagria.***

La spécialité *Verrulia* ® contient ***Antimonium crudum***, ***Nitricum acidum*** et ***Thuya occidentalis***.

Voir également **Molluscum contagiosum** et **Condylome.**

VERS INTESTINAUX

Voir **Bruxisme** et **Oxyurase.**

VERTIGE

Sensation de voir les objets tourner ou sensation d'instabilité menaçant l'équilibre. Une consultation médicale est indispensable pour en déterminer l'origine.

En attendant la **consultation,** prendre :

***Bryonia alba* 9 CH** et

***Phosphorus* 9 CH,** 5 **granules** de chaque toutes les heures.

Peuvent également être indiqués les médicaments préparés à partir de : ***Argentum nitricum, Cocculus indicus, Conium maculatum, Cyclamen europaeum, Theridion curassavicum.***

VÉSICULE BILIAIRE ⚠ (douleurs de la)

Généralement « sous les côtes, à droite », cette douleur peut irradier jusqu'à l'épaule et à l'omoplate droites, pour donner une douleur « en bretelle ».

Chelidonium majus, contenu dans la **spécialité** *Chelidonium composé*, où il est associé à d'autres médicaments (dont ***Carduus marianus***), est le médicament spécifique de ce type de douleur. On l'emploie à raison de 30 **gouttes buvables** diluées dans un peu d'eau 2 à 3 fois par jour selon l'intensité des douleurs. Traitement d'un mois renouvelable.

Le traitement de **terrain** des dysfonctionnements biliaires fait le plus souvent appel à ***Lycopodium clavatum*** et à ***Sepia officinalis.***

VÉTÉRINAIRE HOMÉOPATHE

Dès le début du XIXe siècle, le Dr Lux, vétérinaire, administrait des **médicaments homéopathiques** à des chevaux et à des bovins. Utilisée depuis plus de 150 ans, l'homéopathie vétérinaire permet de soigner les animaux de façon efficace sans **contre-indication** et sans effet toxique ; on compte aujourd'hui 400 vétérinaires homéopathes en France.

VIBURNUM OPULUS

Origine

Boule de neige, sureau d'eau.

Principale indication

• Gynécologie : dysménorrhées.

Sur quels critères ?

• Cycles longs avec règles courtes et peu abondantes, précédées de lourdeurs pelviennes (bas-ventre) ou sacrées (au-dessus des fesses) irradiant à la partie antérieure des cuisses.

• Douleurs à type de crampes entraînant une certaine agitation.

• Douleurs diminuées par le repos.

• Impression de lipothymie (évanouissement) imminente.

• Signes urinaires concomitants : envies fréquentes d'uriner, sensation de lourdeur de la vessie, etc.

VIH

Virus de l'immunodéficience acquise (SIDA).

Un traitement **homéopathique** peut permettre de limiter les effets indésirables du traitement antiviral.

VIOLA ODORATA

Origine

Violette odorante, violette de mars.

Principale indication

• Rhumatologie : arthralgies.

Sur quel critère ?

• Douleurs des poignets irradiant dans l'avant-bras et le bras.

VIOLA TRICOLOR

Origine

Pensée sauvage.

Principales indications

• Dermatologie : dermites séborrhéiques, eczémas.

Sur quels critères ?

• Inflammation cutanée du visage et du cuir chevelu lorsqu'il existe des lésions suintantes agglutinant les cheveux.

• Prurit (démangeaisons) brûlant aggravé pendant la nuit et entraînant des lésions de grattage.

VIPERA REDI

Origine

Vipère aspic.

Principales indications

• Phlébologie : insuffisances veinolymphatiques, phlébites et périphlébites.

Sur quels critères ?

• Douleurs veineuses des membres inférieurs à type d'éclatement diminuées en surélevant les jambes.

• Cordon induré en relation avec la dilatation d'une veine.

• Œdème inflammatoire (gonflement), ecchymoses (bleus).

VOMISSEMENT

Selon les circonstances, les médicaments utilisés – par prises de 5 **granules** toutes les 2 heures à espacer en fonction de l'amélioration – seront :

Antimonium crudum 5 CH en cas d'indigestion avec rejet d'aliments « non digérés » ; espacer avec l'amélioration ;

Nux vomica 9 CH en cas de vomissement consécutif à une surcharge de nourriture et/ou de boissons alcoolisées ;

Ipeca 5 CH en cas de vomissement contenant beaucoup de mucus. Peuvent également être indiqués les médicaments préparés à partir de : ***Iris versicolor, Petroleum.*** Voir également **Gastro-entérite, Grossesse.**

VUE (affections de la...)

Voir **Asthénopie, Cataracte, Dégénéres-cence maculaire liée à l'âge, Œil, Rétinopathie.**

X ou XH

Ancienne abréviation de dilution **décimale hahnemannienne.**

ZINCUM METALLICUM

Origine

Zinc.

Principales indication

• Troubles du comportement : troubles de la mémoire, insomnies, syndrome des jambes sans repos.

• Gynécologie : dysménorrhées, prurits vulvaires, syndromes prémenstruels.

Sur quels critères ?

• Impatiences des membres inférieurs entraînant une agitation continuelle des jambes et des pieds.

• Céphalées et troubles de la mémorisation en relation avec un surmenage intellectuel.

• Douleurs veineuses des membres inférieurs.

• Prurit (démangeaisons).

• Aggravation des symptômes par les boissons alcoolisées et avant les règles.

Commentaire

Zincum valerianicum est utilisé lorsque le critère d'aggravation par les boissons alcoolisées (même en petites quantités) n'est pas retrouvé.

ZONA

Maladie infectieuse due à un Herpesvirus (famille de virus qui comprend également les virus de l'herpès et de la varicelle), caractérisée par une éruption unilatérale de vésicules disposées en grappes, dont la topographie suit le trajet des nerfs de la sensibilité, ce qui explique l'existence de douleurs plus ou moins intenses.

La forme la plus fréquente est le zona intercostal, mais on peut constater des topographies ophtalmiques (autour d'un œil) ou sciatiques.

En attendant la **consultation,** prendre :

Staphylococcinum 15 CH, 1 **dose** par jour pendant 3 jours,

et, à raison de 5 **granules** toutes les 2 heures :

Apis mellifica 15 CH lorsque la douleur, brûlante et prurigineuse (démangeante), est améliorée par des applications fraîches ;

Arsenicum album 15 CH lorsque la douleur, brûlante, est paradoxalement améliorée par des applications chaudes ;

Hypericum perforatum 30 CH lorsque la douleur donne l'impression de suivre le trajet d'un nerf ;

Ranunculus bulbosus 9 CH, lorsque les vésicules sont bleuâtres et qu'il existe des démangeaisons et une sensation de brûlures.

Peuvent également être indiqués les médicaments préparés à partir de :

Dolichos pruriens, Kalmia latifolia, Mezereum, Paris quadrifolia, Prunus spinosa (zona ophtalmique), ***Rhus toxicodendron, Vaccinotoxinum.***

Dans les suites de zona, persistent chez certains sujets des douleurs violentes, brûlantes qui pourront être soulagées par :

Causticum 9 CH, 5 granules 3 fois par jour pendant 1 mois.

INDEX MÉDICAL

pathologies et généralités

INDEX DES MÉDICAMENTS

Imprimé en Allemagne par GGP Media GmbH en avril 2017
Dépôt légal : février 2013
ISBN : 978-2-501-08474-1
4127189 / 08